WUNDER DAUERN ETWAS LÄNGER

Eine schulmedizinische Aufarbeitung der sanften manuellen Therapie nach Dorn

Verfasser Dr. med. Michael Graulich
Facharzt für Allgemeinmedizin
87724 Ottobeuren
Uhlandstraße 4

Margarethen Verlag
Ottobeuren

2. überarbeitete und erweiterte Auflage 1998
Alle Rechte bei Margarethen-Verlag, Ottobeuren
Einbandgestaltung Michael Graulich jun.
ISBN 3-00-001040-8
Gesamtherstellung:
Allgäuer Zeitungsverlag GmbH, Kempten

Ich widme dieses Buch meiner Frau Margaretha und meinen Kindern und danke ihnen für die Unterstützung bei der Erarbeitung dieses Buches. Mein Sohn Michael hat den Umschlag gestaltet und mein Sohn Wolfgang hat sich für die Bilder in diesem Buch zur Verfügung gestellt.

Inhaltsverzeichnis

VORWORT

Dieses Buch wurde nicht ausschließlich für Mediziner geschrieben, sondern auch für Leser aus anderen Heilberufen und für den interessierten Laien, so daß es notwendig sein wird, viele Dinge zu erklären, die den Ärzten schon bekannt sein werden. Aus diesem Grunde versuche ich, die Zusammenhänge, die in diesem Buch dargestellt werden, so einfach wie möglich zu erklären. Medizinische Fachausdrücke, wenn nicht ganz vermeidbar, werden ausführlich erklärt. Medizinische Fakten, wie der Körperaufbau des Menschen, werden nur soweit abgehandelt, als es zum Verständnis der sanften manuellen Therapie nach Dorn unbedingt notwendig ist.

Das Anliegen dieses Buches ist es, diese Methode in die Schulmedizin einzubringen. Es wird viele Zweifler geben, die sich nicht vorstellen können, daß mit dieser Therapie entscheidende Fortschritte in der Behandlung vieler Krankheitsbilder zu erzielen sind.

Viele Krankheiten können von der Schulmedizin nur schwer und nur durch den Einsatz von Medikamenten mit eventuell schwersten Nebenwirkungen behandelt werden.

Es ist für aufgeschlossene Menschen sicherlich kein Nachteil, daß diese Therapie von einem medizinischen Autodidakten entwickelt wurde, auf der Grundlage einer uralten Volksmedizin, und daß diese Therapie in Heilpraktikerkreisen, zumindest in Süddeutschland, schon recht verbreitet ist. Allen Zweiflern möchte ich sagen: lesen Sie dieses Buch in Ruhe. Soweit Sie im Besitz von zwei Daumen sind, probieren Sie es aus und überzeugen Sie sich von der Richtigkeit des Dargestellten.

Es ist selbstverständlich, daß Weiterentwicklungen der Dornschen sanften manuellen Therapie möglich sind und daß in diesem Buch nicht alle Aspekte dieser Methode erfaßt wurden. Eine konstruktive Auseinandersetzung mit der sanften manuellen Therapie ist notwendig und erwünscht. Vieles in diesem Buch mag heute noch etwas spekulativ und provokant klingen. Diese Erkenntnisse und Überlegungen leiten sich von mannigfachen therapeutischen Erfahrungen her ab. Ich hoffe, daß meine Spekulationen durch eine zunehmende Beschäftigung mit der Dornschen Therapie eine Bestätigung finden werden. Ich bin heute oft noch überrascht, welche Möglichkeiten in dieser Behandlungsmethode stecken. Man muß dazu aber die gewohnten geistigen Trampelpfade verlassen und etwas in neue Richtungen denken.

Bei der sanften manuellen Therapie nach Dorn handelt es sich um eine Behandlungsmethode, die sich nicht auf das Gebiet der Gelenk- und Knochenbehandlung beschränkt. Wie Sie bei Durchsicht des Buches feststellen werden, stellt sie ein ganzheitsmedizinisches Behandlungskonzept dar, mit dem sich auch Erkrankungen der inneren Organe heilen lassen. Es handelt sich dabei, wie sich noch zeigen wird, um keine Wunderheilung. Aber manchmal kann man mit der Geduld und Mitarbeit des Patienten scheinbare Wunder vollbringen. Aber solche *Wunder dauern etwas länger.*

Die Dornsche Therapie erfordert ein gewisses Umdenken bezüglich der Vorstellungen über die Entstehungsursachen vieler Erkrankungen. Eigentlich ist dieses Umdenken nur ein Weiterdenken in eine Richtung, die auch der Schulmedizin schon immer bekannt ist, nämlich, daß das Rückenmark nicht nur Muskeln, Sehnen und Haut nervlich versorgt, sondern auch ganz wesentlich an der Nervenversorgung und Regulierung der inneren Organe beteiligt ist. Vielleicht liegt es an unserem medizinischen Urvater Hippokrates, auf den die Schulmedizin sich in ihrem Eid ja noch heute beruft. Er lehnte in seinen Schriften die manuelle Therapie weitgehend ab. Hierin mag der Grund zu sehen sein, daß die Schulmedizin sich im Laufe der Jahrhunderte nicht eingehender mit diesen Gesichtspunkten beschäftigt hat.

Es ist gerade ein wesentliches Phänomen der Dornschen Therapie, daß sie sich ganz zwanglos in die Schulmedizin eingliedern läßt. Im Gegenteil, Überlegungen, Vorstellungen und Erkenntnisse der Schulmedizin von dem Wesen der Erkrankungen werden durch diese nicht in Frage gestellt oder abgelehnt. Über den therapeutischen Weg der Leiden mag man diskutieren. Die Schulmedizin kann doch meist die Frage nach der eigentlichen auslösenden Krankheitsursache nicht grundlegend und schlüssig beantworten. Nehmen wir als Beispiel die Autoimmunerkrankungen. Das Abwehrsystem duldet körpereigene Eiweiße, die normalerweise vom eigenen Körper nicht als fremd angesehen werden. Bei den Autoimmunerkrankungen werden solche Eiweiße als nicht mehr körpereigen betrachtet und es werden plötzlich Abwehrstoffe dagegen gebildet. Diese Abwehrreaktion läuft enzymatisch (Enzym = eiweißhaltiger Hilfsstoff oder Beschleuniger) und hormonell (Hormon = eiweißhaltiges Zellprodukt, das an einem anderen Ort eine Reaktion hervorruft) ab. Dabei werden Entzündungen ausgelöst, die je nach Art und Ort zu verschiedenen sogenannten Autoimmunerkrankungen führen. Ein Beispiel für solch eine Erkrankung ist das chronische Gelenkrheuma, bei der die entzündliche Reaktion vor allem sichtbar an den Gelenken abläuft. Aber die Frage kann nicht beantwortet werden, warum der einzelne Patient bei der Vielzahl der möglichen Autoimmunerkrankungen seine spezifische Erkrankung bekommt. Die vererbliche Neigung zu bestimmten Autoimmunerkrankungen ist letztlich keine ausreichende Erklärung, da nicht jeder Mensch mit einer solchen erblichen Veranlagung auch erkrankt, und es wiederum erkrankte Patienten gibt ohne jegliche erbliche Veranlagung. Hier kann die Schulmedizin und die Heilpraktikermedizin die grundlegende Entstehungsursache nicht aufzeigen, wohl aber das Dornsche Konzept, das in diesem Band vorgestellt wird.

Wenn man all diese Aspekte, die in diesem Buch geschildert werden, nach diesen Gesichtspunkten durchdenkt, daß nämlich alle Erkrankungen des Menschen letztendlich etwas mit der Wirbelsäule und dem Rückenmark zu tun haben, ergibt sich eine völlig neue Betrachtungsweise der Krankheitsvorbeugung und auch der Behandlung.

Nun verstehen Sie mich bitte nicht falsch, indem Sie glauben, ich habe die absolute Erkenntnis zur völligen Gesundheit gefunden. Bei allen lebensbedrohlichen Erkrankungen steht für mich die klassische Schulmedizin mit Diagnostik und Behandlung noch immer im Vordergrund meiner Überlegungen. Ist aber der schulmedizinische Behandlungserfolg nur mit Medikamenten, die mitunter starke und gefährliche Nebenwirkungen haben, zu erzielen und besteht keine Lebensgefahr, ist ein Behandlungsversuch mit der sanften manuellen Therapie nach Dorn meiner Ansicht nach erlaubt und meist sehr erfolgreich. Bei vielen Leiden, bei denen die Schulmedizin keinen organischen Befund erheben kann und bei der die Beschwerden nicht zu heilen sind, wird von den Ärzten behauptet, die Ursache des Leidens sei nervlicher Natur. Solchen Menschen kann fast regelmäßig geholfen werden, denn es gibt in der Regel doch eine organische Ursache, nämlich Veränderungen an der Wirbelsäule. Auch zur Tumornachsorge betrachte ich die sanfte manuelle Therapie nach Dorn eigentlich als ein Muß.

Da es sich in vielen Fällen also um Patienten mit einem langen bis sehr langen Leidensverlauf handelt, sollte man auch nicht glauben, man habe nun eine Therapieform gefunden, die quasi durch einmaliges Handauflegen eine Heilung herbeiführen kann. Das gilt ebenso für orthopädische Behandlungen wie auch für Behandlungen der inneren Medizin. Man muß sich klarmachen, daß Knochen, Sehnen und Bänder bei längerer Fehlstellung ihre anatomische Form verändern. Da es sich bei den oben angedeuteten Erkrankungen meist um lange Krankheitsverläufe handelt, muß auch die Behandlung konsequenterweise entsprechend lang sein. Blitzheilungen sind meistens nur bei ganz frischen Beschwerden möglich. Die anderen Patienten, einschließlich deren Therapeuten, müssen sich bis zur Heilung plagen, im wahrsten Sinne des Wortes. Ohne den Willen des Patienten, gesund zu werden, und ohne seine ganz konsequente Mitarbeit ist kein Therapieerfolg zu erreichen. Ein weiterer ganz wichtiger Gesichtspunkt der Dornschen Therapie ist auch die Krankheitsvorbeugung. Hier ist mit Sicherheit einer der wichtigsten Aspekte des Dornschen Therapiekonzeptes zu sehen.

Wie schon erwähnt und im Verlauf dieses Buches noch näher erläutert werden wird, kann man mit dieser Therapie nicht nur Erkrankungen der Knochen, Muskeln und der Gelenke vorbeugen, sondern auch Krankheiten aus allen anderen medizinischen Fachrichtungen, sei es die innere Medizin, die Frauenheilkunde, die Hals-, Nasen- und Ohrenheilkunde und alle anderen denkbaren Unterabteilungen der Schulmedizin heilen.

1.0 GESCHICHTE DER MANUELLEN THERAPIE

Den Ursprung der manuellen Therapie zu benennen ist nicht möglich. Die Spuren verlieren sich in der grauen Vorzeit, in der schriftliche Überlieferungen noch nicht möglich waren. Die Geschichte der manuellen Therapie ist sicherlich so alt wie die Menschheitsgeschichte selbst. Schon immer hat es Menschen gegeben, die sich der Heilung ihrer Mitmenschen angenommen haben, ob sie nun als Heiler, Heilkundige, Schamanen, Medizinmänner oder heilkundige Frauen bezeichnet wurden. Das Heileramt war oft mit dem Priesteramt vereint und Spirituelles floß im Sinne einer Ganzheitsmedizin in den Heilungsprozeß mit ein. Diese Menschen der Vorzeit waren dabei sicher der manuellen Therapie kundig. Es war nötig, verrenkte Glieder wieder zu richten, Verletzungen auch an Knochen und Gelenken zu behandeln, und mit Sicherheit hatten die Menschen damals auch schon Rückenschmerzen, Hüftbeschwerden, Kopfschmerzen mit und ohne Schwindel. Ich halte es sogar für denkbar, daß man um die Zusammenhänge von Wirbelsäule und deren Einfluß auf unsere inneren Organe mehr wußte als heute. Als Beweis für die medizinischen Kenntnisse dieser Heilkundigen mag gelten, daß man zu dieser Zeit schon Schädelöffnungen, aus den verschiedensten Gründen, vorgenommen hat, die, wie man aus Ausgrabungen weiß, auch überlebt wurden. Wenn sich diese Menschen therapeutisch und operativ an das Gehirn heranwagten, so kann man sicher sein, daß sie ebenso die Wirbelsäule behandeln konnten. Als früheste Abbildung einer manuellen Therapie an einem Patienten habe ich ein Bild griechischen Ursprungs gefunden, auf dem eine manuelle Kiefereinrenkung dargestellt wird (siehe Abb.1, Seite 17).

Daß sich die manuelle Therapie in der Medizin des Abendlandes aber nicht etablieren konnte, ist die Folge davon, daß sich Hippokrates, der Begründer der abendländischen Schulmedizin, in seinen Schriften sehr kritisch über die seiner Meinung nach laienhafte Therapieform der damaligen Wirbelsäulenbehandler geäußert hat. Damals wie heute wurden und werden die Extreme in Technik und Theorie als abschreckendes Beispiel benutzt. Hippokrates meint, daß bei einer durch Unfall entstandenen Wirbelsäulenverkrümmung es nutzlos sei, den Patienten an einer Leiter aufzuhängen, wie es damals bei den manuell tätigen Therapeuten wohl üblich war. Er unterstellte diesem Personenkreis eine Täuschungsabsicht des Patienten, um sich zu bereichern. „…Bei den Menschen erregt es Erstaunen, wenn sie sehen, wenn ein Mensch aufgehängt und hin- und hergeschleudert wird, oder wenn ähnliches geschieht. Diese Bader sprechen rühmend von solchen Dingen zum großen Haufen und kümmern sich im übrigen nicht weiter darum, ob eine solche Behandlung Gutes oder Böses nach sich zieht. Die Wundärzte, welche ihre Kunst auf solche Weise ausübten, waren sämtlich, soviel ich ihrer gekannt habe, unwissende Marktschreier." An anderer Stelle kommt er aber doch nicht umhin, den Sinn und Nutzen der manuellen

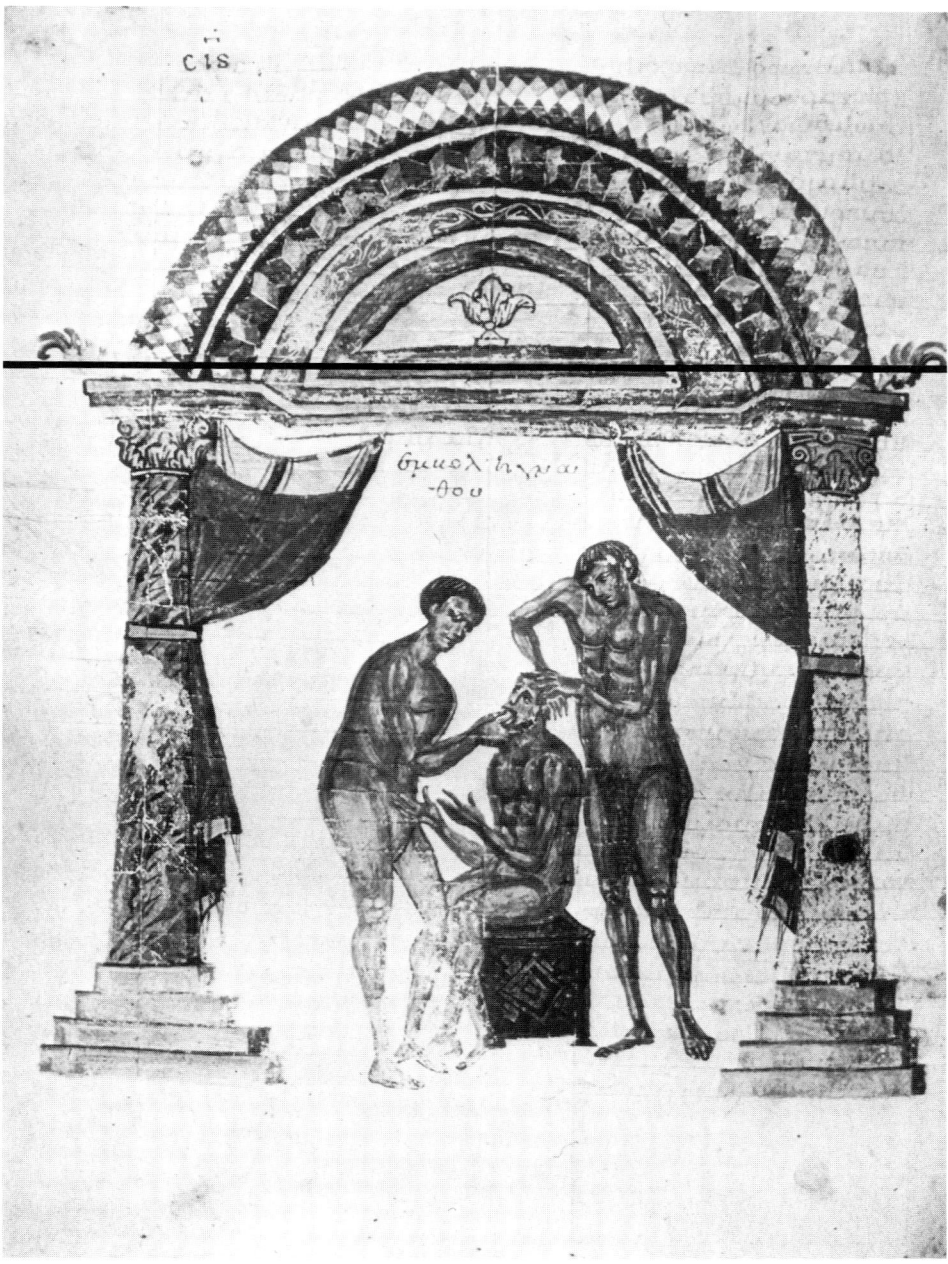

Abb. 1: Eine byzantinische Miniatur aus einem Buch über Hippokrates. Es wird auf der Abbildung eine Wiedereinrenkung eines Kiefergelenkes dargestellt. (Abb. aus Illustrierte Geschichte der Medizin, Prof. Dr. med. Richard Toellner, Verl. Andreas & Andreas, Salzburg 1986)

Therapie anzudeuten: „…Die Erfindung (der manuellen Therapie) selbst ist alt. Ich spende dem, der diesen oder jenen anderen Kunstgriff erfunden hat, großes Lob. Ich gebe die Hoffnung nicht auf, daß, wenn einer die Vorrichtung in richtiger Weise trifft und den Patienten in richtiger Weise erschüttert, in einigen Fällen das Gerademachen (der Wirbelsäule) gelingen könnte. Ich für meinen Teil habe mich jedoch gescheut, alle Fälle dieser Art zu behandeln, weil solche Methoden meist bei Betrügern vorkommen." Seine eigenen Behandlungsvorschläge sind dahingegen sehr abstrus, brüsk und gefährlich, indem er empfahl, die aus der Reihe getretenen Wirbel durch die gleiche Erschütterung zu korrigieren, durch die sie entstanden sind. Er entwickelte eine Aufpralltechnik, bei der er den Patient an einer Leiter festband, die man an einer Mauer oder den Giebel eines Hauses hochzog und fallen ließ (siehe Abb.2, Seite 19).

Dagegen muß er aber schon um die Zusammenhänge von Wirbelsäulenerkrankungen und organischen Störungen gewußt haben. Dieses ist aus einer Textstelle zu ersehen, welche sich mit Verkrümmungen der unteren Brust- und Lendenwirbelsäule und von Nieren- und Blasenleiden beschäftigt. Aus dieser Erkenntnis heraus lehnt er keineswegs eine Behandlung der Wirbelsäule ab, welche mit gezielten, aus den Untersuchungen abgeleiteten Kräften arbeitet. Seine Empfehlungen haben sich bis in das 20. Jahrhundert erhalten. Wenn man heute die orthopädischen Fachbücher der 20er, 30er und sogar späterer Jahre durchblättert, findet man Bilder mit Therapieanweisungen, die von den Empfehlungen Hippokrates' zur Wirbelsäulenbehandlung kaum abweichen.

Er empfiehlt, daß, nach einem Dampfbad oder der Abreibung mit heißem Wasser, der Patient auf den Bauch gelegt wird, wobei riemenartige Bänder unter die Achsel um die Brust gelegt werden und mit einem Pfosten am Kopfende desBehandlungsbettes verbunden werden. „…Je zwei andere gleichartige Bänder muß man oberhalb der Knie und oberhalb der Ferse herumlegen. Und dann muß man die Enden der Bänder an ein Stück Holz ähnlicher Art festbinden. Ein weiteres Band, das breit, weich, haltbar und wie ein Gürtel gestaltet ist und ausreichend Breite und Länge besitzt, binde man um die Lenden herum und zwar möglichst nahe der Hüfte. Hierauf muß man das überschüssige Stück des gürtelartig gestalteten Bandes zusammen mit den beiden Riemenpaaren an den an der Fußseite befindlichen Stab verbinden. Hierauf nehme man an diesem Halt die Streckung nach beiden Richtungen durch Zug und Gegenzug vor. Eine solche Streckung kann nämlich keinen bedeutenden Schaden verursachen…" Dieser letzten, wirklich falschen Behauptung vertraut man heute noch. Die klassische Chirotherapie benutzt Dehnung und Streckung heute noch als ein Grundprinzip ihrer Therapie. Dabei mußte der Arzt oder ein kräftiger Helfer versuchen, mit den Händen die Wirbelsäule zu begradigen. Es wurde auch als ungefährlich angesehen, wenn sich der Therapeut, sofern er mit den Händen keine Reposition erreichte, auf die zu behandelnde Stelle setzte oder gar mit den Füßen auf den liegenden Patienten trat (siehe Abb.3, Seite 20).

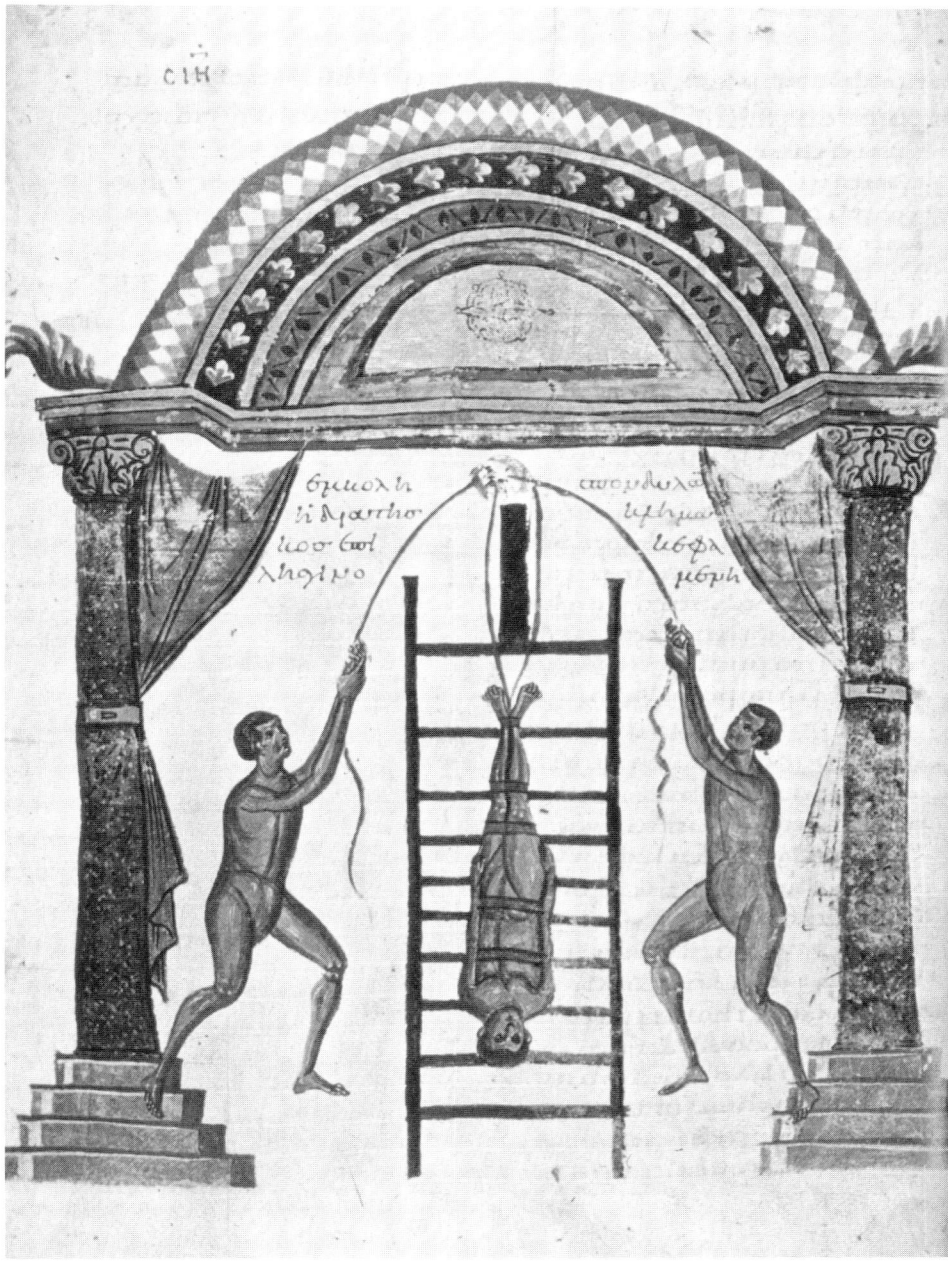

Abb. 2: Miniatur im Kommentar des Appolonius von Kition. Behandlung einer Wirbelsäu-
lenverrenkung mittels der Falltherapie nach Hippokrates. (Illustrierte Geschichte
der Medizin, Prof. Dr. med. Richard Toellner, Verl. Andreas & Andreas, Salzburg
1986)

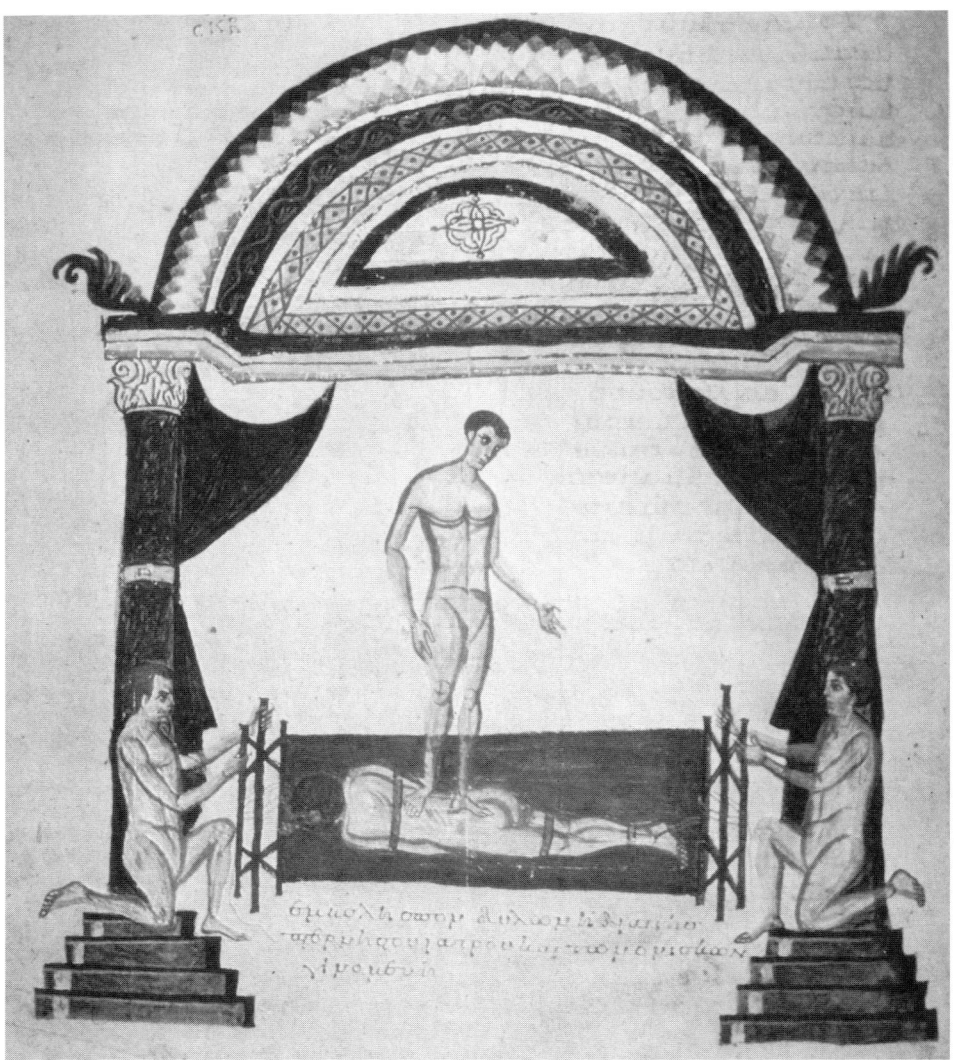

Abb. 3: Miniatur aus dem Kommentar von Appolonius von Kition zum Lehrbuch von Hippokrates „De articulis" aus dem 9 Jahrhundert. Hier wird die Wirbelsäulenbehandlung von Blockierungen und Skoliosen nach Hippokrates dargestellt. (Illustrierte Geschichte der Medizin, Prof. Dr. med. Richard Toellner, Verl. Andreas & Andreas, Salzburg 1986)

Diese drastischen Methoden wurden bis in das 19. Jahrhundert angewandt. Auch das 20. Jahrhundert kennt noch ebensolche, wenn auch nicht mehr ganz so gefährliche Anwendungen, wobei bevorzugt mit der Streckung und Gipskorsettbehandlung gearbeitet wurde (siehe Abb. 4a und 4b auf Seite 21).

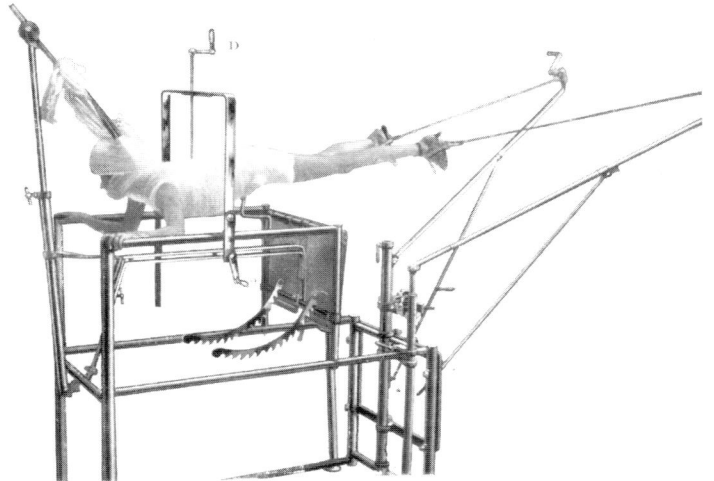

Abb. 4a:
Begradigung eines Buckels nach Gauggele. Eine nicht mehr ganz so alte Form der Wirbelsäulenbehandlung. (Die Techniken des orthopädischen Eingriffs, Dr. Philipp J. Erlacher, Verl. Springer, Wien 1928)

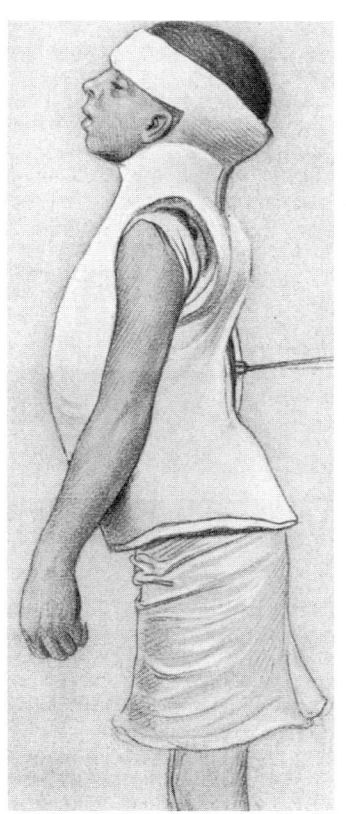
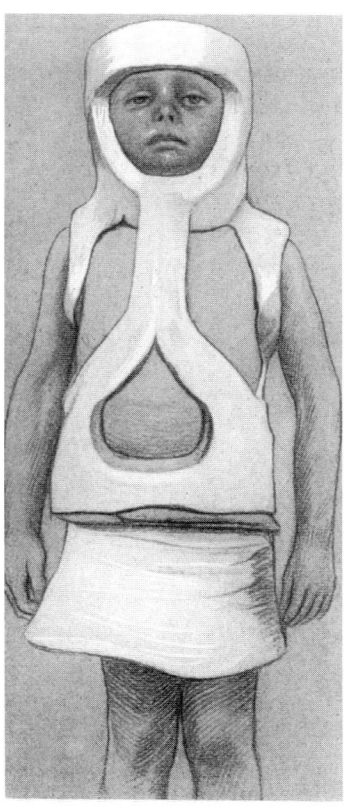

Abb. 4b:
Methode einer Bukkelbehandlung mittels Gipskorsetts nach Wullstein. Diese Behandlungsweise ist ebenfalls noch nicht so alt. (Die Techniken des orthopädischen Eingriffs, Dr. Phillip J. Erlacher, Verl. Springer, Wien 1928)

Aus diesen Elementen entwickelte sich die heutige Orthopädie. Es gab aber immer und es gibt heute noch Ärzte und Heiler, welche manuelle Therapieformen zur Wirbelsäulenbehandlung weiterbetrieben haben. Im Mittelalter hießen in England solche Therapeuten Bone-setter. Im bayerischen Allgäu spricht man heute noch von den Einrenkern.

Besonders amerikanische Ärzte im auslaufenden 19. Jahrhundert beschäftigten sich mit der manuellen Therapie, meist in Form einer Druckmassage, entweder der Wirbelsäule oder anderer Haut- und Muskelbereiche. Der 1824 geborene Amerikaner Dr. Taylor Still beobachtete Zusammenhänge von Organerkrankungen und Wirbelsäulenschäden und therapierte mit Lagerung und Druckmassage. Diese Therapie nannte er Osteopathie. Nach Veröffentlichung seiner Therapieerfolge erntete er aber nur Ablehnung und Spott. Seine Erfolge wurden mit Suggestion abgetan.

Andere amerikanische Ärzte, wie zuerst Head und später auch Mackenzie arbeiteten mit der Druckmassage bestimmter Hautareale zur Heilung bestimmter Erkrankungen, und sie stellten fest, daß bei bestimmten Organerkrankungen immer die gleichen Hautareale und Muskelgruppen empfindlich auf Druck reagierten. Durch deren Massage oder auch Nadelung heilte man organische Beschwerden (siehe Abb. 5, Seite 23).

Die von Head gefundenen Organpunkte auf der Haut, wobei es sich eher um Hautbezirke handelt, sind heute noch in der Schulmedizin als Headsche Punkte oder Zonen bekannt und werden hauptsächlich zur Diagnostik verwandt. Die Erkenntnisse von Head, Mackenzie und vielen anderen Therapeuten sind in die Reflexzonenbehandlung eingeflossen. Head stellte auch einen Zusammenhang von erkrankten Organen und bestimmten Wirbeln her. Er fand z.B. eine Beziehung des erkrankten Herzens zum 3. und 4. Brustwirbel und eine Beziehung des Dünndarms zum 12. Brustwirbel.

Die Amerikaner Griffin und Marshall Halls machten Studien über die Rückenmarksreflexe, worauf Osteopathen und Chiropraktiker einen Zusammenhang von Wirbelsäulenverbiegungen, Blockierungen und Organerkrankungen fanden. All diese Erkenntnisse wurden in ganz Europa von vielen Ärzten und Therapeuten aufgegriffen. Sie stellten jeweils ein eigenes Befund- und Therapiemodell vor. C. Lange und Goldscheider in Dänemark, Ling in Schweden, Soulié de Morant in Frankreich und nicht zuletzt Dr. Weihe in Deutschland. Diese Therapeuten nutzten das Aufsuchen von schmerzhaften Druckpunkten hauptsächlich zur Diagnostik. Erst Cornelius versuchte, durch Massage dieser Punkte, eine Therapie. Ein Dr. Josef Brand aus Schweinfurt in Deutschland fand eine Beziehung zwischen den chinesischen Meridianen und der manuellen Therapie, wobei er die Meridiane abtastete, um versteckte Gelenksblockierungen zu finden. Er schloß aber auch schon auf eine Therapiemöglichkeit des dem Meridian zugehörigen Organs.

Es wurde viel ausprobiert, geforscht und veröffentlicht, doch konnten sich die-

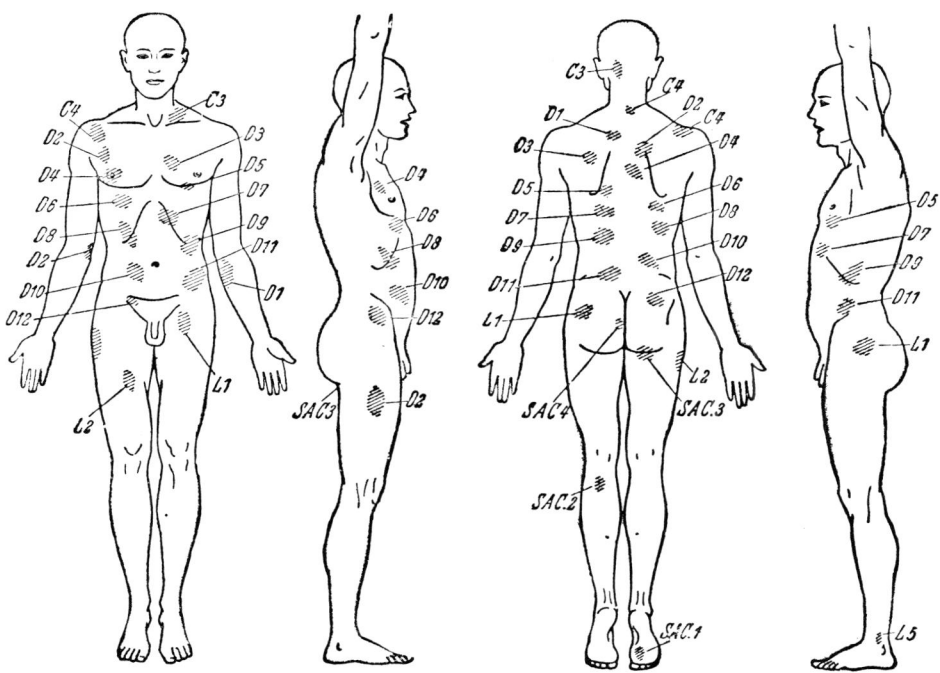

Abb. 5: Darstellung der Maximalpunkte der Headschen Zonen, wie sie Head gefunden hat und in seinem Buch auf Tafel 4 und 5 veröffentlicht hat. (Organbeeinflussung durch Massage, Joachim v. Puttkammer, Verl. Karl F. Haug, Saulgau 1953)

se Erkenntnisse in der allgemeinen Schulmedizin leider nicht in dem erforderlichen Maße durchsetzen. Das mag nicht nur an der ablehnenden Haltung Hippokrates' begründet sein, sondern auch darin seine Ursache haben, daß für die manuelle Therapie ein gewisses Geschick von seiten des Therapeuten erforderlich ist, dem eines guten Chirurgen nicht unähnlich. Außerdem darf sich der Behandler nicht davor scheuen, die Patienten anzufassen. Wie dem auch sei, die Folge dieser ablehnenden Haltung der Schulmedizin ist, daß die manuelle Therapie sich nur in einem kleinen Umfang im orthopädischen Bereich etablieren konnte und dies in einer Form, die nicht unumstritten ist. Ein ganz wesentlicher Aspekt der manuellen Therapie, nämlich die sehr einfache und erfolgreiche Therapie der inneren Organe und deren Erkrankungen über die Wirbelsäulenbehandlung, hat bis heute überhaupt keine Berücksichtigung erfahren.

Der Therapeut Dorn aus dem Allgäu, ein Autodidakt in bezug auf die manuelle Therapie, hat im Laufe der Zeit viele Zusammenhänge zwischen Wirbelsäulen- und Organerkrankungen gefunden. In dem Buch des Amerikaners J.V. Cerney, „Akupunktur ohne Nadel", der sich viele Jahre direkt in China mit der

Akupunktur beschäftigt und diese erlernt hat, fand er eine Abbildung, die seine Beobachtungen systematisierten. In diesem Buch ist eine Darstellung zu finden, die den verschiedenen Organen bestimmte Wirbel zuordnet. Diese Zusammenhänge decken sich mit den von Dorn gemachten Beobachtungen, so daß die Einteilung von Cerney direkt in das Dornsche Therapiekonzept übernommen werden konnte. (Abb. 65 siehe Seite 156)

Die klassische schulmedizinische Chirotherapie, die sich auch aus den oben beschriebenen Anfängen entwickelte, geht auf den bekannten Chiropraktiker D. Palmer zurück. Dieser gründete 1906 das erste Chiropraktik-College in Denver, USA. Es gibt jetzt in Amerika 14 anerkannte Chirotherapieschulen mit jährlich bis zu 2000 Absolventen. Die Osteopathen, die grundsätzlich nichts mit der Osteopathie von Dr. Taylor zu tun haben, sind in Amerika den Ärzten gleichgestellte Therapeuten, deren Ausbildung sich nur im Umfang von der der Chirotherapeuten unterscheidet.

In Deutschland wurde 1953 die Forschungs- und Arbeitsgemeinschaft für Chiropraktik gegründet, die sich 1955 mit der Gesellschaft für manuelle Wirbelsäulen- und Extremitätentherapie zur Deutschen Gesellschaft für manuelle Therapie zusammenschloß. Seit 1976 ist die Chirotherapie in Deutschland Bestandteil der ärztlichen Weiterbildung. Einen Anteil in der Hochschulausbildung der Mediziner hat die Chirotherapie bis heute nicht.

2.0 ANATOMISCHE GRUNDLAGEN

In diesem Kapitel möchte ich nur die anatomischen Fakten und Grundlagen aufführen, die zum Verständnis der Zusammenhänge der sanften manuellen Therapie nach Dorn von Bedeutung sind. Hier soll keine vollständige anatomische Abhandlung des menschlichen Körpers gegeben werden, ausführliche anatomische Beschreibungen können in speziellen Büchern nachgeschlagen werden. Ich werde, wo es möglich ist, keine lateinischen Fachausdrücke, sondern deutsche Begriffe verwenden, wenn unumgänglich, Spezialausdrücke in Klammern deutsch erklären, so daß auch nicht medizinisch vorgebildete Leser dieses Kapitel problemlos verstehen können. Weiterhin soll eine Vielzahl von Abbildungen das Verständnis zusätzlich erleichtern.

2.1 DER BEWEGUNGSAPPARAT

Der Bewegungsapparat des menschlichen Körpers setzt sich aus zwei Hauptanteilen zusammen, dem passiv bewegten System mit den Knochen, Gelenken und Bändern, sowie dem aktiv bewegenden System mit den Muskeln und Nerven. Das Knochengewebe besteht aus einer calziumhaltigen (Calzium ist ein Spurenelement) Grundsubstanz, in die eine organische, eiweißhaltige Zwischensubstanz eingelagert ist. Das Knochengewebe mit seinen organischen und calziumhaltigen Anteilen wird von Zellen des menschlichen Organismus während des ganzen Lebens, altersunabhängig und je nach Bedarf, auf- und auch wieder abgebaut. Der Knochen ist also trotz seiner Härte ein lebendiges Gewebe und zeitlebens, den Bedürfnissen und Umständen entsprechend, anpassungsfähig. An Stellen vermehrten Druckes wird der Knochen in der Regel abgebaut, wohingegen Regionen verminderten Druckes oder eines Zuges der Knochen auf- oder angebaut wird.

Es gibt im menschlichen Körper im Ganzen 213 einzelne Knochen, die 32 Zähne sind dabei nicht mitgerechnet. Sie bilden in ihrer Gesamtheit mit den Sehnen, Bändern und Muskeln ein sehr elastisches Gerüst, welches unter anderem der Fortbewegung dient und einen sehr widerstandsfähigen Halte- und Ummantelungsapparat für die menschlichen Eingeweide darstellt.

Die 213 einzelnen Knochen gliedern sich in 28 Schädelknochen, in 53 Rumpfknochen und 132 Extremitätenknochen (Extremitäten sind Arme und Beine). Die Schädelknochen umschließen im wesentlichen unser Gehirn mit den Augen. Die Rumpfknochen schützen unsere Eingeweide, in der Brust die Lunge und das Herz, im Bauchraum und im kleinen Becken Magen, Leber, Bauchspeicheldrüse, Galle, Milz, Nieren, Darm, Blase und Sexualorgane. Die Rumpfknochen des Oberkörpers gliedern sich in Rippen, Brustbein, Schulterblatt, Schlüsselbein. Der Unterkörper setzt sich aus Beckenschaufelknochen, Kreuz- und Steißbein zusammen. Die Wirbelsäule verbindet beide knöchernen Teile miteinander. Sie setzt sich aus 24 Wirbeln zusammen.

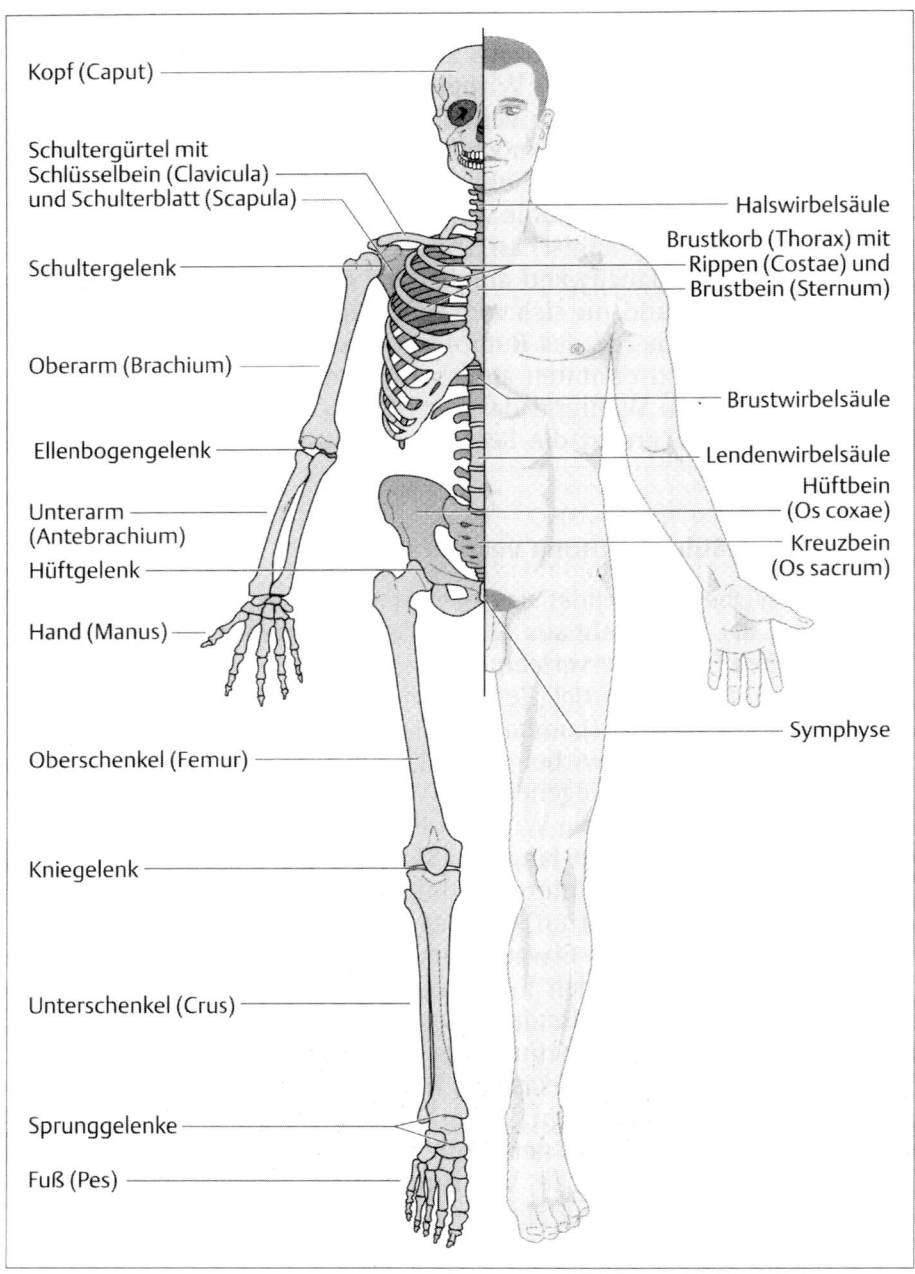

Kopf (Caput)

Schultergürtel mit
Schlüsselbein (Clavicula)
und Schulterblatt (Scapula)

Schultergelenk

Oberarm (Brachium)

Ellenbogengelenk

Unterarm
(Antebrachium)
Hüftgelenk

Hand (Manus)

Oberschenkel (Femur)

Kniegelenk

Unterschenkel (Crus)

Sprunggelenke

Fuß (Pes)

Halswirbelsäule
Brustkorb (Thorax) mit
Rippen (Costae) und
Brustbein (Sternum)

Brustwirbelsäule

Lendenwirbelsäule
Hüftbein
(Os coxae)
Kreuzbein
(Os sacrum)

Symphyse

Abb. 6: Übersicht über die halbseitige Abbildung der Knochen und Gelenke des menschlichen Körpers im Bezug zur Körperoberfläche. (Der Körper des Menschen, Adolf Faller, Verl. Thieme, Stuttgart 1995)

Alle oben aufgeführten Knochen unseres Körpers sind untereinander durch Sehnen und Bänder elastisch verbunden. Die Arme stoßen im Schultergelenk an den Oberkörper und die Beine im Hüftgelenk an den Unterkörper. Die Arme bestehen aus Oberarm, Unterarm und Händen. Die Hände bestehen aus Handwurzel- und Fingerknochen. Die Beine gliedern sich in Ober- und Unterschenkel mit dem Fuß. Der Fuß wird von den Fußwurzel- und Zehenknochen gebildet.

2.2 DIE HALSWIRBELSÄULE

Der Kopf ruht auf dem ersten Halswirbelsäulenknochen, den man Atlas nennt. Dieser Wirbel hat im Gegensatz zu allen andern Wirbelkörpern eine ganz besondere Form, er besteht nämlich aus einem knöchernen Ring, der das Rückenmark umschließt. Dieser knöcherne Ring hat oben und unten, rechts und links nahezu flache Gelenksflächen, auf der oberen kann sich der Kopf drehen. Das untere Paar der Atlasgelenksflächen dreht sich auf dem zweiten Halswirbel. Daß der Atlas mit seinen planen Gelenksflächen nicht nach vorne, hinten oder seitlich abrutschen kann, verhindert ein knöcherner Zapfen des zweiten Halswirbels, der nach oben steht und um den der Atlas sich drehen kann.

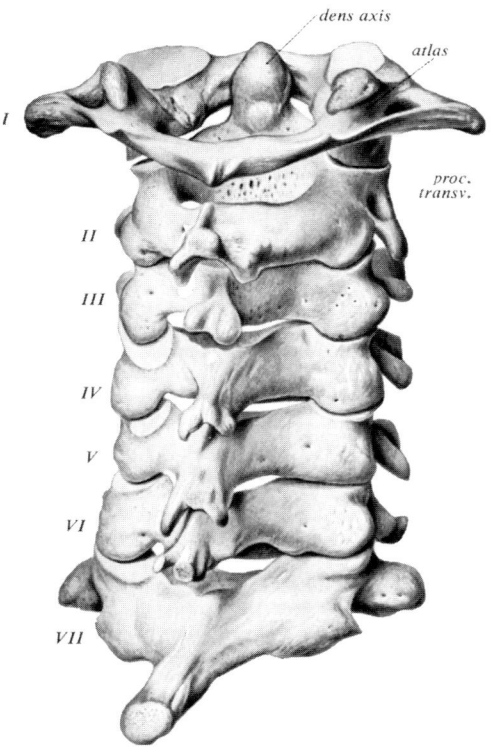

dens axis

atlas

I

*proc.
transv.*

II

III

IV

V

VI

VII

Nach den schon beschriebenen zwei oberen Halswirbeln folgen nach unten noch 5 weitere Halswirbel, so daß deren Gesamtzahl 7 beträgt. Die Halswirbel besitzen ebenso wie alle anderen Wirbel der Wirbelsäule einen grundsätzlich gemeinsamen, ähnlichen Aufbau. Die Wirbel sind aus verschiedenen knöchernen Anteilen zusammengesetzt. Sie besitzen alle einen Wirbelkörper und Bandscheiben, die jeweils zwischen zwei benachbarten Wirbelkörpern eingeschoben sind (siehe Abb. 8, Seite 28)

Abb.7: Abbildung einer ganzen Halswirbelsäule mit dem Atlas. (Atlas der Anatomie des Menschen, Sobotta- Becher, Verl. Urban & Schwarzenberg, München 1962)

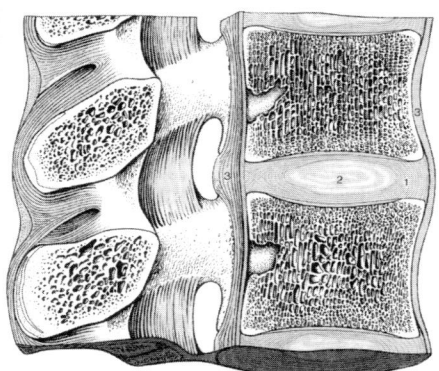

Abb. 8: Darstellung der Bandscheiben zwischen den Wirbelkörpern. (Taschenbuch der Anatomie, Band 1, Bewegungsapparat, Werner Platzer, Verl. Georg Thieme, Stuttgart 1991)

Diese Wirbelkörper sind bei der Halswirbelsäule auf Grund der geringen Traglast, nämlich nur des Kopfes, nicht sehr kräftig ausgebildet. Mit seiner runden, glatten Seite ist der Wirbelkörper nach vorne (ventral = bauchwärts) gerichtet. Nach dorsal (rückenwärts) schließt sich ein knöcherner Ring an, der das Rückenmark umfaßt. Dieser knöcherne Ring hat zwei seitliche und einen hinteren Knochenfortsatz, die seitlichen Querfortsätze und den hinteren Dornfortsatz. Zwischen den Querfortsätzen befindet sich eine Öffnung, durch die aus dem Rückenmark kommende Spinalnerven (Rückenmarksnerven) den Rückenmarkskanal verlassen. Die Ausprägung und Form der Wirbelfortsätze ist bei den verschiedenen Wirbelsäulenabschnitten sehr unterschiedlich. Die Halswirbelsäule hat auf Grund ihrer geringen Traglast weniger stark ausgeprägte Quer- und Dornfortsätze.

Die Halswirbelsäule weist noch eine weitere Besonderheit auf, die bei allen anderen Wirbelsäulenabschnitten nicht zu finden ist. Seitlich in den Querfortsätzen befindet sich eine von oben nach unten senkrecht verlaufende Öffnung, durch die eine Arterie (Gefäß mit sauerstoffreichem Blut) hindurchzieht, die Arteria vertebralis. Dieses Gefäß stellt eine sehr wichtige Blutversorgung des Gehirnes dar. Rechte und linke A. vertebralis vereinigen sich im Hinterhaupt im Stammhirnbereich und bilden die Arteria basilaris, deren Ausfall schwerste, oft mit dem Leben nicht mehr vereinbare Schlaganfälle nach sich zieht (siehe Abb. 10, Seite 30).

Je mehr Last ein Wirbel zu tragen hat, und um so mehr er beansprucht wird, desto stärker und kompakter wird er. Da mit der Last der Druck auf die Wirbel nach unten hin zunimmt, ist es verständlich, daß die Wirbel nach unten hin immer größer und stärker werden. So ist auch der 7. Halswirbel schon deutlich größer als die übrigen sechs Halswirbel. Die Querfortsätze und der Dornfortsatz sind kräftige Knochenfortsätze. Der Dornfortsatz des 7. Halswirbels ist im Nacken als deutlicher Knochenvorsprung unter der Haut zu tasten. Er stellt bei der Untersuchung der Wirbelsäule einen wichtigen Orientierungspunkt dar. Der 7. Halswirbel ist nicht nur anatomisch eine Verbindung zur oberen Brustwirbelsäule, sondern nimmt funktionell eine Zwischenstellung zwischen Hals- und Brustwirbelsäule ein. Wenn man den 2. bis 6. Halswirbel genauer betrach-

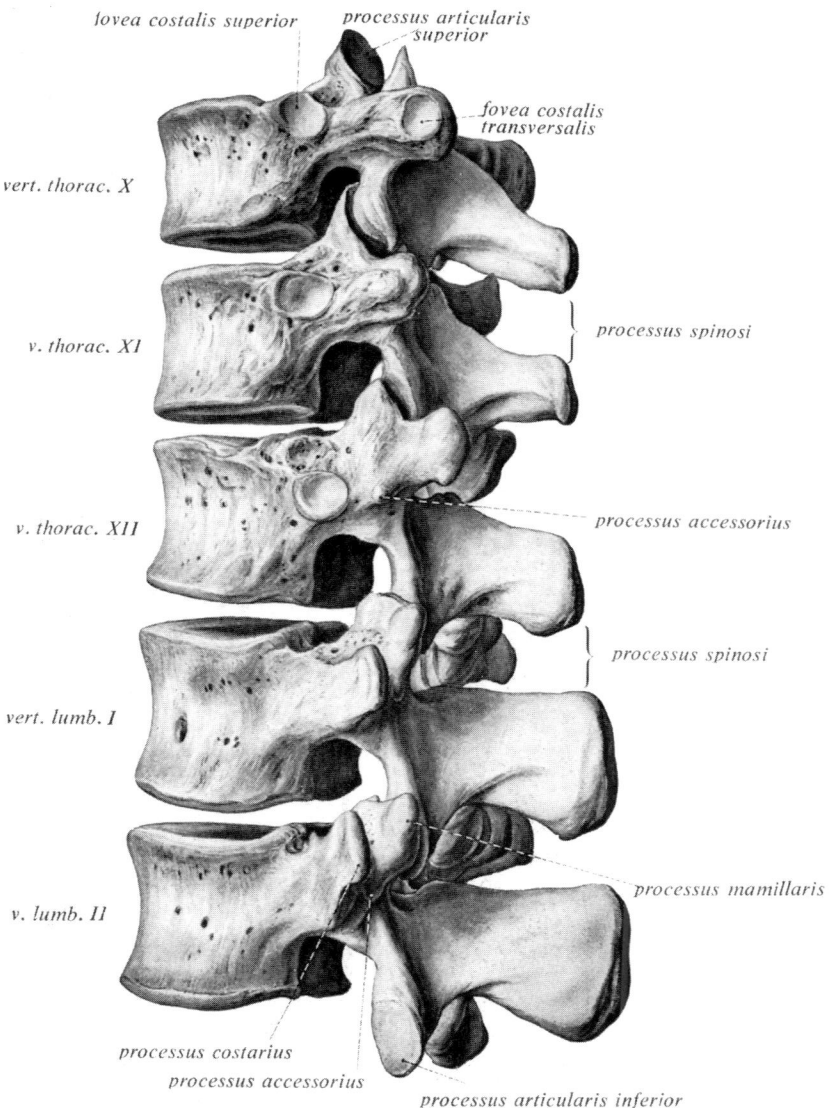

fovea costalis superior

processus articularis superior

fovea costalis transversalis

vert. thorac. X

v. thorac. XI

processus spinosi

v. thorac. XII

processus accessorius

processus spinosi

vert. lumb. I

v. lumb. II

processus mamillaris

processus costarius

processus accessorius

processus articularis inferior

Abb. 9: Darstellung eines Stückes einer Wirbelsäule mit den Foramina inter-
vertebralia. (Atlas der Anatomie des Menschen, Sobotta- Becher,
Verl. Urban & Schwarzenberg, München 1962)

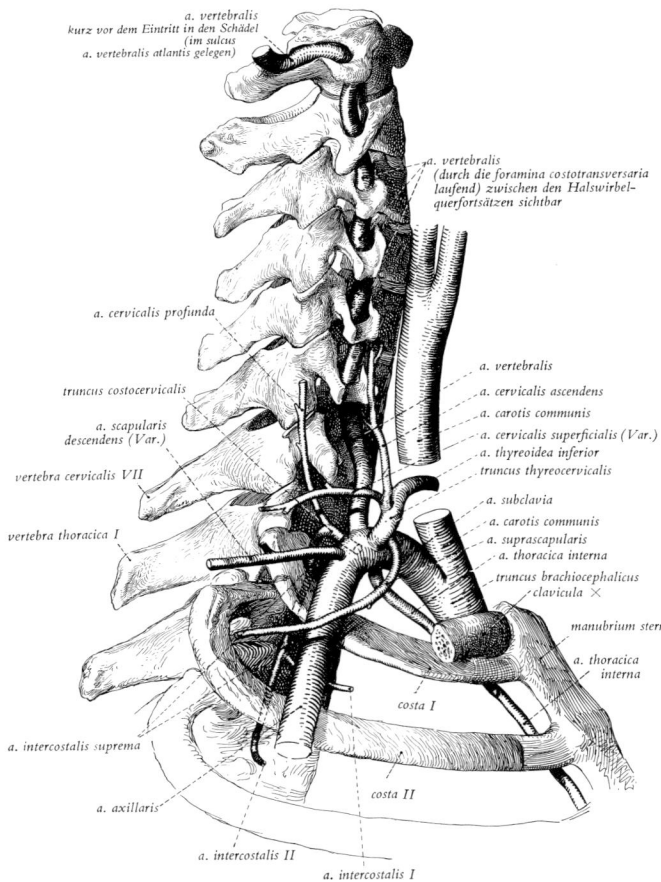

a. vertebralis
kurz vor dem Eintritt in den Schädel
(im sulcus
a. vertebralis atlantis gelegen)

a. vertebralis
(durch die foramina costotransversaria
laufend) zwischen den Halswirbel-
querfortsätzen sichtbar

a. cervicalis profunda

truncus costocervicalis

a. scapularis
descendens (Var.)

vertebra cervicalis VII

vertebra thoracica I

a. vertebralis
a. cervicalis ascendens
a. carotis communis
a. cervicalis superficialis (Var.)
a. thyreoidea inferior
truncus thyreocervicalis
a. subclavia
a. carotis communis
a. suprascapularis
a. thoracica interna
truncus brachiocephalicus
clavicula ✕

manubrium sterni

a. thoracica
interna

costa I

a. intercostalis suprema

costa II

a. axillaris

a. intercostalis II
a. intercostalis I

Abb. 10:
Abbildung des Verlaufes
der Arteria vertebralis in
den Querfortsätzen der
Halswirbelsäule. (Atlas
der Anatomie des Men-
schen, Sobotta- Becher,
Verl. Urban- Schwarzen-
berg, München 1962)

tet, so fällt auf, daß der Neigungswinkel der normalen Halswirbelgelenks-
flächen nahezu 45 Grad beträgt. Die Gelenksflächenstellung der unteren Wirbelsäulenabschnitte stehen dagegen fast senkrecht. Jeder Wirbel hat eine obere rechte und linke und ebenso eine untere rechte und linke Gelenksfläche, hin
zu den jeweiligen Nachbarwirbeln. Der 7. Halswirbel hat nach oben eine 45-
Grad-Neigung seiner Gelenksfläche wie alle übrigen Halswirbel, wohingegen
die untere Gelenksfläche fast senkrecht steht, ebenso wie die Gelenksflächen
der restlichen Brust- und Lendenwirbel.

2.3 DIE BRUST- UND LENDENWIRBEL

Die Brust- und Lendenwirbel nehmen, wie schon erwähnt, nach unten an
Größe und Dicke zu, haben aber grundsätzlich den gleichen Aufbau, mit Wirbelkörper, Bandscheiben, einen knöchernen, das Rückenmark umschließenden

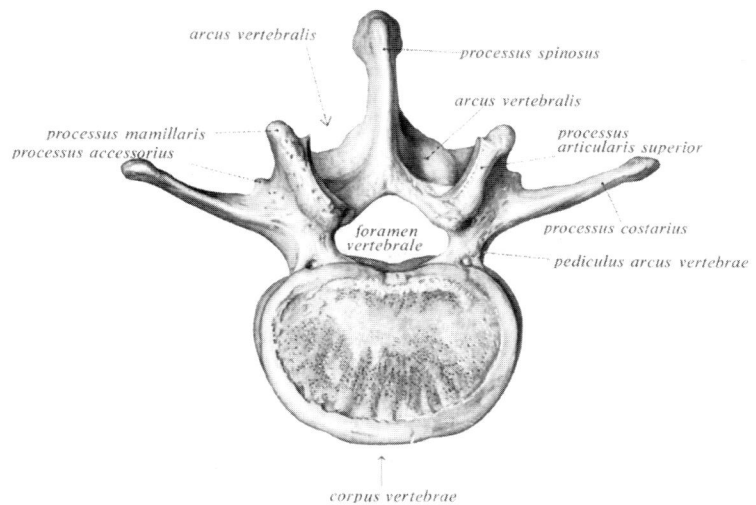

arcus vertebralis

processus spinosus

arcus vertebralis

processus mamillaris
processus accessorius

processus articularis superior

foramen vertebrale

processus costarius

pediculus arcus vertebrae

corpus vertebrae

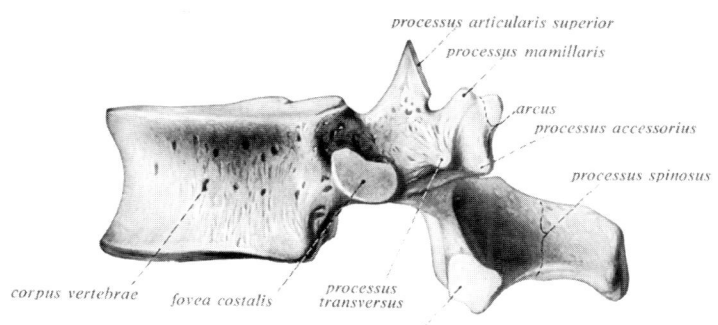

processus articularis superior

processus mamillaris

arcus

processus accessorius

processus spinosus

corpus vertebrae

fovea costalis

processus transversus

processus articularis inferior

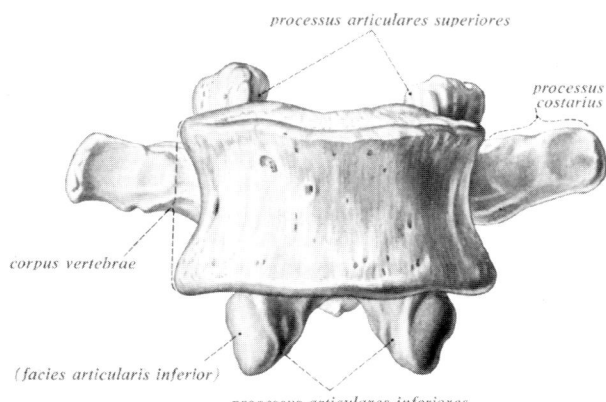

processus articulares superiores

processus costarius

corpus vertebrae

(facies articularis inferior)

processus articulares inferiores

Abb. 11:
Bildliche Darstellung eines Wirbelkörpers. Hierbei handelt es sich um einen Lendenwirbel. Das Aussehen eines Brustwirbels unterscheidet sich von dem eines Lendenwirbels nur in der Stärke. (Atlas der Anatomie des Menschen, Sobotta-Becher, Verl. Urban-Schwarzenberg, München 1962)

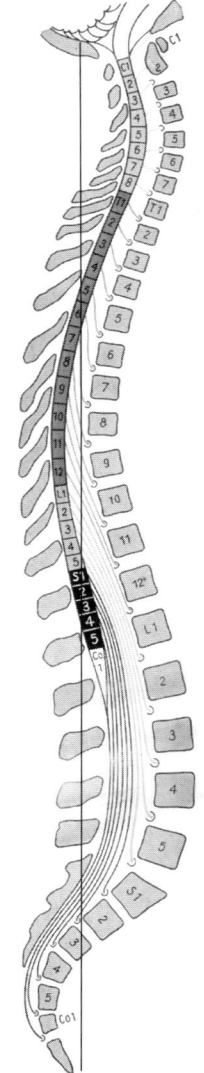

Ring, Querfortsätze und Dornfortsatz. Zwischen Wirbelkörper und Querfortsatz sieht man seitlich die Öffnung, durch die der Spinalnerv den Rückenmarkskanal verläßt (siehe Abb. 9, Seite 29). An den zwölf Brust- und fünf Lendenwirbeln gibt es keine in den Querfortsätzen gelegenen Gefäße wie bei der Halswirbelsäule (siehe Abb. 11, Seite 31).

2.4 NORMALE KRÜMMUNG DER WIRBELSÄULE

Nun stehen die Wirbel der Wirbelsäule nicht ganz senkrecht aufeinander, sondern jeder Anteil der Wirbelsäule hat eine etwas andere Krümmung, wobei es bei gesunden Menschen keine Seitverbiegung gibt. Die Halswirbelsäule ist normal nach ventral, d.h. nach vorne, gebogen. Die Brustwirbelsäule ist nach dorsal, d.h. zum Rücken hin, gekrümmt. Die Lendenwirbelsäule ist wieder ventral und das Kreuzbein dorsal geschwungen. Diese Biegungen schwingen bei gesunden Personen um eine statische, senkrechte Mittelachse. Die Knochen der Wirbelsäule werden durch eine Vielzahl von Sehnen und Bändern zusammengehalten, deren Bedeutung später noch ausführlich zur Sprache kommen wird.

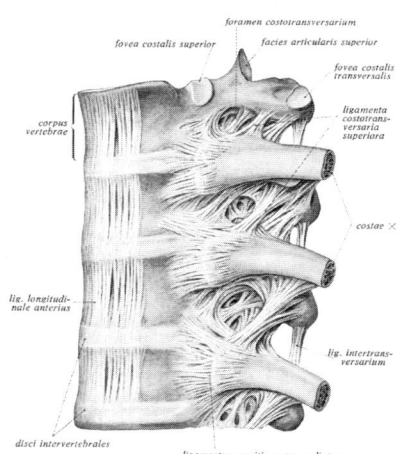

Abb. 12:
Seitliche Abbildung einer Wirbelsäule mit seiner Mittelachse und den normalen Krümmungsverhältnissen seiner einzelnen Abschnitte. (Atlas der Anatomie, Sobotta-Becher, Verl. Urban-Schwarzenberg, München 1962)

Abb. 13:
Darstellung eines Abschnitts der Wirbelsäule mit seinen Bändern, welche die Austrittsöffnung des Spinalnerven umgeben. (Atlas der Anatomie des Menschen, Sobotta- Becher, Verl. Urban-Schwarzenberg, München 1962)

2.5 DER KNÖCHERNE BRUSTKORB

Im Brustwirbelsäulenbereich setzen an den Querfortsätzen der Wirbel seitlich die Rippen an, die dann bogenförmig den Brustraum mit Herz und Lungen umschließen. Vorne in der Brust treffen sie sich am Brustbein. Der knöcherne An-

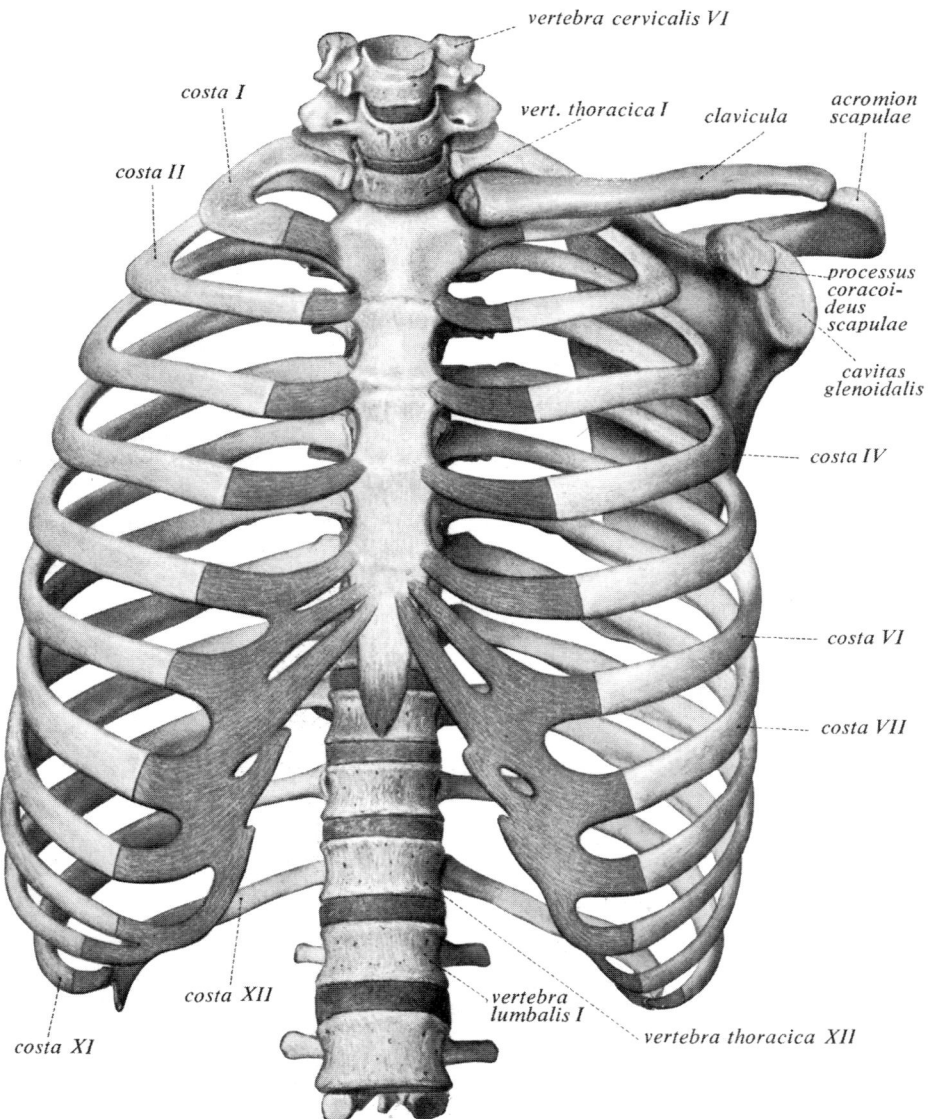

Abb. 14: Darstellung des knöchernen Brustkorbs mit Schlüsselbein und Schulterblatt, von vorne betrachtet. (Atlas der Anatomie des Menschen, Sobotta-Becher, Verl. Urban-Schwarzenberg, München 1962)

teil der Rippen erstreckt sich von den Querfortsätzen der Wirbel bis zur Mitte der vorderen Brust. Die weitere Verbindung zum knöchernen Brustbein besteht aus Knorpelgewebe. Die 1. bis 7. Rippe sind direkt mit dem Brustbein verbunden, vier weitere Rippen sind zuerst untereinander und dann mit der 7. Rippe knorpelig verwachsen. Die 12. Rippe endet blind in der hinteren Flanke und besitzt keinen Knorpelanteil. Alle Rippen sind im Rücken gelenkig mit den Querfortsätzen der Wirbel verbunden.

2.6 SCHULTERGELENK

Das Schultergelenk besteht, im Gegensatz zum Hüftgelenk, aus einer sehr flachen, fast senkrecht stehenden Gelenksfläche. Das Gelenk wird von den seitlichen Anteilen des Schulterblattes und des Schlüsselbeines geformt. In dieser flachen Gelenkspfanne ruht der nahezu kugelförmige Gelenkskopf des Oberarmes. Die Gelenksüberdachung des Schultergelenkes setzt sich aus einer vom Schulterblatt kommenden Knochenleiste und dem äußeren Anteil des Schlüs-

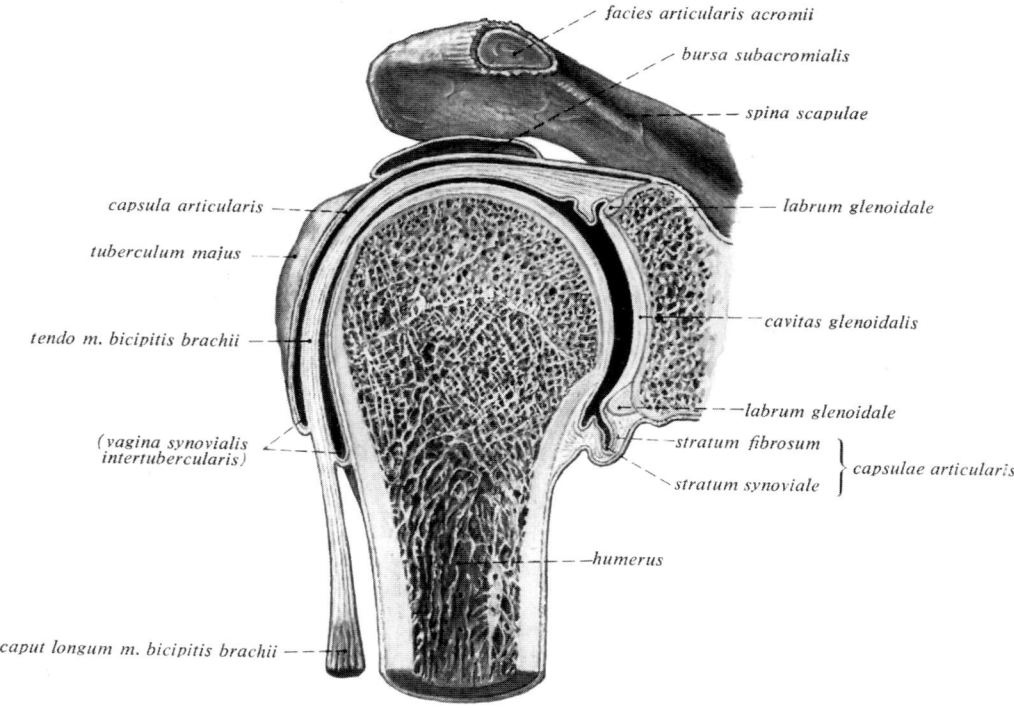

Abb. 15: Darstellung eines Schultergelenks im Querschnitt. (Atlas der Anatomie des Menschen, Sobotta-Becher, Verl. Urban-Schwarzenberg, München 1962)

selbeines zusammen. Das Schlüsselbein ist wieder durch ein Gelenk mit dem Brustbein verbunden. Letztlich wird die Stabilität des Schultergelenkes hauptsächlich durch Sehnen, Bänder und Muskeln gewährleistet.

2.7 HÜFTGELENK

Das Hüftgelenk ist wie das Schultergelenk ein Kugelgelenk, hat aber einen wesentlich anderen Aufbau. Der Hüftgelenkskopf ruht in einer tiefen knöchernen Gelenkspfanne, die seitlich in den Beckenschaufeln gelegen sind. Der hintere Gelenkspfannenanteil ist kräftig ausgebildet. Die Hinterwand des Gelenkes ist hinten wesentlich weiter heruntergezogen als der vordere Gelenkspfannenan-

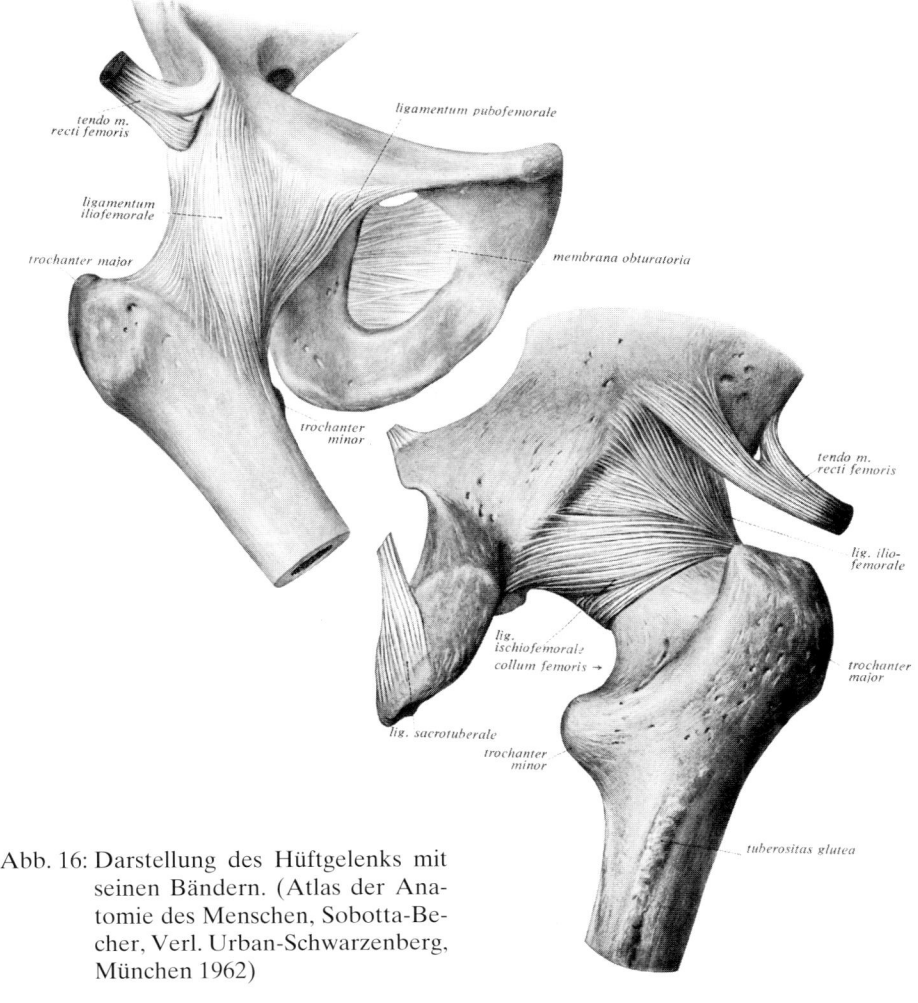

Abb. 16: Darstellung des Hüftgelenks mit seinen Bändern. (Atlas der Anatomie des Menschen, Sobotta-Becher, Verl. Urban-Schwarzenberg, München 1962)

teil, so daß die Gelenkspfanne vorne und seitlich etwas weiter geöffnet ist. Dieser Umstand ist für das Verständnis späterer Zusammenhänge sehr wesentlich. Der in der Gelenkspfanne sitzende Hüftgelenkskopf bildet das obere Ende des Oberschenkels. Er ist nahezu halbkugelförmig (siehe Abb. Nr. 19, Seite 39).

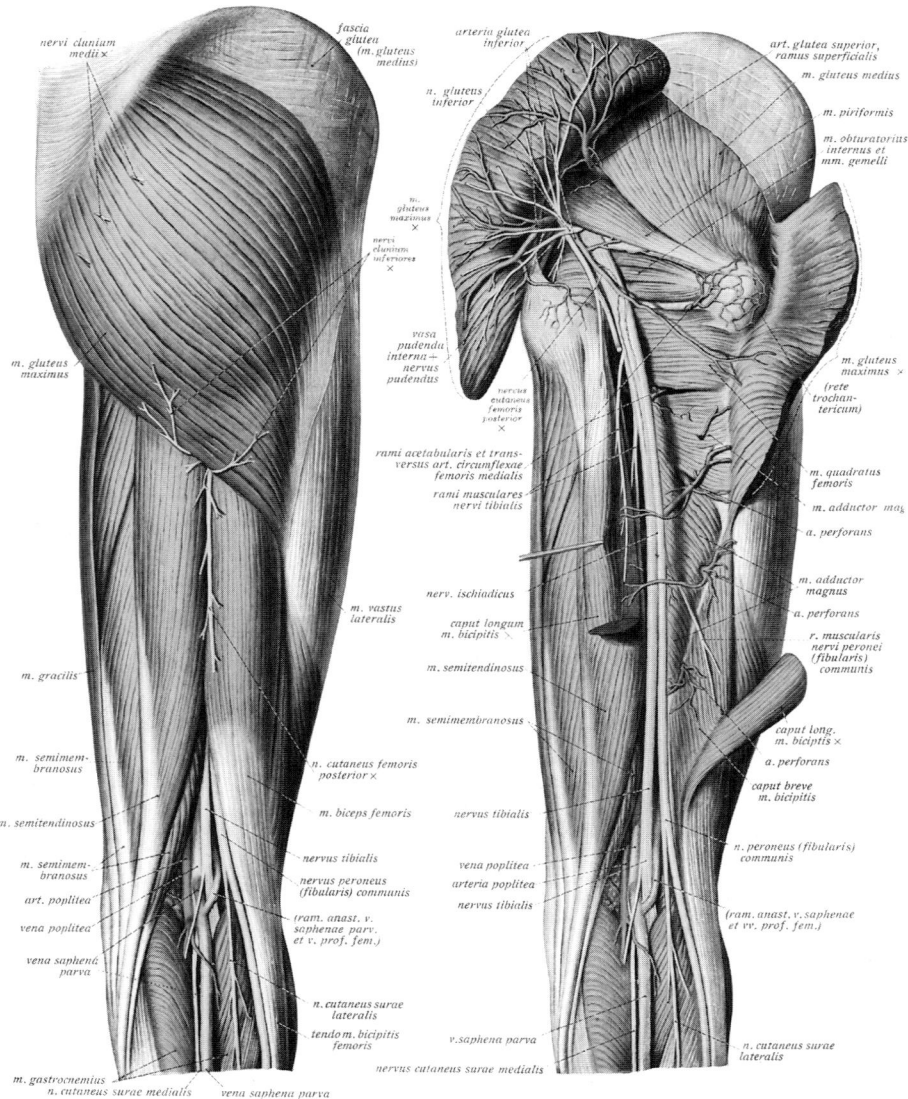

Abb. 17: Darstellung der Gesäßmuskulatur mit ihren tiefen Anteilen einschließlich des Ischiasnervs. (Atlas der Anatomie des Menschen, Sobotta-Becher, Verl. Urban-Schwarzenberg, München 1962)

Der Hüftkopf ist nicht wie das Schultergelenk direkt am oberen Ende des Oberschenkels gelegen, sondern er steht weiter zur Mitte hin. Die Verbindung zum eigentlichen Oberschenkelknochen nennt man Schenkelhals, er verläuft in einem Winkel von ca. 45 Grad vom unteren Ende des Hüftgelenkkopfes bis zum Oberschenkel. Das Hüftgelenk wird durch Bänder und Sehnen zusammengehalten. Ein zusätzliches Band macht innen am Pfannendach fest und zieht zu der Hüftgelenkskopfmitte. Die äußeren Hüftgelenksbänder umgreifen Hüftgelenkspfanne und Hüftegelenkskopf leicht rotierend. Der Oberschenkel ragt seitlich noch ein Stück über den Ansatzpunkt des Schenkelhalses hinaus und bildet einen Knochenvorsprung, den man Trocheanter major nennt. Dieser Trocheanter major ist ein wichtiger Ansatzpunkt für viele Muskeln des Oberschenkels und des kleinen Beckens. Besonders möchte ich die Muskeln, die vom Kreuzbein zum Trocheanter major ziehen, erwähnen, die Muskulus piriformis und Muskulus obturatorius heißen. Diese beiden Muskeln umfassen den Ischiasnerv, der aus dem kleinen Becken kommend in das Bein zieht, wie eine Schere (siehe Abb. 17, Seite 36)

2.8 KREUZBEIN

Das Kreuzbein entsteht aus der Verschmelzung der fünf Kreuzbeinwirbel und stößt nach oben an den 5. Lendenwirbel an. Nach unten schließt sich als kleiner Fortsatz das Steißbein an. Von der Seite gesehen hat das Kreuzbein eine nach hinten durchgebogene Form. Seitlich ist rechts und links eine gebogene Gelenksfläche zu sehen, mit der das Kreuzbein mit den Beckenschaufeln in Kontakt steht. Diese Gelenksfläche ist von nahezu rechtwinkliger Form mit einem

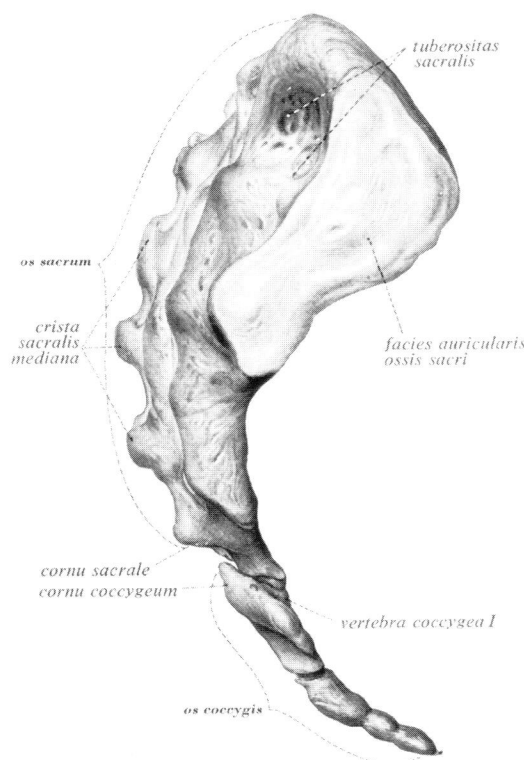

tuberositas sacralis

os sacrum

crista sacralis mediana

facies auricularis ossis sacri

cornu sacrale cornu coccygeum

vertebra coccygea I

os coccygis

Abb. 18a: Darstellung des Kreuzbeins seitlich mit der Aufsicht auf seine Gelenksfläche. (Atlas der Anatomie des Menschen, Sobotta-Becher, Verl. Urban-Schwarzenberg, München 1962)

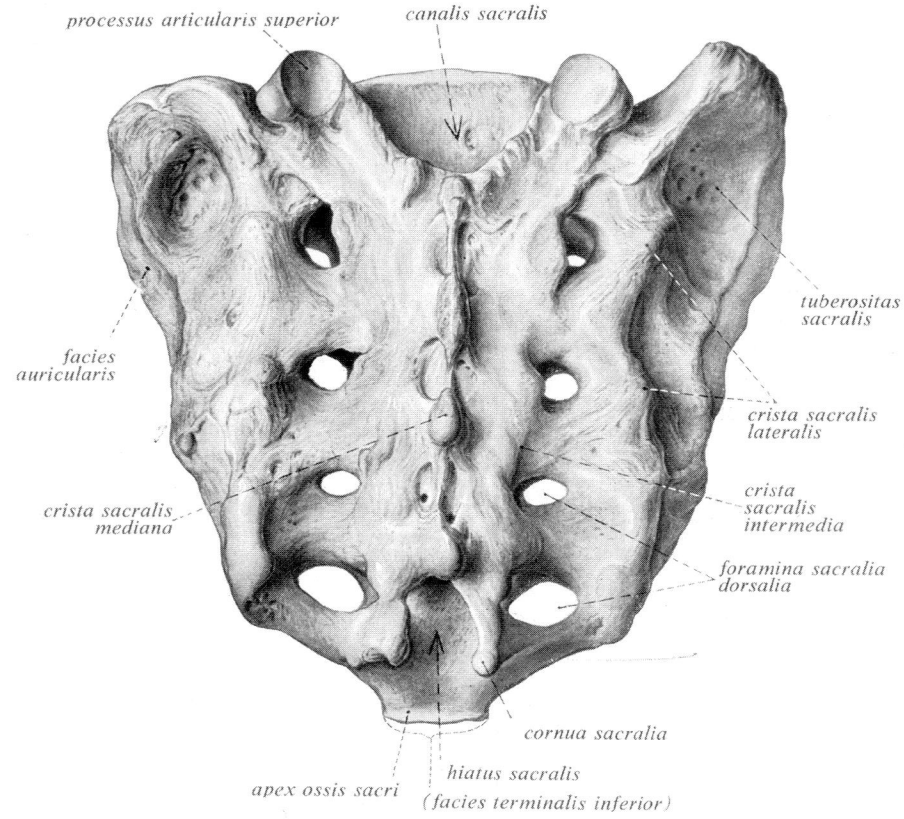

processus articularis superior   canalis sacralis

tuberositas
sacralis

facies
auricularis

crista sacralis
lateralis

crista
sacralis
intermedia

crista sacralis
mediana

foramina sacralia
dorsalia

cornua sacralia

apex ossis sacri   hiatus sacralis
(facies terminalis inferior)

Abb 18b: Abbildung des Kreuzbeins von hinten. (Atlas der Anatomie des Menschen, Sobotta-Becher, Verl. Urban- Schwarzenberg, München 1962)

bauchwärts gelegenen, breiteren, fast senkrecht stehenden Anteil und einem
nahezu waagrechten, sich nach hinten verjüngenden rückwärtigen Anteil. Die
Querachse des Gelenks liegt in dessen oberem Drittel.
Die Gelenksfläche zwischen Kreuzbein und Beckenschaufel ist aber nicht
gleichmäßig über die ganze Seite des Kreuzbeins verteilt, sondern nur in der
oberen Hälfte gelegen. Die untere Hälfte des Kreuzbeins ist frei beweglich und
hat keinen seitlichen Gelenkskontakt. Von oben betrachtet, hat die Gelenksfläche eine Schrägstellung von ca.45 Grad, d.h. das Kreuzbeingelenk ist auf der
rückwärtigen Seite schmäler als auf seiner bauchwärts gerichteten Seite. Die
hinteren Anteile der Beckenschaufel überragen das Kreuzbeingelenk seitlich
mit einer starken Knochenleiste (siehe Abb. 19, Seite 39)

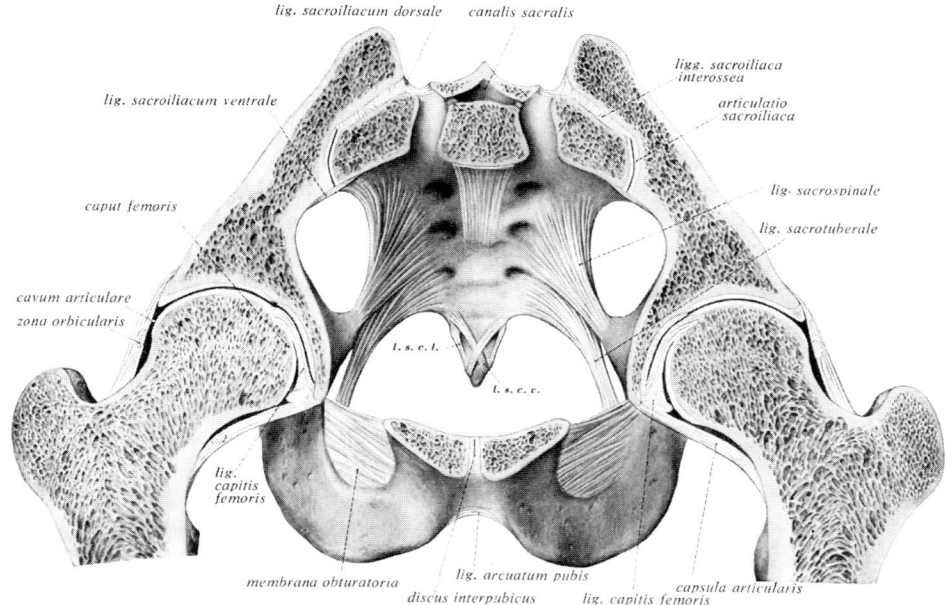

lig. sacroiliacum dorsale   *canalis sacralis*

ligg. sacroiliaca interossea

lig. sacroiliacum ventrale

articulatio sacroiliaca

caput femoris

lig. sacrospinale

lig. sacrotuberale

cavum articulare
zona orbicularis

l. s. c. l.

l. s. c. r.

lig. capitis femoris

membrana obturatoria   *lig. arcuatum pubis*
discus interpubicus   *lig. capitis femoris*   *capsula articularis*

Abb. 19: Bildlicher Querschnitt durch den knöchernen Beckenring mit Darstellung der Hüftgelenksköpfe und der Aufsicht auf das Kreuzbein mit seinen schräg stehenden Gelenksflächen zwischen den Beckenschaufeln. (Atlas der Anatomie des Menschen, Sobotta-Becher, Verl. Urban-Schwarzenberg, München 1962)

2.9 KNIEGELENK

Im Kniegelenk treffen die Knochen des Unterschenkels mit dem Oberschenkelknochen zusammen. Der Unterschenkel setzt sich aus zwei Knochen zusammen, dem Schienbein und dem Wadenbein. Das Wadenbein ist gelenkig mit dem Schienbein verbunden, hat aber keinen Anteil am Kniegelenk, sondern das Kniegelenk wird nur durch das Schienbein und das untere Ende des Oberschenkels gebildet. Die Gelenksfläche des Kniegelenkes besteht also aus einer flachen, aber nicht ganz ebenen Kontaktfläche von Schienbein und Oberschenkel, wobei sich das untere, walzenförmige Ende des Oberschenkels auf der planen unteren Gelenksfläche bewegen kann. Dabei sind nur Ausschläge in einer Achse möglich, wie bei allen Sattelgelenken, nämlich Auf- und Abbewegung, eine Drehung zur Seite hin ist nur begrenzt möglich. Im Gegensatz dazu können sich Kugelgelenke in alle Richtungen bewegen (siehe Abb. 20, Seite 40).

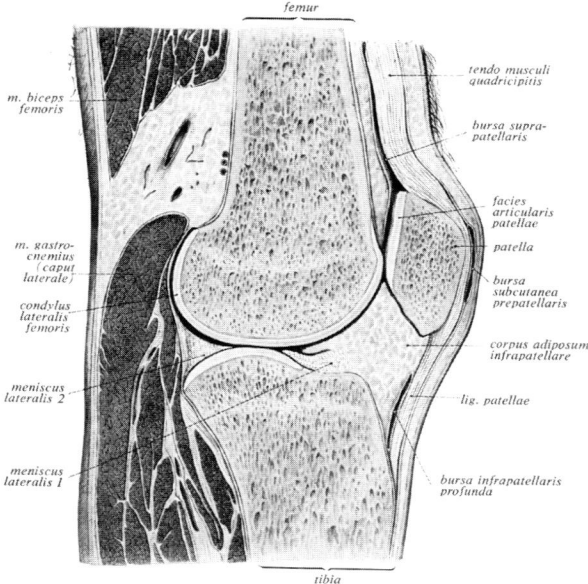

femur

m. biceps femoris

m. gastro-cnemius (caput laterale)

condylus lateralis femoris

meniscus lateralis 2

meniscus lateralis 1

tendo musculi quadricipitis

bursa supra-patellaris

facies articularis patellae

patella

bursa subcutanea prepatellaris

corpus adiposum infrapatellare

lig. patellae

bursa infrapatellaris profunda

tibia

Abb. 20:
Das Kniegelenk im Quer-schnitt. (Atlas der Anatomie des Menschen, Sobotta-Be-cher, Verl. Urban-Schwarzen-berg, München 1962)

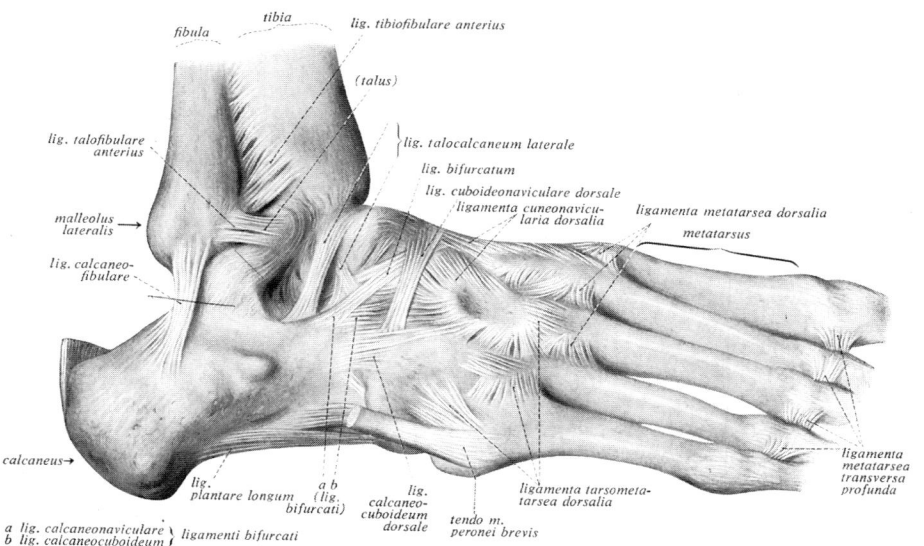

fibula *tibia* *lig. tibiofibulare anterius*

(talus)

lig. talofibulare anterius

lig. talocalcaneum laterale

lig. bifurcatum

lig. cuboideonaviculare dorsale

ligamenta cuneonaviculare dorsalia

ligamenta metatarsea dorsalia

metatarsus

malleolus lateralis

lig. calcaneo-fibulare

calcaneus

lig. plantare longum

a b (lig. bifurcati)

lig. calcaneo-cuboideum dorsale

ligamenta tarsometa-tarsea dorsalia

tendo m. peronei brevis

ligamenta metatarsea transversa profunda

a lig. calcaneonaviculare
b lig. calcaneocuboideum } *ligamenti bifurcati*

Abb. 21: Abbildung eines Fußes mit Sprunggelenk, Mittelfuß und Zehengrundgelenken. (Atlas der Anatomie des Menschen, Sobotta-Becher, Verl. Urban-Schwarzenberg, München 1962)

2.10 SPRUNGGELENK

Das Sprunggelenk entsteht aus der gelenkigen Verbindung der beiden Knochen des Unterschenkels, Schienbein und Wadenbein, mit dem obersten Fußwurzelknochen, dem Tarsus. Der auf dem Fersenbein sitzende Tarsus wird rechts und links von zwei Knochenzapfen des Schien- und des Wadenbeins umfaßt, so daß auch in diesem Gelenk nur eine Auf- und Abbewegung möglich ist (siehe Abb. 21, Seite 40).

2.11 ELLENBOGENGELENK

Im Ellenbogengelenk sind die Knochen des Unterarms, der Elle und der Speiche gelenkig mit dem Oberarmknochen verbunden, durch die Form eines Scharniergelenks sind nur Auf- und Abbewegungen möglich.

2.12 HAND- UND FINGERGELENKE

Die Gelenke der Handwurzelknochen sind zu kompliziert und für die Dornsche Therapie eher von untergeordneter Bedeutung, so daß ich sie nur erwähnen möchte. Die Mittelhand- und Fingerknochen sind längliche Röhrenknochen, die mittels Sattelgelenken verbunden sind.

2.13 FUSS- UND ZEHENGELENKE

Ebenso wie die Handwurzelknochen möchte ich die Fußwurzelknochen nicht im Bild darstellen. Die Mittelfuß- und Zehenknochen sind gleichfalls durch Sattelgelenke verbundene Röhrenknochen.

2.14 RÜCKENMARK MIT SEINEN RÜCKENMARKSNERVEN

Der Rückenmarkskanal, der auch Spinalkanal genannt wird, enthält das Rückenmark, ein Organ, das aus Nervenzellen mit deren Schaltstellen und aus Nervenleitungsbahnen besteht. Das Rückenmark setzt sich, sobald es den Rückenmarkskanal verläßt, nach oben in das sich anschließende Stammhirn fort. Das Stammhirn, entwicklungsgeschichtlich der älteste Hirnabschnitt, der für unsere lebensnotwendigen vegetativen (nicht dem Willen unterworfen) Funktionen verantwortlich ist, leitet zum Großhirn über, welches unsere intellektuellen Funktionen steuert.

Der Rückenmarkskanal selbst wird von dem am Wirbelkörper ansetzenden Knochenring gebildet, an dem seitlich die Querfortsätze mit den Gelenksflächen und nach hinten der Dornfortsatz gelegen ist. Zwischen den Wirbelkörpern und den Querfortsätzen sieht man eine Öffnung (Foramen intervertebrale), durch die der vom Rückenmark ausgehende Rückenmarksnerv den Spinalkanal verläßt (siehe Abb. 22, Seite 42).

Bei der Betrachtung des Rückenmarks mit seinen Spinalnerven begegnet uns nun ein Phänomen, das für den ganzen menschlichen Körper gilt. Alle körperlichen Strukturen, seien es Knochen, Sehnen, Muskeln, Gefäße und Nerven,

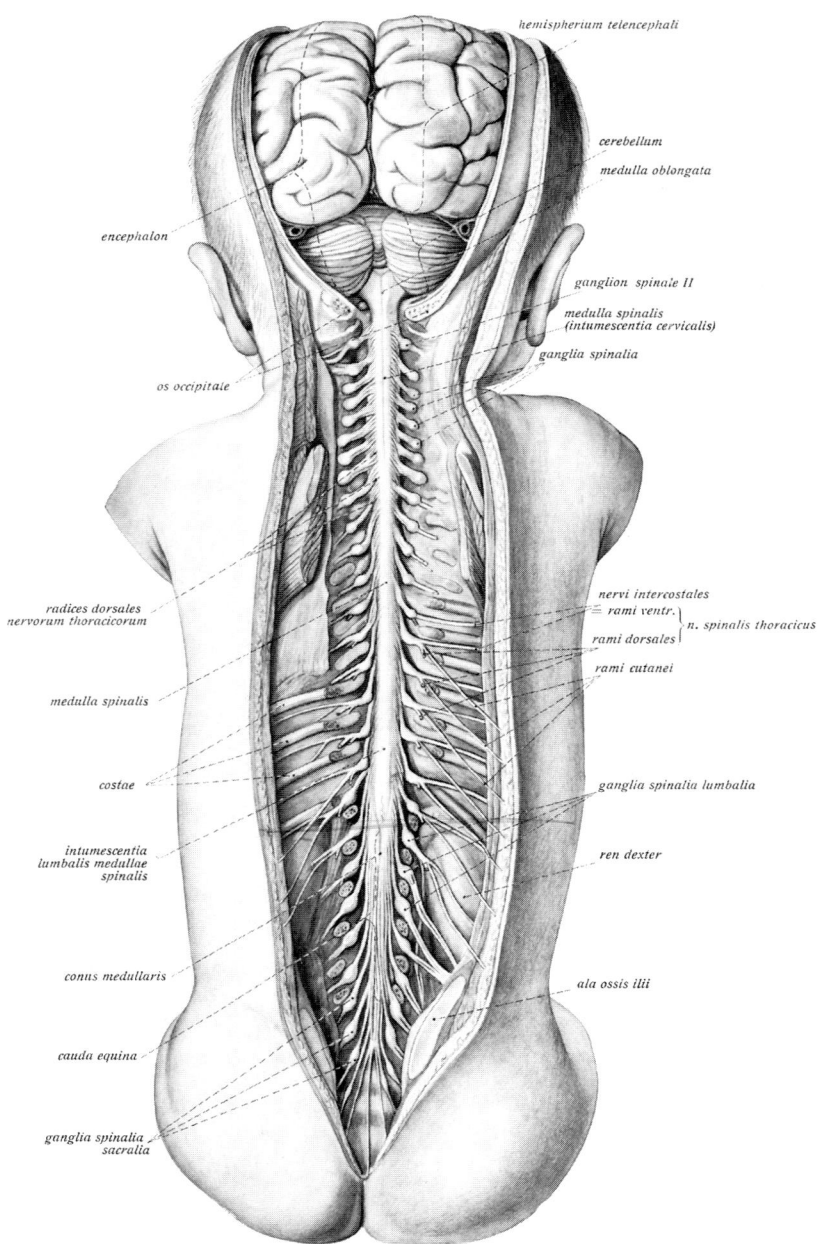

Abb. 22: Gesamtdarstellung des Rückenmarks mit dem seitlichen Austritt seiner Spinalnerven. Übergang des Rückenmarks zum Stammhirn mit Kleinhirn und Großhirn. (Atlas der Anatomie des Menschen, Sobotta-Becher, Verl. Urban-Schwarzenberg, München 1962)

sind segmental (abschnittsweise) gegliedert. D.h., wie die Wirbelsäule durch ihre einzelnen Wirbel untergliedert ist, so ist das Rückenmark ebenfalls in einzelne Abschnitte unterteilt. Zu jedem Rückenmarkssegment gehört ein entsprechender Spinalnerv. Dieser Spinalnerv zieht in unseren Körper und versorgt ganz bestimmte Regionen mit Nerven. Diese nervliche Versorgung ist nicht nur für das Fühlen oder die Bewegung verantwortlich, sondern auch für die örtliche Abwehrlage (Immunität) und die regionale Durchblutung. Eine von einem Rückenmarksnerv versorgte Region heißt auf der Haut Dermatom, in den Muskeln Myotom und an den Knochen Sklerotom (siehe Abb. 23).

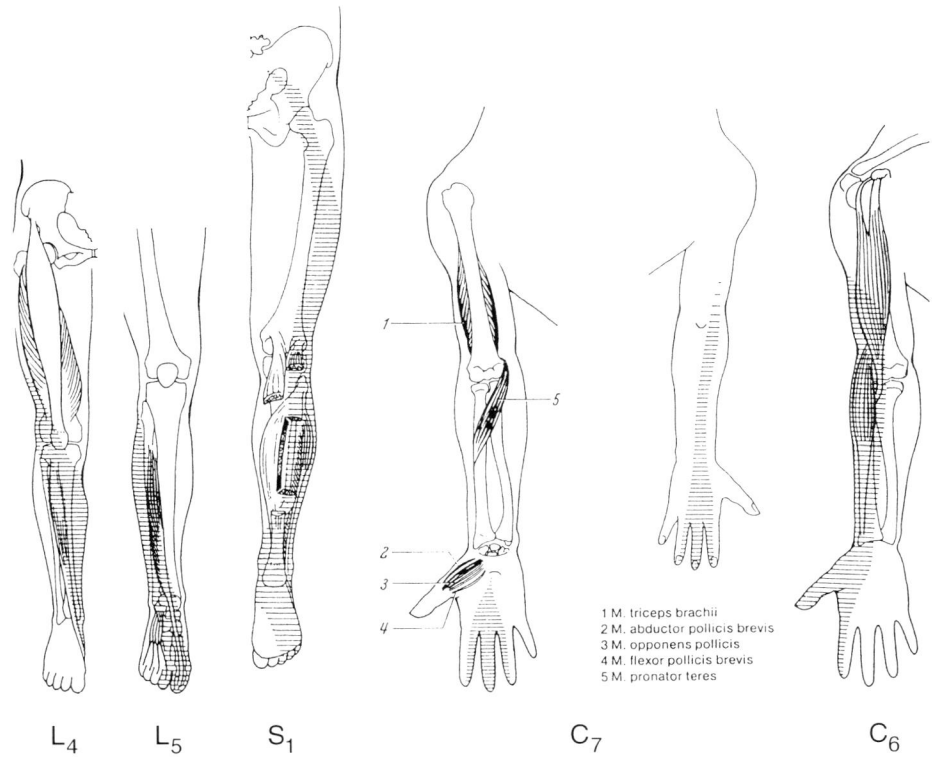

1 M. triceps brachii
2 M. abductor pollicis brevis
3 M. opponens pollicis
4 M. flexor pollicis brevis
5 M. pronator teres

L₄   L₅   S₁   C₇   C₆

Abb 23: Abbildung einiger wichtiger Dermatome und Myotome an Beinen und Armen. (Bild nach Mumenthaler und Schliack 1982, entnommen aus Neuroorthopädie Band 5, B. Kügelein,Verl. Springer Berlin 1995)

2.15 RÜCKENMARKSNERV (SPINALNERV)

Aus dem Rückenmark entspringt der Spinalnerv mit einer vorderen und einer hinteren Wurzel. Das Rückenmark ist von außen gesehen oval bis rund. Es besteht aus zwei deutlich getrennten Anteilen, der äußerlichen weißen Substanz und der inneren grauen Substanz. Der innere schmetterlingsförmige Anteil hat eine graue Farbe. Sie besteht aus Nervenzellen mit Schaltstellen. Die äußerlich weiße Substanz ist nur aus Nervenleitungsfasern zusammengesetzt. Diese Nervenfasern durchziehen das Rückenmark vom Gehirn her nach unten. Aber natürlich stellen sie auch umgekehrt eine Verbindung von unten nach oben zum Gehirn her. Die weiße Substanz hat keine Nervenzellen. Da aus der weißen Substanz Nervenfasern zu den Nerven in der grauen Substanz ziehen müssen, ist der Übergang zwischen grauer und weißer Substanz oft etwas verwaschen. Aus der grauen Substanz verläßt die hintere Nervenwurzel, die weiße Substanz durchbrechend, das Rückenmark. Die vordere Wurzel wird ausschließlich von der weißen Substanz und deren Nervenfasern gebildet.

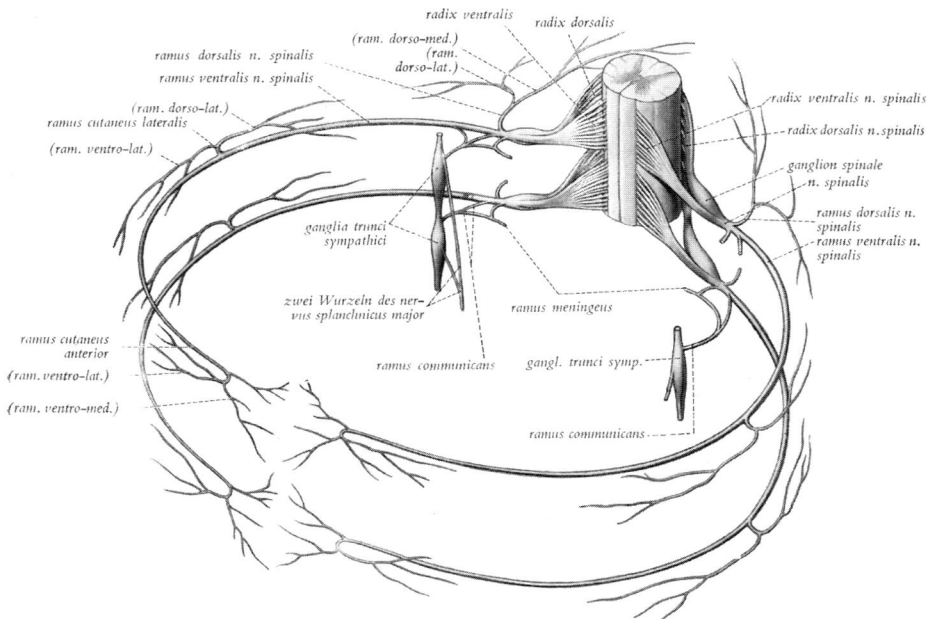

Abb. 24: Rückenmarksquerschnitt mit Spinalnerven und dessen Verzweigung in die drei Hauptäste, Rücken-, Körper-, und Organanteil.. Ein kleiner Ast, der Ramus meningeus, der zum Rückenmark zurückzieht, ist nicht abgebildet. (Atlas der Anatomie des Menschen, Sobotta-Becher, Verl. Urban-Schwarzenberg, München 1962)

Die seitliche Öffnung zwischen den Wirbelkörpern, durch die der Spinalnerv den Rückenmarkskanal verläßt, nennt man Foramen intervertebrale (Öffnung zwischen den Wirbeln). In dieser Öffnung, bei der es sich, genauer gesagt, um einen sehr engen Kanal handelt, liegt eine wichtige Schaltzentrale des Spinalnervs. Hier werden Signale aus der hinteren Wurzel mit den von der Peripherie kommenden Informationen verschaltet. Diese Schaltzentrale heißt Ganglion spinale. Aus diesem Ganglion spinale entspringt nun der eigentliche Spinalnerv, der sich wiederum in vier Äste aufteilt. Diese Teilungsstelle mit dem vorgeschalteten Ganglion liegt noch im Bereich der Querfortsätze, also in einer Region mit einer Vielzahl fester sie umgebender Strukturen, wie Sehnen und Bändern (Siehe Abb. 13, Seite 32). Obwohl zu jedem Wirbel ein bestimmter Rückenmarksabschnitt gehört, hat doch das Rückenmark nicht die gleiche Länge wie der Rückenmarkskanal der Wirbelsäule. Er ist wesentlich kürzer und endet in der Regel in der Höhe des ersten Lendenwirbels. Die Spinalnerven ziehen im Rückenmarkskanal nach unten, bis sie die entsprechende Austrittsöffnung erreichen, an der sie den Spinalkanal verlassen.

Anschließend, nach dem Ganglion, findet die Aufteilung in die vier Äste des Spinalnervs statt, den hinteren oder dorsalen Ast, den Hauptast oder ventralen Ast, und den vorderen Ast, auch Ramus communicans genannt. Ein sehr kleiner vierter Ast, der Ramus meningeus, zieht zum Rückenmark zurück. Er wird bei der Besprechung des Krankheitsbildes der MS Erwähnung finden.

Der hintere Ast des Spinalnervs oder Ramus dorsalis zieht segmental gegliedert in die Rückenmarksmuskulatur und ist für die Rückenschmerzen verantwortlich. Der Hauptast, der Ramus ventralis, versorgt die Haut mit der Qualität des Fühlens, an den Muskeln ist er für die Bewegung zuständig. Weiterhin versorgt er Sehnen und Knochen mit Nerven. Die Vereinigung der Hauptäste der Spinalnerven der unteren Wirbelsäule ist als Ischiasnerv bekannt.

Der dritte Ast des Spinalnervs, der Ramus communicans, ist für die Dornsche Therapie fast der wichtigste Ast. Der Ramus communicans des Spinalnervs zieht in den sogenannten Retroperetonealraum (Raum zwischen Wirbelsäule und Rippenfell im Brustraum und Bauchfell im Bauchraum). Hier wird der Ramus communicans mit einem Nervengeflecht verschaltet, das, vom Gehirn kommend, nach unten zieht. Diese Verschaltung geschieht ebenfalls segmental, in den entsprechenden Grenzstrangganglien. Sie werden so genannt, weil das Nervengeflecht Grenzstrang heißt. Der Grenzstrang gehört zum Anteil des autonomen (nicht dem Willen unterworfen) Nervensystems, den man als Sympatikus bezeichnet. Es gibt noch einen zweiten Teil des autonomen Nervensystems, der Parasympatikus heißt. Sympathikus und Parasympathikus unterscheiden sich in ihrer Funktion und in ihrem Reaktionsstoff. Das Adrenalin ist der Funktionsstoff des Sympatikus und hat aktivitätssteigernde Eigenschaften, man nennt es auch volkstümlich Streßhormon. Das Adrenalin wird in der Nebenniere gebildet und verursacht beim Menschen z.B. Blutdruckanstieg, Herzklopfen und alle anderen körperlichen Erregungsreaktionen. Das Azetylcholin ist das Funktionshormon des Parasympatikus und hat eher dämpfende Eigenschaften.

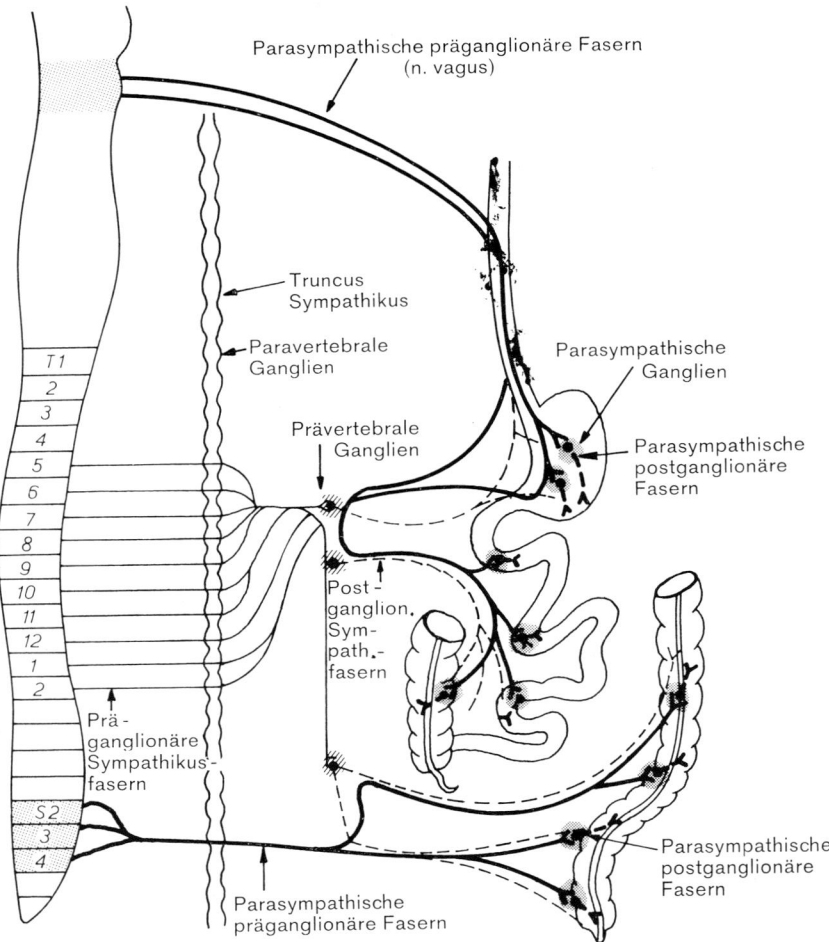

Abb. 25: Spinalnerv mit Grenzstrang und dessen Vernetzung mit dem Nervus vagus. (Einführung in die Neurologie, J.P. Schadé, Verl. G. Ficher, Stuttgart 1970)

Der Parasympatikus versorgt ebenfalls die inneren Organe mit Nerven, nimmt aber dabei einen ganz anderen Weg. Er zieht von der Schädelbasisregion an Speiseröhre und Luftröhre entlang nach unten in den Bauch und gibt unterdessen laufend Nervenäste zu den einzelnen Organen ab. Eine Verflechtung des Nervus vagus mit den Splanchnicusnerven, mit gegenseitiger Beeinflussung, findet sicher statt (siehe Abb. 25).

Nach Verknüpfung des Ramus communicans mit dem Grenzstrang im segmentalen Grenzstrangganglion heißt dieser Ast ab jetzt, wenn er weiter in den Körper zu den inneren Organen zieht, Nervus splanchnicus.

3.0 KONSERVATIVE BEHANDLUNGSVERFAHREN BEI SCHMERZEN IN DEN MUSKELN, GELENKEN UND AN DER WIRBELSÄULE

Behandlungsmethoden, bei denen über die Haut des Patienten Einfluß auf Muskeln, Sehnen, Bänder und Nerven genommen wird, sind sehr vielfältig. Sie haben alle ihre therapeutische Berechtigung, ihre Erfolge, aber auch Nebenwirkungen und Mißerfolge.

3.1 VERFAHREN ÜBER DIE HAUT
3.1.1 EINREIBUNGEN

Die häufigste und auch wohl bekannteste Methode ist das Aufbringen und Einreiben von Salben und Ölen auf die Haut. Salben und Öle können pflanzliche, medikamentöse und nicht steroidale (nicht Cortison haltige) Rheumamittel enthalten, wobei die wirksamen Substanzen, nach der Aufbringung auf die Haut, diese durchdringen. Sie entfalten ihre Wirkung an unter der Haut gelegenen Chemorezeptoren (Reaktionsorte auf der Zelloberfläche für Chemikalien), wo sie enzymatisch (Enzyme sind körpereigene Eiweißstoffe, die bestimmte Abläufe in den Zellen ermöglichen oder beschleunigen) oder hormonale (Hormone sind köpereigene Eiweißstoffe, die von Zellen produziert und in den Körper abgegeben werden um andere Zellen zu beeinflussen) Reaktionen auslösen.

3.1.2 KÄLTEKURZZEITBEHANDLUNG

Die Kältekurzzeitbehandlung wird hauptsächlich bei akuten stumpfen Verletzungen, wie Prellungen und Zerrungen, angewandt. Kurzzeitkältereize führen zu einer Gefäßverengung der oberen Hautschichten, mit einer daraus resultierenden örtlichen Minderdurchblutung. Dabei wird die Durchblutung mehr in die unteren Hautschichten verlagert. Es werden die drei Entzündungszeichen, wie Rötung, Schwellung und Überwärmung, zurückgedrängt, die Schmerzrezeptoren werden gedämpft, Stoffwechselvorgänge laufen langsamer ab, und die Schmerznervenleitung wird verringert.

3.1.3 KÄLTELANGZEITBEHANDLUNG

Die Kältelangzeitbehandlung wird bei allen entzündlichen Erkrankungen verordnet. Solche Erkrankungen können Verletzungsfolge sein, oder auch schwere chronische Entzündungen durch bestimmte innere Leiden wie z.B. das chronische Gelenkrheuma. Bei der Kältelangzeitbehandlung beschränkt sich die Wirkung nicht wie bei der Kurzzeitbehandlung auf die oberen Hautschichten, sondern sie reicht bis in die Tiefe des Gewebes, wo Muskeln, Sehnen, Bänder und auch Knochen zu finden sind. Die drei klassischen Entzündungszeichen

werden auch hier durch die Gefäßverengung, durch Dämpfung der Stoffwechselvorgänge, durch die Minderdurchblutung mit Dämpfung der Schmerzrezeptoren und Verringerung der Nervenleitungsgeschwindigkeit gebessert.

3.1.4 WÄRMEBEHANDLUNG

Die Wärmebehandlung (Thermotherapie) benutzt warme oder heiße Auflagen
wie heiße Tücher, Wärmflasche oder Heizkissen, erhitzte Trägersubstanzen wie
Moor, Fango oder Paraffin, um Wärme in das Gewebe einzubringen. Diese
Therapie wird hauptsächlich bei chronischen, nicht entzündlichen Schmerzzuständen wie z.B. Muskelverspannungen angewandt. Durch die in das Gewebe
eindringende Wärme öffnen sich die Gefäße der Muskulatur und anderer
Gewebsstrukturen. Es setzt eine Mehrdurchblutung ein, die die Stoffwechselvorgänge beschleunigt, was durch ein vermehrtes Sauerstoffangebot möglich
ist. Diese Umstände führen zu einer Gewebsentkrampfung mit Schmerzlinderung.

3.1.5 QUADDELN

Das Quaddeln ist das Einbringen von Medikamenten unter die Haut. In der
Regel handelt es sich um Lokalanästhetika (Medikamente zur örtlichen Betäubung). Diese Medikamente werden mit einer Spritze und einer dünnen Nadel
unter die Haut in das Unterhautgewebe gespritzt, so daß auf der Haut ein kleiner Buckel (Quaddel) entsteht. Durch die Schmerzausschaltung über die
Schmerzrezeptoren kommt es zu einer reflektorischen Muskelentspannung.
Dadurch wird der Teufelskreis Schmerz – Verspannung – Schmerz unterbrochen.

3.1.6 NEURALTHERAPIE

Die Neuraltherapie wird mit den gleichen Medikamenten ausgeführt. Das ge-
nerelle Wirkprinzip ist das gleiche wie bei der Quaddeltherapie, nur daß hierbei das Medikament in die tieferen Gewebsschichten eingebracht wird.

3.1.7 BINDEGEWEBSMASSAGE

Mit der Bindegewebsmassage geht man einen entscheidenden Schritt weiter,
indem man versucht, durch Reizung bestimmter Hautzonen weiter entfernte
Körperregionen zu beeinflussen. Dabei kann es sich um Muskelgruppen oder
um innere Organe handeln. Der Therapeut fährt dabei mit dem dritten und
vierten Finger seiner rechten und linken Hand, mit starkem Druck oder Zug,
gleichmäßig rechts und links von der Wirbelsäule über die Rückenhaut, so daß
er eine Hautfalte vor den Fingern herschiebt. Über die Reizung von Mechano-
(Dehnungs-) und Schmerzrezeptoren (Ort der Schmerzreaktion) und deren
nervale Vernetzung kann heilender Einfluß auf eventuell weit vom Behand-
lungsort entfernte Organe genommen werden.

3.1.8 REFLEXZONENMASSAGE
(REFLEX = UNWILLKÜRLICHE REAKTION AUF EINEN REIZ)

Die Reflexzonenmassage geht im Prinzip von den gleichen Überlegungen wie die Bindegewebsmassage aus, nämlich daß durch mechanische Reizung bestimmter Körperoberflächen innere Organe therapeutisch zu beeinflussen sind. Dabei handelt es sich in der Regel um Gebiete auf dem Körper wie z. B. die Headschen Zonen.

3.1.9 AKUPUNKTUR UND OHRAKUPUNKTUR

Die Akupunktur ist eine uralte, aber bis heute noch sehr lebendige fernöstliche Heilmethode, bei der mit dünnen, aber unterschiedlich langen Nadeln durch die Haut des Patienten verschiedene Körperpunkte angestochen werden. Die Akupunktur geht davon aus, daß auf und unter der Körperoberfläche Reaktionspunkte existieren, die man jeweils verschiedenen Organen zuordnen kann. Durch Nadelung solcher Reaktionspunkte, mit oder ohne anschließende mechanische Reizung oder Wärmeapplikation, wird versucht, heilenden Einfluß auf innere Organe oder andere Körperregionen zu nehmen. Alle Akupunkturpunkte, die einem bestimmten Organ zugeordnet sind, sind dermaßen auf dem Körper des Menschen angeordnet, daß man sie mit einer Linie verbinden kann. Diese Linie nennt man Meridian. Die Ohrakupunktur ist eine Unterart der Akupunktur, die von der Vorstellung ausgeht, daß auf der Ohrmuschel jedes Organ des Körpers einen Reaktionspunkt besitzt, dessen Nadelung das betreffende Organ heilend beeinflussen kann.

3.1.10 FUSSOHLENREFLEXZONENMASSAGE

Die Fußsohlenreflexzonenmassage verbindet Elemente der Ohrakupunktur und der Bindegewebsmassage, indem sie ebenfalls postuliert, daß auf der Fußsohle für jedes Organ des Körpers eine Reaktionszone vorhanden sei, deren Massage das innere Organ heilend beeinflußt.

3.2 VERFAHREN ÜBER DIE MUSKULATUR
3.2.1 MASSAGE UND UNTERWASSERMASSAGE

Die Massage ist sicherlich eine sehr alte Behandlungsmethode, bei der verspannte und schmerzhafte Muskeln durch Reiben, Streichen und Kneten gelockert werden sollen, damit die Schmerzen in diesem Gebiet nachlassen. Die Wirkung kommt über die Hautrezeptoren, aber auch sehr wesentlich durch die Förderung der Durchblutung und des Lymphflusses (aus Gewebsspalten gesammelte Flüssigkeit) zustande.

Bei der Unterwassermassage wird Wärmeverabreichung mit Massage durch einen festen Wasserstrahl kombiniert. Der Auftrieb des Wassers führt zu einer weiteren muskulären Entspannung. Je nach Stärke und Druck des Wasserstrahls ist dessen Wirkung anregend oder entspannend.

3.2.2 POSTISOMETRISCHE DEHNUNG

Verspannte Muskeln können bei längerer Verspannungsdauer so verspannt und hart werden, daß eine alleinige Massage keinen Erfolg hat. Bei der postisometrischen Dehnung dehnt der Therapeut den zu behandelnden Muskel langsam auf die größtmögliche Längenausdehnung, der Patient spannt den gedehnten Muskel kurz an. Die anschließende Entspannungsphase des Muskels wird zu einem weiteren Dehnvorgang ausgenutzt. Die Dehnung wird bis zur Schmerz- oder Widerstandsgrenze durchgeführt. Es gibt noch andere Muskelentspannungsmethoden, die hier aber nicht weiter besprochen werden sollen.

3.2.3 HEILGYMNASTIK

Die Krankengymnastik versucht auch, durch Dehnung verspannter Muskeln, eine Schmerzlinderung zu erzeugen. Gleichzeitig soll durch Stärkung von Muskelgruppen, die schwächer geworden sind, ein normales Muskelgleichgewicht wiederhergestellt werden. Die Gelenksbeweglichkeit soll verbessert werden. Fehlhaltungen und fehlerhafte Bewegungsabläufe sollen so wieder aufeinander abgestimmt (koordiniert) werden. Alle diese Maßnahmen sollen Schmerzfreiheit erzeugen.

3.2.4 AKUPUNKTUR SCHMERZEMPFINDLICHER PUNKTE

Man kann bei verspannten Muskeln oder Muskelgruppen den maximalen Verspannungspunkt suchen. Das ist der Punkt, der am meisten schmerzt. Durch tiefe Nadelung dieses Punktes mit einer Akupunkturnadel kann es über eine reflektorische Muskelentspannung zu einer Schmerzlinderung kommen.

3.2.5 THERAPEUTISCH ÖRTLICHE BETÄUBUNG

Zur Unterbrechung des Teufelskreises Verspannung, Schmerz und noch stärkere Verspannung werden Medikamente, die zur örtlichen Betäubung verwandt werden, mit einer Spritze in das erkrankte Gewebe eingebracht. Hierbei wird eine Dosierung gewählt, die nicht völlig gefühllos macht, sondern nur den Schmerz bekämpft.

3.2.6 ULTRASCHALLBEHANDLUNG

Die Ultraschallwellen haben eine Wirkung auf die Mechano- und die Thermorezeptoren. Ihre Wirkung üben die Ultraschallwellen an den Grenzschichten zweier Gewebe unterschiedlicher Dichte aus.

3.2.7 LASERTHERAPIE

Bei der Lasertherapie wird Licht gleicher Wellenlänge benutzt, das so aufgearbeitet wird, daß alle Lichtwellen parallel verlaufen. Das Therapieprinzip beruht auf einer Wechselwirkung zwischen lebendem Gewebe und elektromagnetischen Wellen und Strahlung.

3.2.8 REIZSTROM

Der Reizstrom wird über angefeuchtete Elektroden in die Haut und in das dar-
unterliegende Gewebe geleitet, dabei soll die Kathode im Schmerzgebiet liegen, durch die ein hochfrequenter niedriger Strom in das Gewebe fließt. Die
Schmerzhemmung soll auf segmentalen, spinalen Mechanismen beruhen. Eine
zusätzliche Variante des Reizstromes ist die Jontophorese, bei der unter eine
Elektrode ein Medikament in Salbenform aufgebracht wird. Der fließende
Strom befördert das Medikament in Molekülform (eine komplexe Struktur, die
aus mehreren Atomen besteht) unter die Haut, wo es zusätzlich zum Reizstrom
seine Wirkung entfalten kann.

3.3 BEHANDLUNG ÜBER GELENKE UND BÄNDER
3.3.1 KLASSISCHE CHIROTHERAPIE

Die Untersuchung und Behandlung der Wirbelsäule und Gelenke mit den Händen des Untersuchers nennt man Chirodiagnostik und Chirotherapie. Dabei
werden Funktionsstörungen der Muskulatur und Gelenke festgestellt und
anschließend behandelt. Besonders bei der Wirbelsäule, aber auch bei den peri-
pheren Gelenken, unterscheidet die klassische Chirotherapie zwischen Blockierungen, die eine Bewegungseinschränkung bedeuten, und einer Hypermobilität, die genau das Gegenteil beinhaltet, nämlich eine vermehrte Beweglichkeit. Bei der Hypermobilität findet die klassische Chirotherapie ihre Grenzen.
Die Domäne der klassischen Chirotherapie ist die Blockierungsbehandlung.
Dabei geht man so vor, daß durch Zug die Gelenke mobilisiert werden, d.h. sie
werden aus ihrer Ruhelage gebracht. Denn nur ein mobilisierter Wirbel oder
ein mobilisiertes Gelenk kann manipuliert werden. Dieser passive Zug führt
aber oft zu einer Überdehnung der Gelenke, was wiederum zu einer Hypermobilität (Überbeweglichkeit durch mangelnden Halt) führen kann. Nach der
Mobilisierung gibt der Therapeut einen kurzen kräftigen, ruckartigen Bewegungsimpuls in die gewünschte Richtung, dabei springt das Gelenk mit Krach-
geräuschen in die gewünschte Position.

3.3.2 SANFTE MANUELLE THERAPIE NACH DORN

Aus rein orthopädischer Sicht, besonders wenn man die Behandlungsweise mit
der klassischen Chirotherapie vergleicht, hat die Therapie nach Dorn wesentliche Vorteile. Dies liegt unter anderem in der Art, wie die zu behandelnden Gelenke und Wirbel mobilisiert werden. Die Mobilisation der Wirbel geschieht bei
der Dornschen Therapie durch aktive Pendelbewegungen der Extremitäten, also ohne Gewalteinwirkung und ohne Dehnungselemente der Gelenksstruktu-
ren, was die Verletzungsgefahr ausschließt und die Gefahr einer Hypermobili-
sierung stark verringert. Der Impuls zur Reposition der Gelenke geschieht
durch mehr oder weniger starken Druck. Das ist für den Patienten manchmal

etwas schmerzhaft. Durch das langsame Zurückgleiten der Wirbel in die gewünschte Position ist dieses Verfahren aber sehr schonend für Gelenke, Sehnen und Bänder.

3.3.3 THERAPEUTISCHE ÖRTLICHE BETÄUBUNG

Das Prinzip ist das gleiche wie bei der therapeutischen örtlichen Betäubung der Muskulatur, nur daß hierbei das Medikament in die Nähe von Sehnen und Bändern eingebracht wird.

3.4 THERAPIE ÜBER NERVENWURZELN UND NERVENKNOTEN
3.4.1 BEHANDLUNG DURCH BETÄUBENDE MEDIKAMENTE

Wir haben jetzt schon die örtliche Betäubung der Muskulatur, der Sehnen und Bänder kennengelernt. Wenn man das Betäubungsmittel noch tiefer in den Körper einbringt, kann man bis an die Wurzeln der Spinalnerven oder deren Ganglien oder gar bis an die Grenzstrangganglien vordringen und hier medikamentöse Blockaden setzen. Man kann auch in der Peripherie ganze Nerven in gleicher Weise blockieren. Die Wirkungsweise ist die gleiche wie oben schon beschrieben.

3.4.2 GALVANISATION

Bei der Galvanisation wird ein kontinuierlich fließender Gleichstrom über Metallelektroden auf flüssigkeitsgetränkten Unterlagen in das Gewebe eingebracht. Bei dem Stangerbad fließt ein Gleichstrom durch eine mit Wasser gefüllte Wanne, bei der die Elektroden (Stromaustrittsplatte) unter Wasser an der Wanne angebracht sind. Die Elektroden haben unterschiedliche Ladungen und unterschiedliche Namen. So ist die Anode positiv geladen und wirkt bei dieser Therapie schmerzstillend, die negativ geladene Kathode wirkt eher anregend oder reizend.

3.4.3 DIADYNAME STRÖME

Bei den diadynamischen Strömen handelt es sich um nicht gleichmäßig fließende Ströme, die aus Wechselstrom in der Art gewonnen werden, daß durch Verwendung nur einer Stromrichtung ein intervallartiger Gleichstrom entsteht. Dieser intervallartige oder impulsförmige Gleichstrom kann noch an Impulsdauer und Impulsstärke variiert werden.

3.4.4 NERVENSTIMULATION DURCH DIE HAUT

Bei dieser Therapieform wird über auf die Haut aufgeklebten Elektroden ein hochfrequenter Strom niedriger Intensität (Stärke) in das Gewebe abgegeben, wobei die Kathode im Schmerzgebiet liegen soll. Diese Art der Behandlung wird als akupunkturähnlich angesehen.

4.0 DIE SANFTE MANUELLE THERAPIE NACH DORN

4.1 ERHEBUNG DER KRANKENGESCHICHTE

Wenn ein Patient das erstemal Ihre Behandlung in Anspruch nimmt, ist das allerwichtigste die Erhebung seiner Krankengeschichte. Lassen Sie den Kranken erst einmal frei seine Beschwerden schildern. Unterbrechen Sie die Schilderung möglichst nicht und machen Sie sich nebenbei einige Notizen. Auch wenn die Schilderung eines sehr langen Krankheitsverlaufes etwas länger dauert und vielleicht auch verwirrend dargestellt wird, werden Sie nicht ungeduldig. Bedenken Sie bitte, daß manche Menschen einen sehr langen Leidensweg durchmachen mußten, bevor sie in Ihre Behandlung kamen. Die Patienten sind oft auf Grund der neuen Situation sehr aufgeregt. Entrüstungsäußerungen über vorangegangene Therapeuten dürfen und sollten Sie dagegen freundlich, aber bestimmt unterbrechen. Geben Sie dem Patienten das beruhigende Gefühl, Zeit zu haben, und Sie werden sehen, daß ein entspannter Patient seine Krankengeschichte viel besser und genauer schildern kann. Diese Zeit sparen Sie bei den sonst nötigen Nachfragen wieder ein. Außerdem wird so die Angst vor der kommenden Behandlung abgebaut.

Die Art der Schilderung gibt Ihnen nicht nur einen Einblick in die Krankengeschichte, die Anzahl der bereits konsultierten Ärzte und sonstiger Therapeuten, sondern liefert Ihnen wesentliche Aufschlüsse, mit welcher Persönlichkeit Sie es bei dem Patienten zu tun haben. Der Charakter des Hilfesuchenden offenbart sich in der Art der Schilderung seines Krankheitsverlaufes. Leidensdruck und seelische Stimmungslage treten hier zu Tage. Stockt die Schilderung, geben Sie durch kleine Zwischenfragen dem Patienten die Gelegenheit, den Faden seiner Erzählung wieder aufzunehmen.

Ganz wichtig ist es, zu erfahren, wie lange der Patient schon an seinen Beschwerden leidet, ob die Beschwerden im Laufe der Zeit zugenommen haben, und ob und wie sie sich im Körper ausbreiten. Fragen Sie nach bisher durchgeführten Untersuchungen und lassen sich, wenn möglich, die schriftlichen Befunde zeigen. Oder noch besser, schauen Sie sich die Befunde, wenn möglich, im Original an. Das ist sehr wichtig, da keine schwerwiegenden Befunde, die eine Kontraindikation (Gegenanzeige) für eine manuelle Therapie darstellen könnten, wie z. B. Knochenbrüche, übersehen werden sollten. Auch wenn bei der sanften manuellen Therapie nach Dorn durch deren schonende Behandlungsweise dem Patienten keine Verletzungen zugefügt werden können, so sollte doch auf Grund der manchmal mehr oder weniger schmerzhaften Behandlung jede Möglichkeit der Behauptung ausgeschlossen werden, der Schaden sei durch die Behandlung verschlimmert worden oder sei jetzt gar erst entstanden. Man denke nur an einen Wirbelkörpereinbruch, entstanden ohne Gewalteinwirkung allein durch eine starke Knochenentkalkung. Es ist ohne Vorbefunde nach Ihrer Behandlung oft sehr schwer zu beweisen, daß der Schaden schon zu Behandlungsbeginn bestanden hat.

Befragen Sie den Patienten dahingehend, wann und wo er Beschwerden hat und wohin die Schmerzen ausstrahlen. Oft geben Ihnen schon die Art und die Ausstrahlung der Schmerzen sowie die Beschreibung des Schmerzzeitpunktes und der dabei ausgeübten Tätigkeit einen wesentlichen Hinweis auf die Ursache der Beschwerden. So klagt z. B. ein Patient mit einer Blockierung im Bereich des 1. Brustwirbels über nächtliche Beschwerden mit Kribbeln in den Händen, die nach dem Aufstehen wieder verschwinden. Auch der Schmerzcharakter kann von Bedeutung sein, so gibt es ziehende, stechende Nervenschmerzen, den brennenden Oberflächenschmerz und den bohrenden, sehr unangenehmen Tiefenschmerz. Die Schmerzdauer ist ein weiterer Hinweis. So gibt es den einschießenden Nervenschmerz bei instabilen Blockierungen, der deutlich bewegungsabhängig ist und die Dauerschmerzen verschiedenster Qualität.

Erkundigen Sie sich auch nach organischen Begleiterkrankungen. Wichtig aus orthopädischer Sicht ist die Osteoporose, die für die Dornsche Therapie zwar keine Kontraindikation darstellt, aber den Therapeuten doch zu einem noch vorsichtigeren Vorgehen veranlassen sollte. Die koronare Herzkrankheit, hoher und niedriger Blutdruck sollten dem Behandler ebenso bekannt sein, wie das eventuelle Bestehen einer Schwangerschaft. Bei all diesen Zuständen oder Krankheiten kann man mit der Dornschen Therapie behandeln, aber der Therapeut sollte sich sehr genau überlegen, was er dem Patienten zumuten kann und entsprechend vorsichtig zu Werke gehen. Ebenso ist es sehr wichtig, darauf zu achten oder den Patienten danach zu befragen, ob er sich in einer starken Stressituation befindet. Schlafmangel, Überarbeitung und körperliche und seelische Ausnahmesituationen setzen beim Patienten sehr viele Streßhormone frei. Dadurch wird der Kreislauf hochempfindlich und es passiert dann nicht selten, daß der Patient auf die Behandlung mit Kreislaufproblemen bis hin zum Kreislaufkollaps reagiert. Es empfiehlt sich immer, den Patienten vor der Behandlung ruhig im Wartezimmer einige Minuten warten zu lassen, damit er sich etwas entspannt und die Streßhormone abgebaut werden.

Die Befragung nach organischen Begleiterkrankungen oder Beschwerden ist nicht nur für das Abschätzen von Risiken und Nebenwirkungen wichtig, sondern, wie Sie im Laufe dieses Buches noch sehen werden, können diese organischen Beschwerden und Erkrankungen direkt etwas mit Wirbelsäulenverbiegungen oder Wirbelblockierungen zu tun haben.

Die Befunderhebung der Medikamenteneinnahme ist ebenfalls von großer Bedeutung. Welche Medikamente nimmt der Patient für seine Erkrankungen ein? Betreibt er womöglich einen Medikamentenmißbrauch? Wie sieht die nicht schulmedizinische Medikation aus? Aber die wichtigste Frage ist die nach einer Blutverflüssigungstherapie mit „Marcumar". Bei solchen Patienten sollte nur der ganz erfahrene Therapeut mit maximaler Vorsicht und ganz, ganz schonend manuell nach Dorn behandeln. Zu starkes Drücken kann Blutergüsse auslösen, die bei Patienten mit Blutverdünnung durch die verminderte Gerinnbarkeit des Blutes riesige Ausmaße annehmen können. Eine Therapie mit Aspirin stellt kein Risiko dar.

4.2 ARBEITSPLATZ- UND FREIZEITTÄTIGKEITSBESCHREIBUNG

Die Frage nach Arbeitsplatz und beruflicher Tätigkeit, vielem Sitzen und Autofahren, gehört ebenfalls zur Krankengeschichte. Die Frage nach der Freizeitgestaltung und den Hobbys kann wichtige Aufschlüsse erbringen. Aber nicht nur die Tätigkeit und Haltung am Tag spielen bei der Entstehung von Wirbelsäulenverbiegungen eine Rolle, sondern ebenso wichtig ist die Schlafhaltung. Wie noch im Kapitel über die Entstehung unserer Wirbelsäulenschäden besprochen werden wird, haben all diese Ursachen letztlich einen ausschlaggebenden Einfluß auf die Form unserer Wirbelsäule.

Nur ein Beispiel für meine Behauptung möchte ich schon an dieser Stelle anführen. Wenn eine Person dauernd an einem Schreibtisch sitzen muß, um an einem Computer zu arbeiten und obendrein gleichzeitig viel telefoniert, so haben diese Tätigkeiten, tagtäglich getan, im Laufe der Zeit einen großen Einfluß auf seine Wirbelsäule.

Das Telefonieren geschieht meist mit der linken Hand, da die betreffende Person die rechte Hand zum Schreiben und für die Arbeit am Computer frei haben möchte. Das Anheben des linken Arms beim Telefonieren übt einen dauernden Zug auf die obere Brustwirbelsäulenmuskulatur aus und läßt die obere Wirbelsäule im Laufe der Zeit nach links abweichen. Eine konstante Blickrichtung und die Wendung des Kopfes zum rechts stehenden Computer wirkt sich auf die Halswirbelsäule so aus, daß diese durch die dauernde Rechtsdrehung nach links abweicht. Die Brustwirbel weichen ebenfalls durch die Rechtsdrehung der Brustwirbelsäule noch stärker nach links ab. Wenn der Patient jetzt im Schlaf hauptsächlich auf der linken Seite liegt, so nimmt die Linksverbiegung im Hals- und im Brustwirbelbereich zu, da die Wirbelsäule in der Nacht zur Schlafseite hin durchhängt. Das Auftreten von Wirbelsäulenbeschwerden ist nur eine Frage der Zeit.

Es gibt für alle Berufsbilder und für alle Freizeittätigkeiten, sei es ein Hobby oder eine sportliche Aktivität, solch spezifische Bewegungs- und Verhaltensmuster. Diese Einflüsse zu kennen ist wichtig für den Therapeuten, denn er muß dem Patienten nach der Behandlung Anweisungen an die Hand geben können, wie er den Entstehungsursachen der Wirbelsäulenschäden wirkungsvoll entgegenarbeiten kann, um den Therapieerfolg zu sichern.

Dieser Teil der Krankengeschichte läßt sich am besten während der Untersuchung und Behandlung erfragen, weil an Hand des gefundenen Schadens gleichzeitig im Gespräch nach der Entstehungsursache gesucht werden kann.

Aber nicht nur rein körperliche Faktoren haben einen Einfluß auf die Wirbelsäule, sondern auch die Seele, oder, wenn Sie so möchten, die Psyche des Patienten, sind für viele Wirbelsäulenschäden, insbesondere Verbiegungen, verantwortlich. Unsere Psyche drückt sich nicht nur mit der Sprache, sondern auch
über den Körper aus. Es ist sogar so, daß die Körpersprache mit Mimik, Gestik
und Haltung unseren seelischen Zustand viel deutlicher ausdrückt. Das vom
Verstand gesprochene Wort kann lügen. Die Körpersprache lügt nicht und es
bedarf größter Anstrengungen, sie unter die Kontrolle des Verstandes zu zwin-
gen. Wenn Umstände und Verstand nicht mit den innersten Wünschen des Patienten übereinstimmen, kommt es zu Spannungen im Körper, die sich in Wir-
belsäulenfehlhaltungen äußern können.

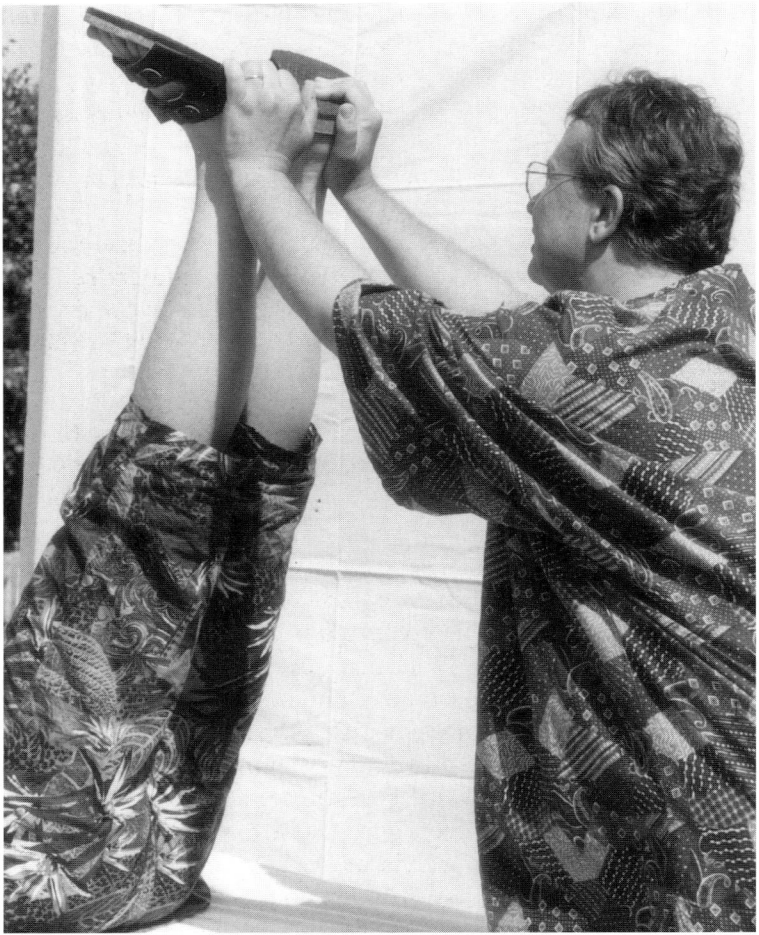

Abb. 26: Haltung der Beine bei der Beinlängenprüfung. (Foto selbst)

4.3 PRÜFUNG DER BEINLÄNGE
4.3.1 UNTERSUCHUNG DER BEINLÄNGENDIFFERENZ

Jetzt beginnt die eigentliche Untersuchung des Patienten. Dazu legt sich der Patient, er braucht sich vorerst nicht zu entkleiden, mit Schuhen auf eine feste Unterlage, z. B. eine Untersuchungsliege. Der Patient muß ausgestreckt liegen und versucht sich zu entspannen. Der Therapeut versichert, daß dieser Teil des Untersuchungsvorgangs absolut schmerzfrei ist. Der Patient muß lediglich seine Beine für die Untersuchung und Behandlung locker halten und die Knie möglichst durchgestreckt lassen. Der Therapeut stellt sich an das Fußende des Patienten und hebt dessen Beine mit durchgestreckten Knien in die Höhe, so daß dabei eine Beugung im Hüftgelenk um 90 Grad zur Unterlage entsteht (siehe Abb. 26, Seite 56). Jetzt vergleicht der Untersucher, ob die Schuhsohlenkappen auf gleicher Höhe stehen. Zur genauen Beurteilung muß er dabei mit beiden Händen einen möglichst gleichmäßig kräftigen Druck nach unten zur Unterlage hin auf die Schuhsohlen im Fersenbereich beider Beine geben.

Der krankhafte Befund sieht dabei so aus, daß die Absätze der Schuhsohlen, nicht auf gleicher Höhe stehen. Nicht die Beinverkürzung, sondern, im Gegenteil, die Beinverlängerung ist dabei als krankhafter Befund anzusehen (siehe Abb. 27a, b und c, Seite 58).

Mit dieser Untersuchung sollten Sie immer anfangen. Erstens ist die Untersuchung und der jetzt folgende Beinlängenausgleich absolut schmerzfrei, und zweitens stellt sie eine stark vertrauensbildende Maßnahme dar, wenn der Patient die verblüffende Wirksamkeit eines einzigen leichten Handgriffs erfährt.

4.3.1.1 URSACHE DER BEINLÄNGENDIFFERENZ

Eine Ursache für eine Beinlängendifferenz kann eine sogenannte Hüftgelenkssubluxation sein. Wenn man das Hüftgelenk ansieht, stellt man fest, daß die Hüftgelenkspfanne an ihrem hinteren Anteil deutlich mehr vom Beckenknochen überdeckt wird als vorne. Nach vorne ist die Hüftgelenkspfanne wesentlich weiter geöffnet als nach hinten. Das ist auch notwendig, da sonst der Schenkelhals im Sitzen an das knöcherne Pfannendach anstoßen würde. Dadurch könnte der Hüftgelenkskopf aus dem Gelenk herausgehebelt werden.

Diese anatomische Notwendigkeit hat aber auch einen Nachteil. Wenn z. B. durch das Übereinanderschlagen der Beine ein Zug auf das Hüftgelenk einwirkt, dessen Richtung nach vorne oben und gleichzeitig zur Mitte hin gerichtet ist, lockern sich die Bänder der Hüfte und der Hüftkopf kann etwas aus dem Pfannenlager herausgezogen werden. Wenn der Betreffende jetzt aufsteht, verkantet der Hüftkopf am vorderen Pfannendach. Da im Stehen die Krafteinwirkung auf den Hüftkopf von unten senkrecht nach oben gerichtet ist und der notwendige Schub von der Seite fehlt, kann der Hüftgelenkskopf nicht in das Gelenk zurückgleiten. Die Folge ist eine Beinverlängerung durch Hüftgelenkssubluxation.

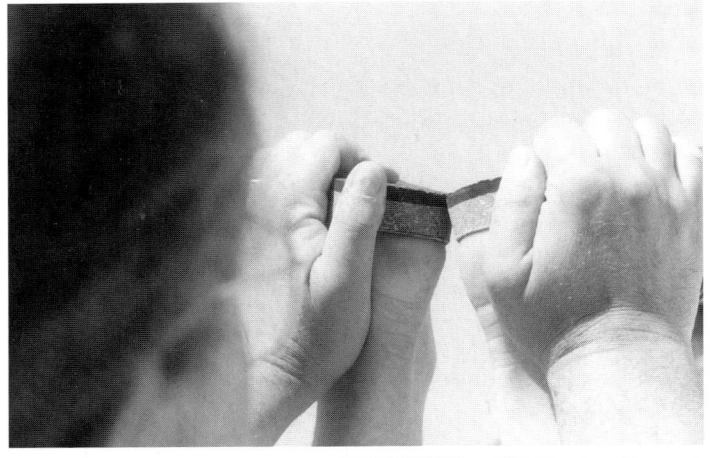

Abb. 27a:
Normalbefund.
(Foto selbst)

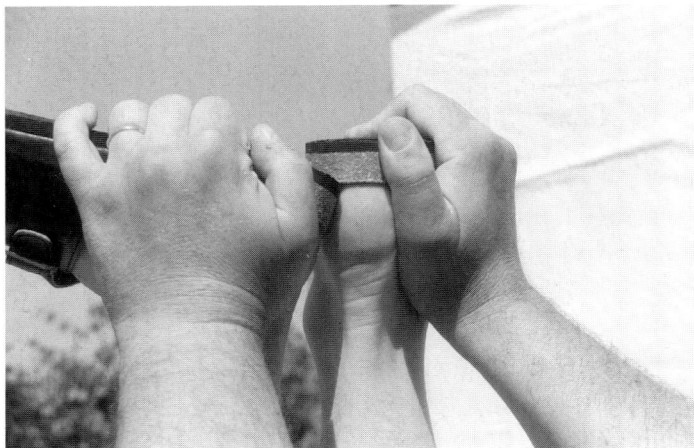

Abb. 27b:
Befund; pathologisch
von links gesehen.
(Foto selbst)

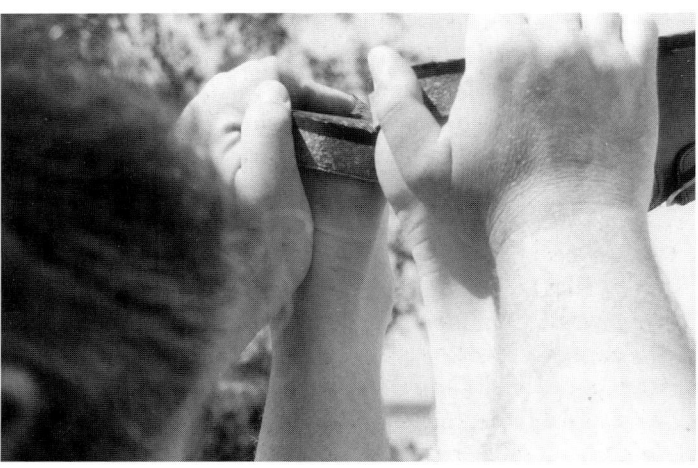

Abb. 27c:
Befund; pathologisch
von rechts gesehen.
(Foto selbst)

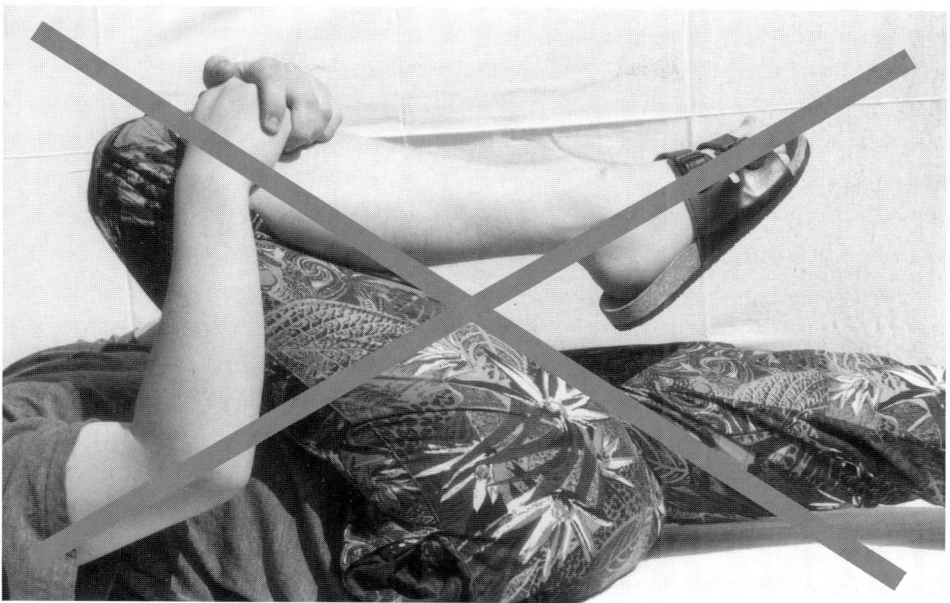

Abb. 28: Schädliche gymnastische Übungen für die Hüfte. (Foto selbst)

Ein weiterer für das Hüftgelenk schädigender Mechanismus tritt beim Auto-fahren oder beim Sitzen in tiefen Sesseln und beim in die Hocke gehen auf. Bei dieser Sitzhaltung und Haltung entsteht kein Zug auf den Hüftgelenkskopf, sondern es treten dabei, wie schon gesagt, starke Hebelkräfte auf, die nach hin-ten unten zum seitlichen Gesäß hin gerichtet sind. Die Hebelwirkung entsteht dadurch, daß bei tiefer Sitzhaltung der Oberschenkelknochen über 90 Grad nach oben hinaus abgewinkelt wird. Dabei wirkt der vordere Pfannendacher-ker als Hebelpunkt, der den Hüftgelenkskopf nach hinten und seitlich aus dem Gelenk herauspreßt.
Der gleiche, das Hüftgelenk schädigende Mechanismus tritt bei vielen gymna-stischen Übungen und in der Aufwärmphase vor sportlichen Veranstaltungen auf, bei denen die Sportler zur Lockerung der Beckenmuskulatur den Ober- und Unterschenkel stark abwinkeln und mit beiden Händen an den Oberkör-per reißen. Durch die starken, bei diesen Gelegenheiten auftretenden hebeln-den Zug- und Scherkräfte auf den Hüftgelenkskopf kann ebenfalls eine Hüft-gelenksubluxation auftreten. Bei Leistungssportlern mit einer sehr kräftigen und durchtrainierten Muskulatur mag es so zu keiner Schädigung der Hüfte kommen. Aber beim Durchschnittssportler, der es den Großen in seinem Ver-halten gerne gleichtut, ist diese Anwendung Gift für die Hüftgelenke.
Das wäre an sich kein großes Problem, wenn der Hüftgelenkskopf wieder, nach der Streckung des Gelenks, problemlos in die Pfanne zurückgleiten würde. Das

tut er aber nicht und die Folge davon ist, daß eine solche Person nun dauernd auf dem subluxierten Hüftgelenkskopf herumläuft, wodurch der Knorpel des Hüftgelenkskopfes zerstört wird. Das wiederum leitet eine vorzeitige Arthroseentstehung ein.

Hierin ist der Grund zu sehen, warum ich vorher behauptet habe, daß der oft vom Arzt verschriebene *Schuhausgleich katastrophale Folgen* für den Patienten hat. Auch die Tatsache, daß eine Hüfte früher als die andere eine operationswürdige Hüftgelenksarthrose (Abnützung) erleidet, mal rechts eher als links und umgekehrt, findet in den gerade beschriebenen Mechanismen eine vernünftige Erklärung. Ich bin sicher, wenn man es erreichen könnte, daß das unselige Übereinanderschlagen der Beine, das in der Öffentlichkeit mittlerweile zum guten Ton der Sitzhaltung geworden ist, als ungesund und schädlich betrachtet würde, könnten die Hüftgelenksersatzoperationen wesentlich reduziert werden.

Wenn die Orthopäden ein Hüftgelenk röntgen, so finden sie häufig ganz intakte Gelenksflächen, aber gleichzeitig eine deutliche Verschmälerung des Gelenkspaltes zwischen Pfannendach und Hüftgelenkskopf. Es wird dann ein beginnender Verschleiß diagnostiziert mit der Formulierung, der Gelenkknorpel sei aufgebraucht. Ich hatte kürzlich eine Patientin in Behandlung, die sehr schwere, rechtsseitig stärker als links, Hüftprobleme hat und der eine Operation empfohlen wurde. Bei der Untersuchung stellte sich heraus, daß sie rechts eine Hüftsubluxation von ca. 8 bis 9 cm hatte und links von 5 cm. Auf dem mitgebrachten Röntgenbild waren die Gelenkflächen von Hüftkopf und Pfannendach ganz glatt, aber der Gelenkspalt war rechts nahezu "aufgebraucht". Man hatte die Empfehlung zur Operation nach dem Röntgenbild mit einem schweren Gelenkverschleiß begründet.

Ich glaube, daß die Beurteilung so nicht richtig ist. Sie müssen wissen, daß man Röntgenbilder nach einem bestimmten Standard anfertigt. Dabei ist ein Kriterium die Vergleichbarkeit verschiedener Aufnahmen, die aber zu unterschiedlichen Zeitpunkten angefertigt wurden. Dazu ist es notwendig, daß man die Knochen und Gelenke immer in gleicher Stellung und in bestimmten Aufnahmerichtungen abbildet. Sie können auf solchen Bildern also nur Dinge erkennen, die auf Grund der Lage des Patienten und der Richtung der Röntgenstrahlen auch zur Darstellung kommen. Und gerade in diesem Falle könnte es doch so sein, daß die Verschmälerung des Gelenkspaltes ein Zeichen einer Hüftsubluxation ist. Wenn der Hüftkopf nach vorne und außen zu liegen kommt, muß er zwangsläufig etwas höher stehen als die Gegenseite, da er am Pfannendach verkantet. Je weiter er herausgezogen wird, um so höher kommt er zu stehen. Der Gelenkspalt zwischen Pfanne und Kopf könnte sich so bei unserer üblichen Aufnahmeweise immer schmäler darstellen.

4.3.1.2 THERAPIE DER HÜFTSUBLUXATION

Nach Untersuchung der Beinlänge und der Diagnose einer Beinverlängerung,

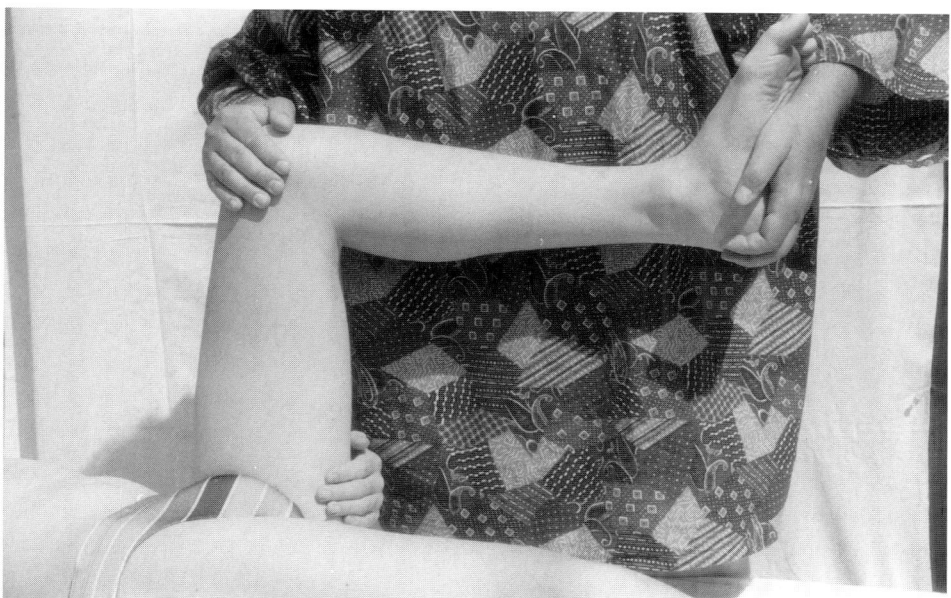

Abb. 29: Grundstellung für die Hüftgelenksbehandlung. (Foto selbst)

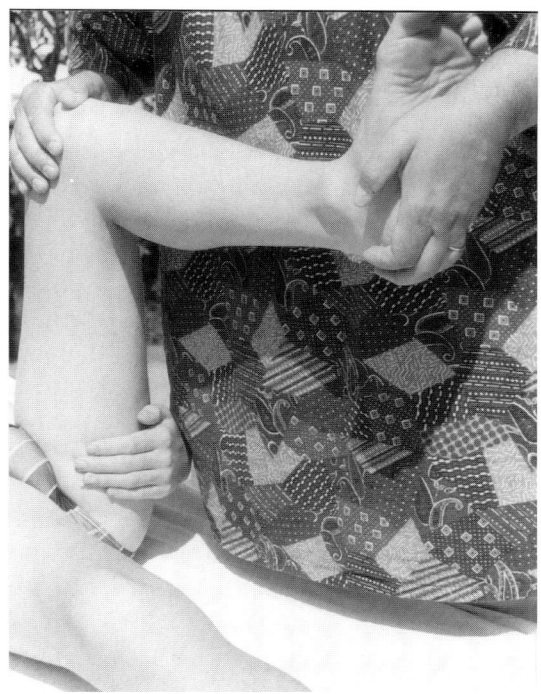

Abb. 30a:
Grundstellung für die Hüftgelenksbehandlung, mit deutlicher Darstellung
der Lage der haltenden Finger des Patienten am Oberschenkel

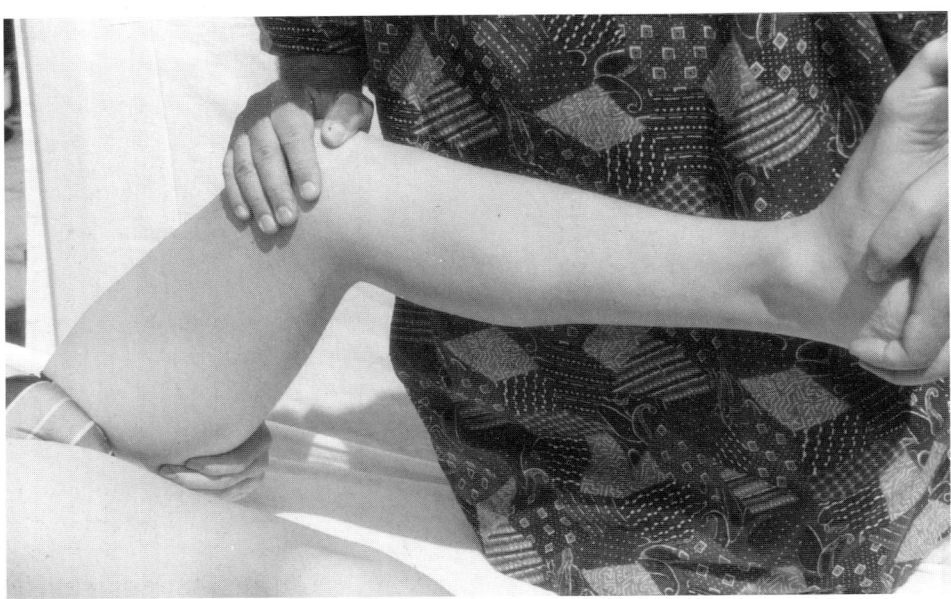

Abb. 30b: Bilder der Hüftbehandlung mit Lage der Finger bei der Behandlung. (Foto selbst)

wird der Befund sofort therapiert. Dazu winkelt man den Oberschenkel bei noch immer liegendem Patienten im Hüftgelenk wiederum auf 90 Grad ab. Jetzt legt der Therapeut seine linke Hand auf die Kniescheibe des im Kniegelenk ebenfalls um 90 Grad zum Oberschenkel abgewinkelten Knies. Mit der rechten Hand greift er an die Ferse, so daß der Absatz in seiner Hohlhand liegt.
Der Patient legt zur Behandlung der rechten Hüfte seine rechte Hand, und zur Behandlung seiner linken Hüfte seine linke Hand vor den jeweiligen Gesäßansatz. *Dabei halten Zeige-, Mittel- und Ringfinger den Oberschenkelknochen.* Der Patient darf dabei nicht zu stark ziehen. Der Behandler drückt das abgewinkelte Knie des Patienten mit der einen Hand nach unten zur Liege hin durch, während die andere Hand einen Schub auf die Ferse Richtung Hüftgelenk gibt. Der Oberschenkel rollt dabei über die haltende Hand des Patienten ab.
Durch den Druck auf das Knie des Patienten und den Schub auf die Ferse wird die Schubkraft nach oben zur Hüfte hin geleitet. Die Hand des Patienten am Oberschenkelknochen leitet die Kräfte so um, daß der Hüftgelenkskopf wieder in die Hüftgelenkspfanne zurückgleiten kann. Mit dieser Methode gelingt in den meisten Fällen eine sofortige schmerz- und problemlose Reposition.
Es gibt aber leider einige Ausnahmen, bei denen das nicht so leicht oder gar nicht möglich ist. Obwohl der Mensch in der Regel mit zwei gleichlangen Beinen auf die Welt kommt, kann es doch durch Mißbildungen zu einer echten Beinverkürzung kommen. Diese Fälle sind extrem selten. Als Zweites kann eine echte Beinverlängerung oder auch eine Beinverkürzung durch Unfälle ent-

stehen. In all diesen Fällen muß natürlich ein Schuhausgleich verordnet werden, obwohl auch hier eine Gelenksprüfung nach Dorn notwendig ist, da eine echte Beinlängendifferenz mit einer hüftgelenksbedingten Beinverlängerung kombiniert sein kann.

Alle anderen Hüftgelenkssubluxationen lassen sich mit etwas Kraft, Geduld und Geschick letztendlich doch reponieren. Ich habe es schon erlebt, daß eine Hüfte trotz intensivster Bemühungen vorerst nicht zu reponieren (zurückzubewegen) war. Dem Patienten wurde daraufhin folgerichtig ein Schuhausgleich verordnet. Nach einer längeren Therapiedauer, vor allem im Bereich des Kreuzbeins und der Hüftgelenke, konnte nach einiger Zeit der Schuhausgleich rückgängig gemacht werden. Die Hüfte ließ sich im Laufe der Zeit doch noch reponieren. Die Ursache ist in dem Umstand zu suchen, daß bei einer über sehr lange Zeiträume bestehenden Hüftsubluxation sich die Bänder der Hüfte so stark um den subluxierten Hüftkopf verkrampfen können, daß eine Aufdehnung und Reposition nur sehr langsam vonstatten gehen kann. Es kommt hinzu, daß eine spezielle, später noch zu besprechende Kreuzbeinsubluxation ein zusätzliches Hindernis für die Reposition darstellen kann.

Meist besteht die Möglichkeit, bei Patienten mit einer Beinverlängerung durch Hüftsubluxation, eine Aufdehnung der verkrampften Bänder durch stärkeren Druck zu erreichen. Dazu greift der Patient an den Oberschenkelansatz des wie

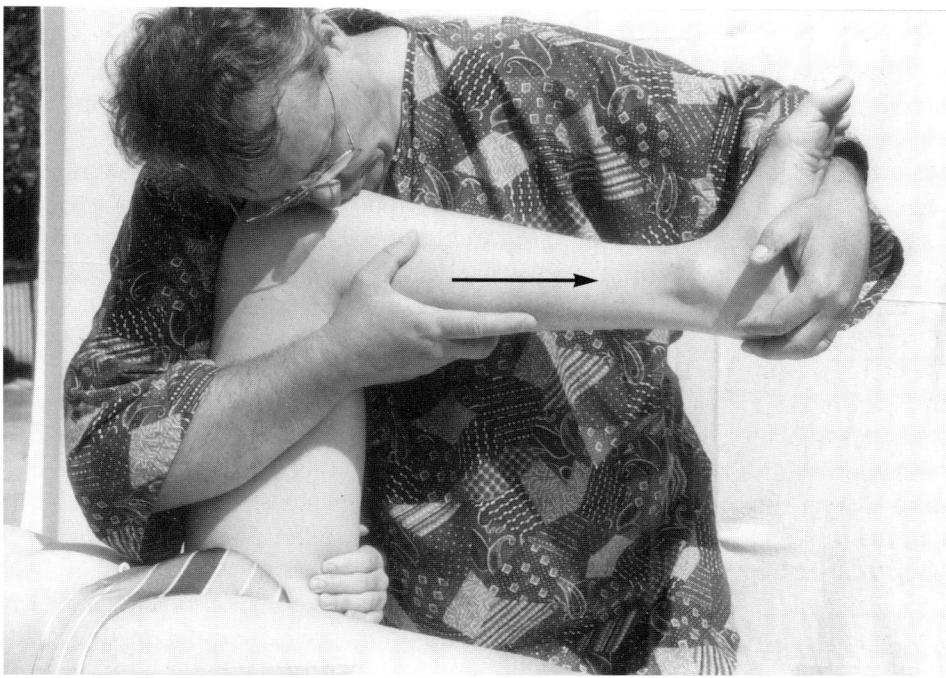

Abb. 31a: Hüftbehandlung mit verstärktem Druck. Phase I (Foto selbst)

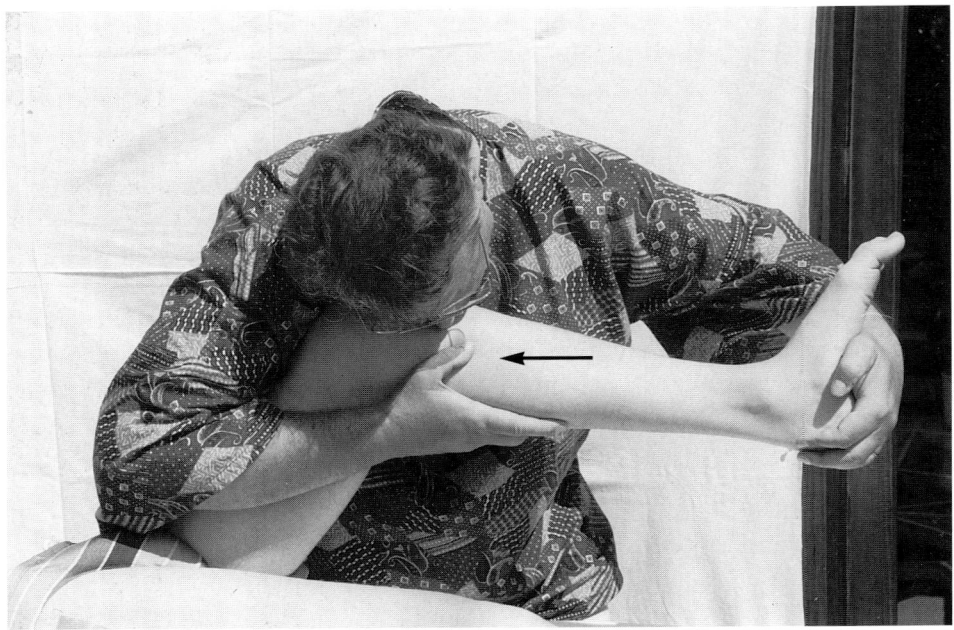

Abb. 31 b: Hüftbehandlung mit verstärktem Druck. Phase II (Foto selbst)

üblich zweifach abgewinkelten Beines. Der Therapeut ergreift mit der einen Hohlhand wieder die Schuhsohlenkappe an der Ferse und legt den anderen Arm um den Oberschenkel unterhalb des Knies herum, so daß diese Hand letztlich an die Wade des zu behandelnden Beins zu liegen kommt. Jetzt wird, unter stetigem Zug des Patienten mit seiner Hand am Oberschenkelansatz, das Bein in der Hüfte vor- und zurückbewegt. Dabei wird ein verstärkter Druck durch den Therapeuten von oben auf den sich vor- und zurückbewegenden Oberschenkel gegeben. Dieser verstärkte Druck wird vom Behandelnden dadurch erzeugt, daß er mit seinem Kopf und eventuell mit seiner Brust zusätzlich auf das Knie des Patienten drückt (s. Abb. 31 a, S. 63 u. Abb. 31 b, S. 64). Die Pendelausschläge des behandelten Beines werden dabei immer mehr vergrößert, bis eine Streckung des Knies auf fast 180 Grad erreicht wird. Bei dieser Anwendung ist es wichtig, daß der Patient das Bein nicht verkrampft, sondern locker läßt, da sonst der Kraftaufwand für den Therapeuten zu groß wird. Der Patient muß während der Anwendung einen konstanten Zug auf den Oberschenkel am Gesäßansatz beibehalten, nicht zu fest und nicht zu locker. Der Therapeut muß auch bei großen Pendelauschlägen des Beines Druck auf den Oberschenkel ausüben können. Je länger eine solche Subluxation des Hüftgelenkskopfes mit anschließender Bänderkontraktion um den subluxierten Hüftgelenkskopf bestand, um so länger und schwerer kann die aufdehnende

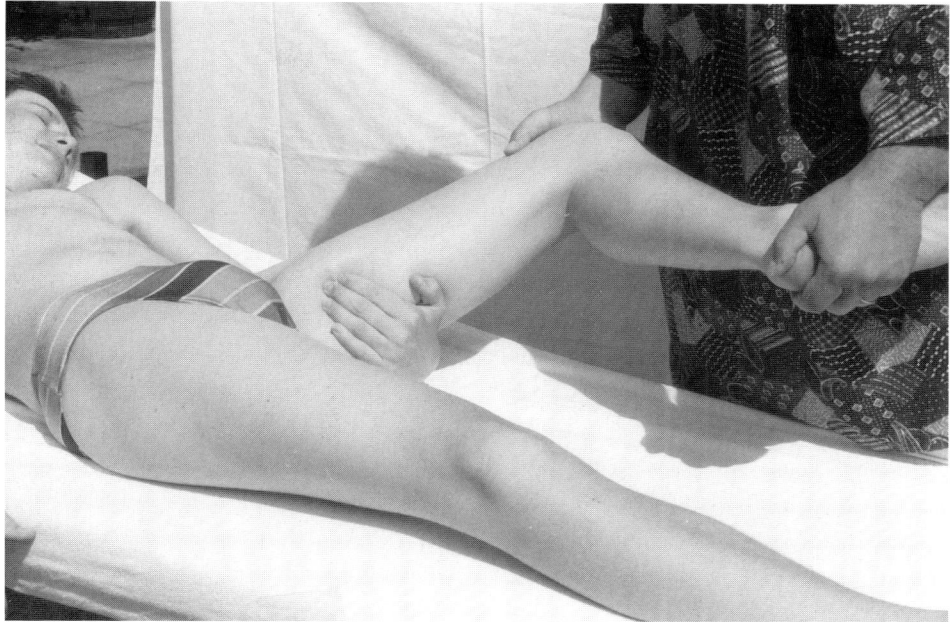

Abb. 32: Darstellung der Behandlung einer erschwerten Reposition mit Druck und in der
Schneidersitzhaltung. (Foto selbst)

Repositionbehandlung sein. Es sind manchmal mehrere Durchgänge in der
oben beschriebenen Behandlungsweise nötig, um den Hüftgelenkskopf wieder
in der Hüftgelenkspfanne zu repositionieren.
Einen Fall einer Patientin mit Hüftsubluxation ist mir als Besonderheit in Erinnerung, bei der die Hüftgelenksbänder durch eine jahrelange Subluxation so
stark kontrahiert waren, daß es immer wieder zu spontanen Subluxationszu-
ständen kam, bei denen mitunter eine Reposition mit all den oben beschriebenen Mitteln nicht zu erreichen war. Erst als der Oberschenkel in Außendrehung
im Hüftgelenk gehalten wurde, ähnlich wie beim Schneidersitz, war die Reposition letztlich doch noch erfolgreich (siehe Abb. 32).
Wenn es doch vorkommt, daß trotz richtigen Vorgehens eine Reposition des
Hüftgelenkskopfes in die Hüftgelenkspfanne nicht möglich ist, kann das zwei
Gründe haben. Der eine ist, daß es sich wie gesagt um eine echte Beinverkürzung des gegenseitigen Beines, oder um eine echte Beinverlängerung des behandelten Beines handelt. Der zweite Grund kann in einer Subluxation eines
weiteren Beingelenkes zu suchen sein.
War die Reposition erfolgreich, bekommt der Patient einen Handgriff gezeigt,
mit dem er selbst ganz leicht seine Hüftgelenkssubluxation therapieren kann,
da noch über eine längere Zeit eine spontane Reluxationsneigung besteht. Dies
sollte täglich mehrmals wiederholt werden.

4.3.1.3 DORNSCHER HANDGRIFF ZUR SELBSTBEHANDLUNG DER HÜFTSUBLUXATION

Da die Bänder der Hüfte durch die möglicherweise lange Fehlstellung des Hüftgelenkskopfes überdehnt und, nach dessen Reposition, locker sind, ist es verständlich, daß der reponierte Hüftgelenkskopf leicht wieder subluxiert. Das geschieht um so eher, als der Patient noch nicht gelernt hat, die Verhaltensanweisungen des Therapeuten zu beachten. Das gilt besonders für das Übereinanderschlagen der Beine. Das tiefe Sitzen im Auto und in tiefen Sesseln läßt sich oft nicht vermeiden. Man sollte sich für diese Gelegenheiten einen Keil oder ein Kissen in die tiefste Stelle der Sitzgelegenheit unter das Gesäß legen. Anfänglich fällt es vielen Patienten schwer einzusehen, daß der täglich mehrmals angewandte Dornsche Handgriff zur Hüftbehandlung von so extremer

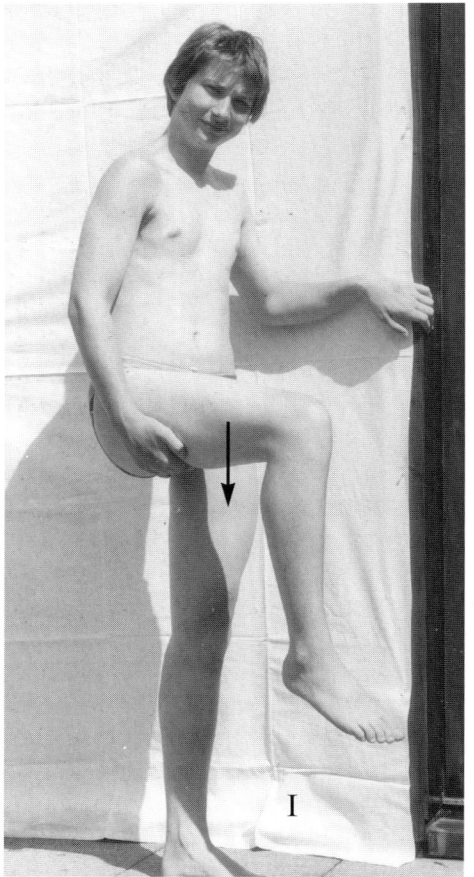
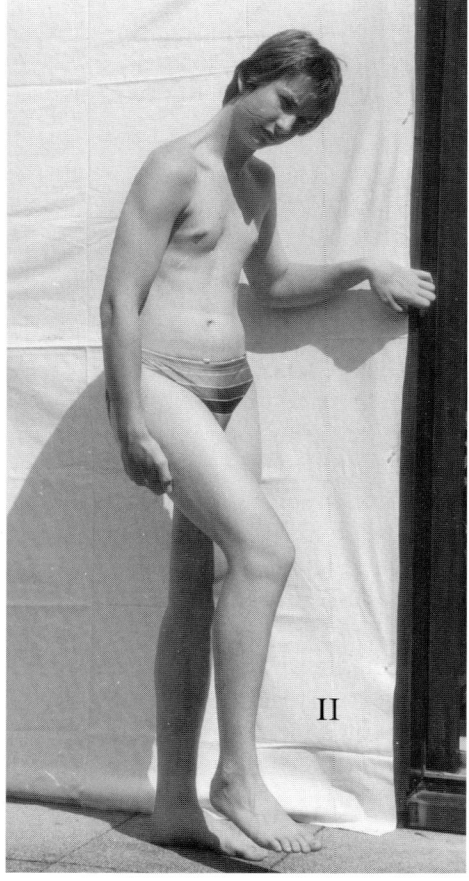

Abb. 33a und b: Selbstbehandlung der Hüftsubluxation Phase I und II. (Foto selbst)

Wichtigkeit ist. Je besser der Patient sich auf die vom Therapeuten empfohlenen Dinge einstellen kann und um so konsequenter er dabei ist, desto schneller wird er in der Gesamttherapie Erfolg und Besserung erfahren. Aber auch nach einer Gesundung darf der Patient nicht in seine alten Gewohnheiten zurückfallen, sondern er sollte die Dornschen Therapiehandgriffe danach wenigstens zwei- bis dreimal täglich auf Dauer anwenden. Nur so kann man hoffen, daß bei unseren heutigen häufigen Sitzhaltungen, im Auto oder am Arbeitsplatz oder abends im Sessel, ein Wiederauftreten der alten Schäden mit den entsprechenden Beschwerden vermieden werden kann.

Der Dornsche Handgriff für die Selbstbehandlung der Hüftsubluxation kann im Liegen, Sitzen und im Stehen gemacht werden. Dabei winkelt der Patient den Oberschenkel in dem Hüftgelenk um 90 Grad ab, genauso wie bei der Hüftuntersuchung durch den Therapeuten. Er legt ebenfalls die Hand vor den Gesäßansatz. Der Patient hält mit den Fingern den Oberschenkel und legt, beziehungsweise läßt das zu therapierende Bein langsam über die haltende Hand ab. Dabei muß man das langsame Ablassen deutlich betonen, damit der Hüftgelenkskopf auch Gelegenheit findet, in die Gelenkspfanne zurückzugleiten. Bei zu schnellem Ablassen des Beines kann es zu keiner Reposition kommen.

Diesen Handgriff sollte der Patient anfänglich, d.h. für ein bis zwei Wochen mindestens zwölfmal täglich beidseits durchführen. Wenn man beide Hüftgelenke therapiert, so schadet das einem eventuell gesunden Gelenk nicht, und es werden doch gelegentlich spontane und zufällige Subluxationen der gesunden Seite automatisch mitbehandelt. Außerdem ist es doch so, daß meistens beide Hüftgelenke durch eine Subluxation unterschiedlichen Ausmaßes betroffen sind. Nun hört sich zwölfmal täglich sehr viel an, man sollte aber bedenken, daß es sich dabei um einen kurzen Handgriff handelt, auch daß man diesen Handgriff in der Regel nur einmal rechts und einmal links anwenden muß. Diese Zeit sollte und kann eigentlich jeder Patient aufbringen, so denn er gesund werden will. Man sollte dem Patienten außerdem den Rat geben, diesen Dornschen Handgriff für die Hüfte zusätzlich besonders dann durchzuführen, wenn er doch versehentlich die Beine übereinandergeschlagen hat. Weiterhin nach dem Autofahren, nach längerem Sitzen in einem Sessel und vor allem vor dem Zubettgehen. Das Letztere, damit die Hüftgelenksköpfe über Nacht in der Pfanne liegen können und die Bänder Zeit haben, sich zusammenzuziehen.

Nun gibt es Patienten, die nicht genug Kraft in den Händen haben, denen gar eine Hand fehlt, oder die nicht ohne Hilfe stehen können. Diese Personen können die Hüftgelenksselbstübung im Sitzen auf einem Stuhl machen, wobei sie an der Stelle der Hand eine etwa fünf bis sieben zentimeterdicke Handtuchrolle an den Oberschenkel am Gesäßansatz legen, über den sie dann das vorher erhobene Bein langsam ablassen. Die Handtuchrolle übernimmt dabei die Funktion der Hand.

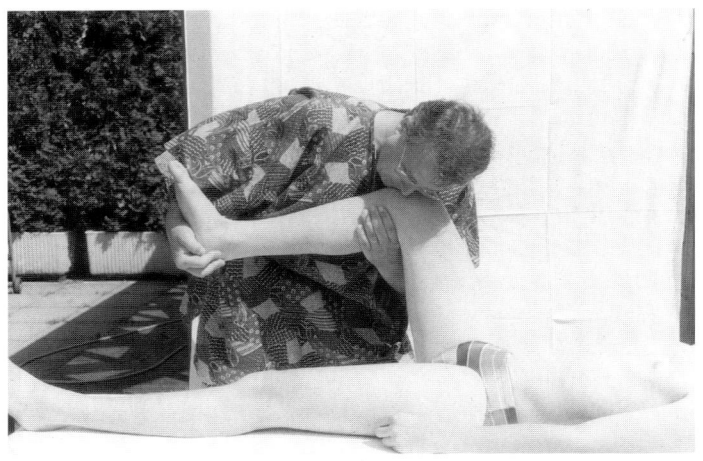

Abb. 34 a:
Grundstellung zur
Knieuntersuchung
(Foto selbst)

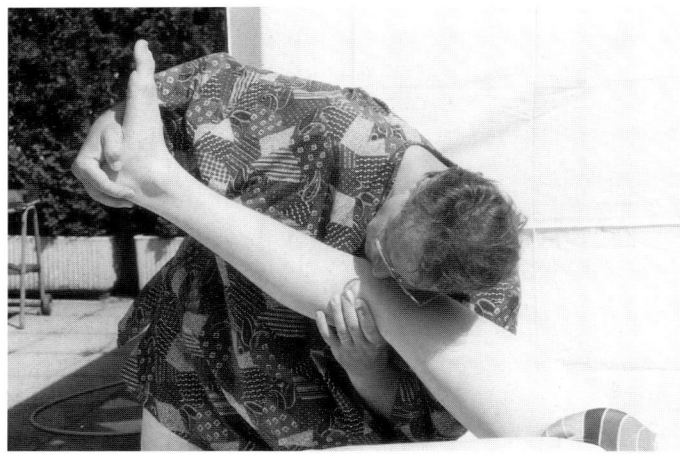

Abb. 34 a:
Endphase der Kniege-
lenksuntersuchung
(Foto selbst)

4.3.2 UNTERSUCHUNG DES KNIEGELENKS BEI BEINLÄNGEN-DIFFERENZ UND DESSEN BEHANDLUNG

Die Untersuchung des Kniegelenkes geht von der gleichen liegenden Grundstellung aus, wie sie schon bei der Hüftgelenksbehandlung beschrieben wurde. Das Bein wird im Liegen im Hüftgelenk senkrecht zur Unterlage angehoben, und das Knie wird um 90 Grad abgewinkelt, so daß der Unterschenkel parallel zur Unterlage gehalten wird. Beim Kniegelenk ist die Untersuchung, wenn eine Subluxation vorliegt, gleichzeitig auch dessen Behandlung. Dabei geht man so vor, daß der Therapeut mit einer Hand von unten in die Kniekehle des zu behandelnden Beines faßt, damit er mit seiner Hand einen Schub auf das obere Ende der Wade geben kann. Die andere Hand des Therapeuten hält in nun schon gewohnter Weise den Schuhsohlenabsatz in der rechten Hohlhand. Beim

Untersuchungvorgang legt der Therapeut seine Wange auf die Kniescheibe des zu untersuchenden Knies. Das Bein wird nun im Kniegelenk auf 180 Grad durchgestreckt, wobei die Hand in der Kniekehle einen leichten Schub nach oben und vorne auf den oberen Wadenanteil des Unterschenkels gibt. Die andere Hand an der Ferse schiebt das ganze Bein auf das Hüftgelenk zu. Der Kopf des Untersuchers drückt dabei auf das Knie des Patienten, bis dieses auf 180 Grad durchgestreckt ist.

Nach dem Untersuchungsvorgang wird wieder in schon gewohnter Weise die Beinlänge geprüft. Ist es jetzt nach der Untersuchung zu einem Gleichstand der Schuhsohlenkappen gekommen, hat eine Subluxation des Kniegelenkes vorgelegen, die durch die Untersuchung automatisch beseitigt wurde. Findet sich immer noch eine Beinlängendifferenz, muß als letztes Beingelenk das Sprunggelenk untersucht werden.

4.3.2.1. DORNSCHER HANDGRIFF ZUR SELBSTBEHANDLUNG DER KNIEGELENKSSUBLUXATION

Bei der Subluxation eines Kniegelenks sind die Bänder nach der Gelenksreposition locker. Wie bei dem Hüftgelenk tritt nun sehr leicht eine neue spontane Resubluxation auf. Dieser Befund muß vom Patienten, wie bei dem Hüftgelenk, regelmäßig behandelt werden, bis die Bänder des Kniegelenks sich zu-

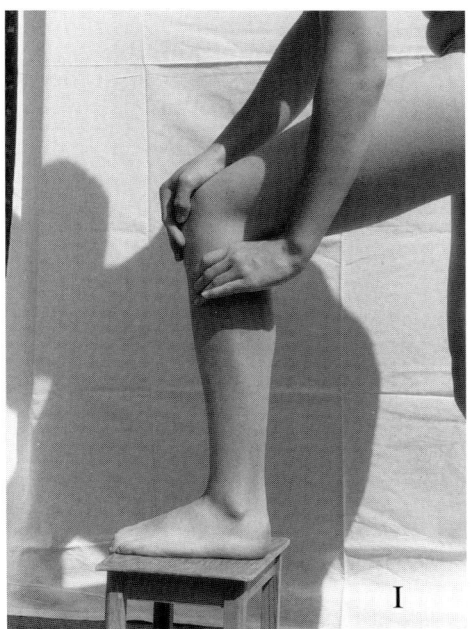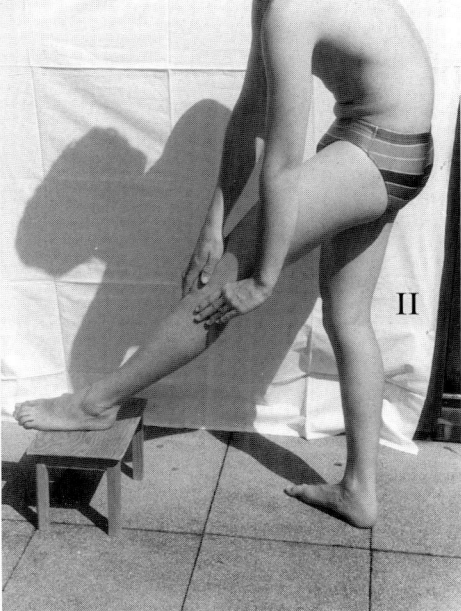

Abb. 35: Dornscher Handgriff zur Selbstbehandlung des Kniegelenks, Phase I und II. (Foto selbst)

sammengezogen und gefestigt haben. Beim Dornschen Therapiehandgriff für die Kniegelenkssubluxation muß der Patient das zu behandelnde Bein auf eine Treppenstufe oder auf einen Trittschemel stellen. Dann winkelt er das Knie auf 90 Grad ab. Die zum behandelnden Knie gleichseitige Hand wird so in die Kniekehle des zu behandelnden Knies gelegt, daß der Daumen auf den Innenmeniskus zu liegen kommt. Der Patient schaut dabei auf den Handrücken der therapierenden Hand. Die gegenseitige Hand legt man auf die Kniescheibe. Jetzt wird das Knie langsam auf 180 Grad durchgestreckt. Die in der Kniekehle liegende Hand gibt einen Schub nach vorne auf den oberen Wadenanteil, und die andere Hand, die auf der Kniescheibe liegt, drückt auf diese nach hinten. Die Schub- und Druckkräfte müssen solange aufrechterhalten werden, bis das zu behandelnde Kniegelenk auf 180 Grad durchgestreckt wurde. Der Fuß bleibt dabei auf dem Schemel oder auf der Treppenstufe stehen. Der Handgriff erscheint anfangs etwas schwierig, aber mit etwas Übung ist er ganz leicht zu beherrschen.

4.3.3 UNTERSUCHUNG DES SPRUNGGELENKS BEI BEINLÄNGENDIFFERENZ UND DESSEN THERAPIE

Die Untersuchung des Sprunggelenks ist ebenso wie beim Kniegelenk auch gleichzeitig dessen Therapie. Der Therapeut legt eine Hand an die Ferse des Schuhs, nimmt die Schuhspitze des zu untersuchenden Fußes mit der anderen Hand. Danach führt er mit einer langsamen, kräftigen Rückwärtsbewegung des im Sprunggelenk auf 90 Grad abgewinkelten Fußes das Sprunggelenk nach hinten, bis das Gelenk auf nahezu 180 Grad durchgestreckt ist. Nach dieser Untersuchung, die bei einer Subluxation des Sprunggelenks auch gleichzeitig dessen Behandlung war, wird abermals die Beinlänge in gewohnter Weise geprüft. (siehe Abb. 36 a und b, Seite 72)

4.3.3.1. DORNSCHER HANDGRIFF ZUR SELBSTBEHANDLUNG DER SPRUNGGELENKSSUBLUXATION

Nach der Therapie der Sprunggelenkssubluxation tritt, ebenfalls wie bei den anderen Gelenken auch, durch die Reposition des Gelenks eine Bänderlockerung auf. Der spontanen Resubluxationsneigung muß der Patient mit dem Dornschen Therapiegriff zur Selbstbehandlung des Sprunggelenks entgegenarbeiten, bis sich die Sehnen und Bänder den neuen Verhältnissen angepaßt haben. Der Patient stellt dazu seinen Fuß flach auf den Boden und knickt das Sprunggelenk auf 90 Grad ab. Das geht am besten, wenn man das Bein im Hüft- und Kniegelenk leicht abwinkelt. Jetzt gibt der Patient einen Druck mit dem Bein auf die Ferse und streckt das Sprunggelenk auf fast 180 Grad durch, ohne dabei die Zehen oder den Vorfuß anzuheben.
Die Dornschen Handgriffe zur Selbstbehandlung von Hüft-, Knie- und Sprunggelenk müssen vom Patienten am Anfang seiner Behandlung sehr häufig ange-

wendet werden. Hat der Patient gelernt, alle für die verschiedenen Gelenke schädlichen Verhaltensweisen zu vermeiden, sollte er doch nicht gänzlich mit den Dornschen Handgriffen zur Selbstbehandlung aufhören, sondern diese Handgriffe wenigstens zwei- bis dreimal täglich auf Dauer anwenden. Erstens erinnert ihn das daran, weiterhin auf sein Verhalten zu achten, auch wenn die Beschwerden sich gebessert haben oder verschwunden sind. Zweitens kann es doch, trotz aller Vorsicht, bei unserer heutigen Lebensweise, bei der sehr viel gesessen wird, zu einer neuen Subluxation kommen, die, unbehandelt, wieder der Anlaß für neue Beschwerden sein kann. (siehe Abb. 37 a und b, Seite 73)

4.3.3.2 URSACHEN FÜR DIE KNIE- UND SPRUNGGELENKSSUBLUXATION

Bei dem Kniegelenk sind die Gründe der Subluxation sehr ähnlich denen des Hüftgelenks. Die Subluxation des Kniegelenks ist bei weitem nicht so häufig wie die des Hüftgelenks. Sie entsteht durch eine zu starke Beugung im Kniegelenk, d. h. einer Abbiegung des Knies im Gelenk wesentlich unter 90 Grad. Solche für das Kniegelenk schädlichen Haltungen werden insbesondere beim Sitzen in tiefen Sesseln und im Auto eingenommen. Bei dieser Bewegung und Haltung werden die Bänder des Kniegelenks überdehnt und die Gelenksflächen gegeneinander verschoben. Nach Streckung des gebeugten Gelenks verkanten die verschobenen Gelenksanteile und es entsteht eine sogenannte Subluxation. Eine Beinverlängerung ist die Folge. Gymnastische Überdehnungsübungen der Beingelenke, bei denen der Unterschenkel mit den Händen umfaßt wird und an den Oberkörper gezogen wird (siehe Abb. 28, Seite 59), wie sie oft in der Aufwärmphase vor sportlichen Aktivitäten angewandt werden, sollte man ebenfalls unterlassen, da dabei die gleichen Schädigungsmechanismen für das Kniegelenk wie im Sitzen oder beim Autofahren auftreten.

Auch das Arbeiten in der Hocke oder das Sitzen auf den Fersen, wenn man auf den Knien arbeitet, kann das Kniegelenk so schädigen, daß eine Subluxation die Folge ist.

Das Sprunggelenk wird im täglichen Leben nicht so häufig wie die anderen Beingelenke weit über 90 Grad überdehnt. Hauptsächlich ereignet sich dieses beim Sport oder wenn der Patient den Fuß im Sitzen hinter das Stuhlbein einzieht. Dabei wird das Sprunggelenk auseinandergezogen und subluxiert.

4.3.4 GESAMTABLAUF DER BEINLÄNGENPRÜFUNG

Nach der Beschreibung der Untersuchungsmöglichkeiten bei einer Beinlängendifferenz und deren Behandlung und Selbstbehandlung sollte man sich bei der Untersuchung einen gewissenhaften, regelmäßigen Untersuchungsablauf angewöhnen, um keine Befunde zu übersehen und um am Ende der Beinlängenprüfung später noch zu wissen, welche Gelenke betroffen waren. Zu Beginn der Untersuchung, nachdem sich der Patient mit dem Rücken auf eine Unter-

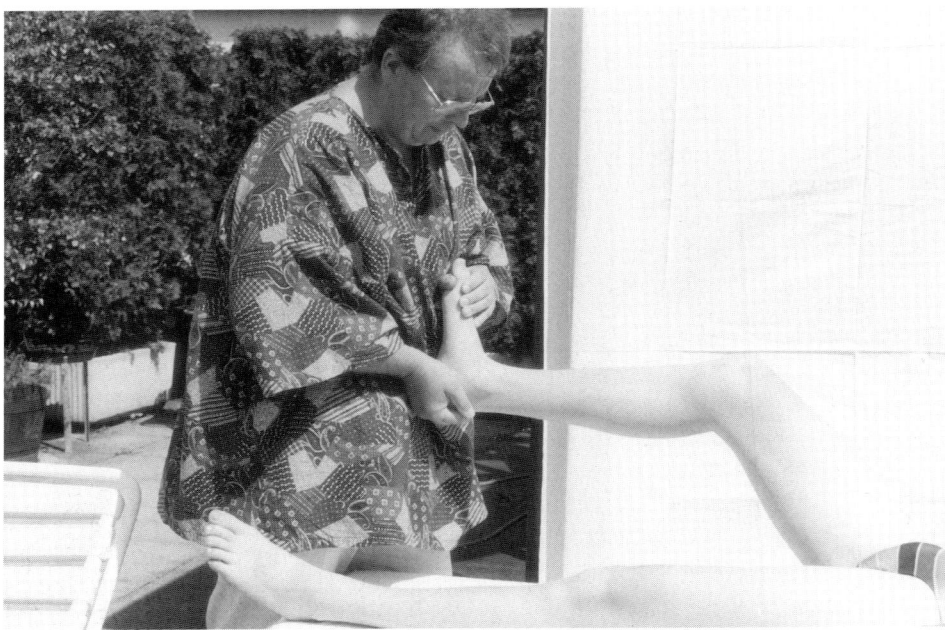

Abb. 36a: Sprunggelenksuntersuchung nach Dorn, Grundstellung. (Foto selbst)

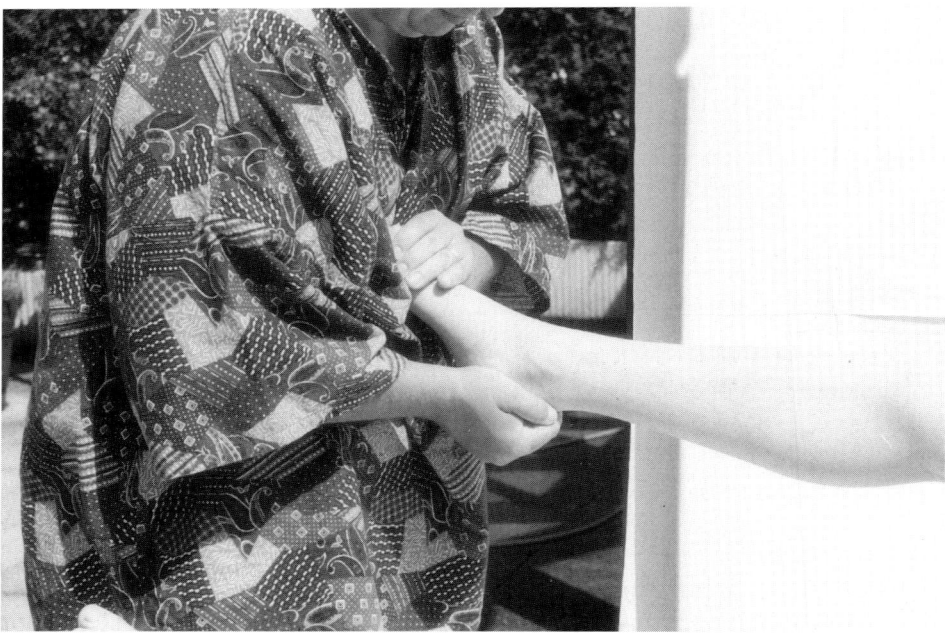

Abb. 36b: Sprunggelenksuntersuchung nach Dorn, Endphase. (Foto selbst)

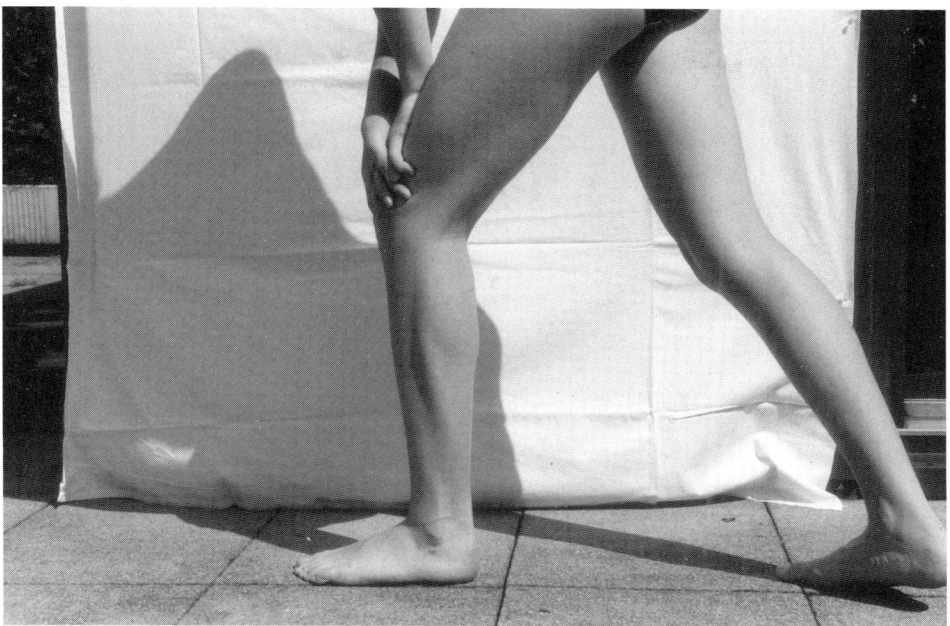

Abb. 37a: Grundstellung der Sprunggelenk-Selbstübung. (Foto selbst)

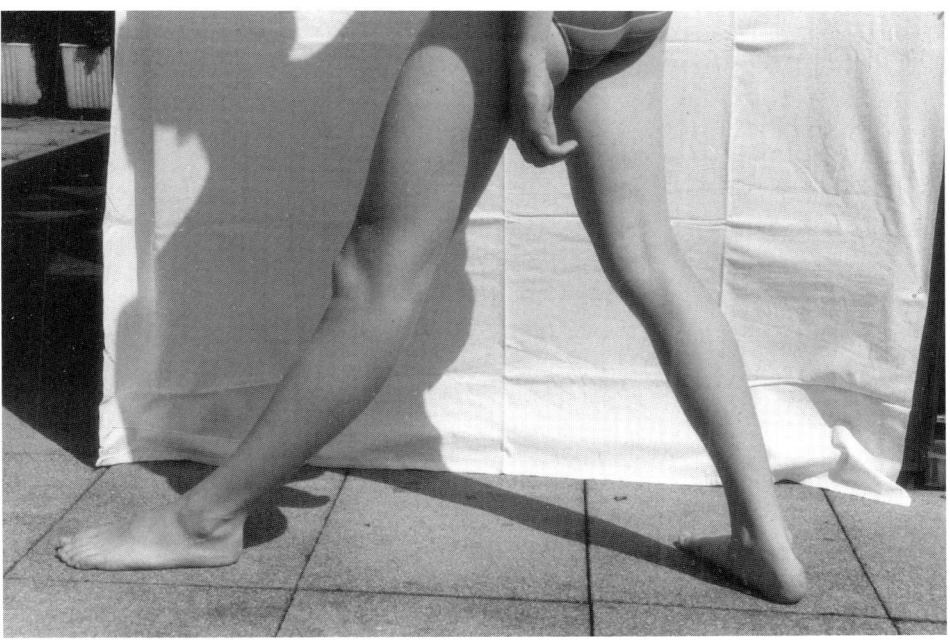

Abb. 37b: Endphase der Sprunggelenk-Selbstübung. (Foto selbst)

suchungsliege gelegt hat, werden die im Knie gestreckten Beine angehoben und dabei wird nach einer Beinlängendifferenz geschaut. Findet man eine Beinlängendifferenz, wird diese mit dem Therapiegriff nach Dorn für das Hüftgelenk behandelt. Nach dem Therapiegriff an der Hüfte wird die Beinlänge wieder durch das Hochheben der gestreckten Beine geprüft. Nun gibt es zwei Möglichkeiten: die Beine sind entweder nach dem Therapiegriff gleich lang, oder sie sind nicht gleich lang. Für den Fall, daß die Beine nicht gleich lang sind, folgt anschließend die Prüfung des Knie- und eventuell des Sprunggelenks.

Betrachtet man den Fall der ausgeglichenen Beinlänge, so war die therapierte Hüfte subluxiert. Nach einem solchen Therapieerfolg darf man sich aber nicht zufriedengeben, in dem Glauben, jetzt seien alle Schäden behoben. Man muß grundsätzlich nach der Prüfung der einen Seite auch das gleiche Gelenk der Gegenseite, in diesem Falle die Hüfte, untersuchen. Es ist wirklich auffallend, daß die Reposition der ersten Seite oft nicht über den Punkt des Beinlängengleichstands hinausgeht. Prüft man jetzt bei Beinlängengleiche nicht die Gegenseite, so bleiben rechts und links oft noch erhebliche unbemerkte Subluxationen zurück. Nach der Untersuchung der zweiten Hüfte tritt dann die bisher verborgen gebliebene restliche Subluxation der ersten Seite deutlich zu Tage. Wenn Sie nun diese Seite abermals therapieren, erhalten Sie meist einen Beinlängengleichstand. Ist die Beinlängendifferenz nicht zu beseitigen, gibt es wieder zwei Möglichkeiten: entweder ist noch ein anderes Beingelenk durch eine Subluxation betroffen, oder es liegt eine sehr alte Hüftgelenkssubluxation mit Bänderkontraktion vor.

Als nächster Schritt wird nun ein Kniegelenk eines Beines untersucht, das bei einer Subluxation immer durch die Untersuchung therapiert wird. Konnte durch die Dornschen Handgriffe für Knie kein Ausgleich der Beinlänge erreicht werden, so untersucht man nun das Sprunggelenk des gleichen Beines. Bleibt auch nach Prüfung des Sprunggelenks eine Beinlängendifferenz bestehen, liegt entweder eine chronische schwere Hüftsubluxation mit Bänderkontraktion vor, oder eine echte Beinverlängerung oder Beinverkürzung.

Wird nach einer Gelenksreposition an Knie- oder Sprunggelenk eine Beinverlängerung der Gegenseite festgestellt, so muß folgerichtig am gegenseitigen Bein nach einer Gelenkssubluxation am Knie- oder Sprunggelenk gesucht werden. Diese Beschreibung mag etwas verwirrend erscheinen. Man kann ob der großen Vielzahl der möglichen Kombinationen von Subluxationen verschiedener Beingelenke aber folgende Grundregel aufstellen: Prüfen Sie bitte immer beide Hüftgelenke und dann ein Bein in Knie- und Sprunggelenk. Bleibt danach eine Verlängerung der Gegenseite, muß dieses Bein ebenfalls noch untersucht werden. Achten Sie immer darauf, daß nach scheinbarem Beinlängenausgleich nicht doch noch eine Kombination von Gelenkssubluxationen vorliegt, deren Subluxationslängen sich an den beiden Beinen gegenseitig aufheben, z. B rechtes Knie und linkes Sprunggelenk.

Es besteht zu guter Letzt noch die Möglichkeit, daß Sie alles nach Vorschrift gemacht haben, aber die Beinlängendifferenz mit den vorgeschriebenen Handgriffen an den verschiedenen Gelenken nicht zu beseitigen war, auch die forcierte Hüftgelenksreposition brachte keinen Erfolg. Hier besteht noch die Möglichkeit, daß außer einer echten Beinverkürzung die Ursache nicht an einem Beingelenk, sondern am Kreuzbein zu suchen ist.

Dabei ist oft auffallend, daß der Patient die Beine im Hüftgelenk bei der Beinlängenprüfung nicht auf 90 Grad anheben kann, sondern daß die Gesäßmuskulatur so verspannt ist, daß der Patient bei der Untersuchung der Beinlänge mit dem ganzen Gesäß von der Untersuchungsliege abgehoben wird. Die Untersuchung bereitet dem Patienten große Schmerzen.

Es existieren zwei Hinweise auf eine Kreuzbeinsubluxation. Der erste besteht darin, daß nach dem Ausgleich der Beinlängendifferenz ein Vorfuß höher steht als der Vorfuß der Gegenseite. Die Fersen zeigen einen Gleichstand an, der die ausgeglichene Beinlängendifferenz signalisiert. Der zweite Hinweis auf eine Kreuzbeinsubluxation kann der sein, daß wenn beide Beine bei der üblichen Beinlängenprüfung ausgeglichen sind und sie jetzt auf die Unterlage abgelegt werden, Sie plötzlich wieder eine Beinlängendifferenz sehen. Diese Beinlängendifferenz hat nun nichts mehr mit den Beingelenken zu tun, sondern ist Folge einer noch später zu besprechenden Subluxation des Kreuzbeins.

Da die Zusammenhänge der Beinlängenbehandlung sehr kompliziert sein können, habe ich 9 Grundregeln aufgestellt, welche Klarheit in die verwirrenden Einzelheiten bringen sollen.

1. Es muß immer ein Beinlängenvergleich zu Anfang der Beinlängenuntersuchung durchgeführt werden und nach jedem weiteren Behandlungsschritt.

2. Auch bei anfänglichem Fehlen einer Beinlängendifferenz müssen trotzdem immer beide Hüften und ein Bein zusätzlich in Knie- und Sprunggelenk untersucht werden, bevor Sie behaupten, alle Gelenke sind in Ordnung.

3. Sollte durch eine Gelenksbehandlung eine Beinlänge ausgeglichen worden sein, muß immer das gleiche Gelenk der Gegenseite und danach die tiefer gelegenen, nachfolgenden Beingelenke untersucht werden.

4. Bei einer verbleibenden Beinlängendifferenz müssen immer solange beide Beine in den verschiedenen Gelenken untersucht und behandelt werden, bis keine Beinlängendifferenz mehr feststellbar ist.

5. Sollte eine Beinlängendifferenz trotz Untersuchung und Behandlung der verschiedenen Beingelenke nicht auszugleichen sein, sollten Sie dann die forcierte Hüftgelenksbehandlung des längeren Beins, und dieses zur Not mehrmals, machen.

6. Sollte, trotz forcierter Hüftgelenksbehandlung mit verstärktem Druck, kein Beinlängenausgleich zu erzielen sein, kann eine echte Beinverlängerung oder Beinverkürzung vorliegen und der Patient braucht einen Schuhsohlenausgleich.

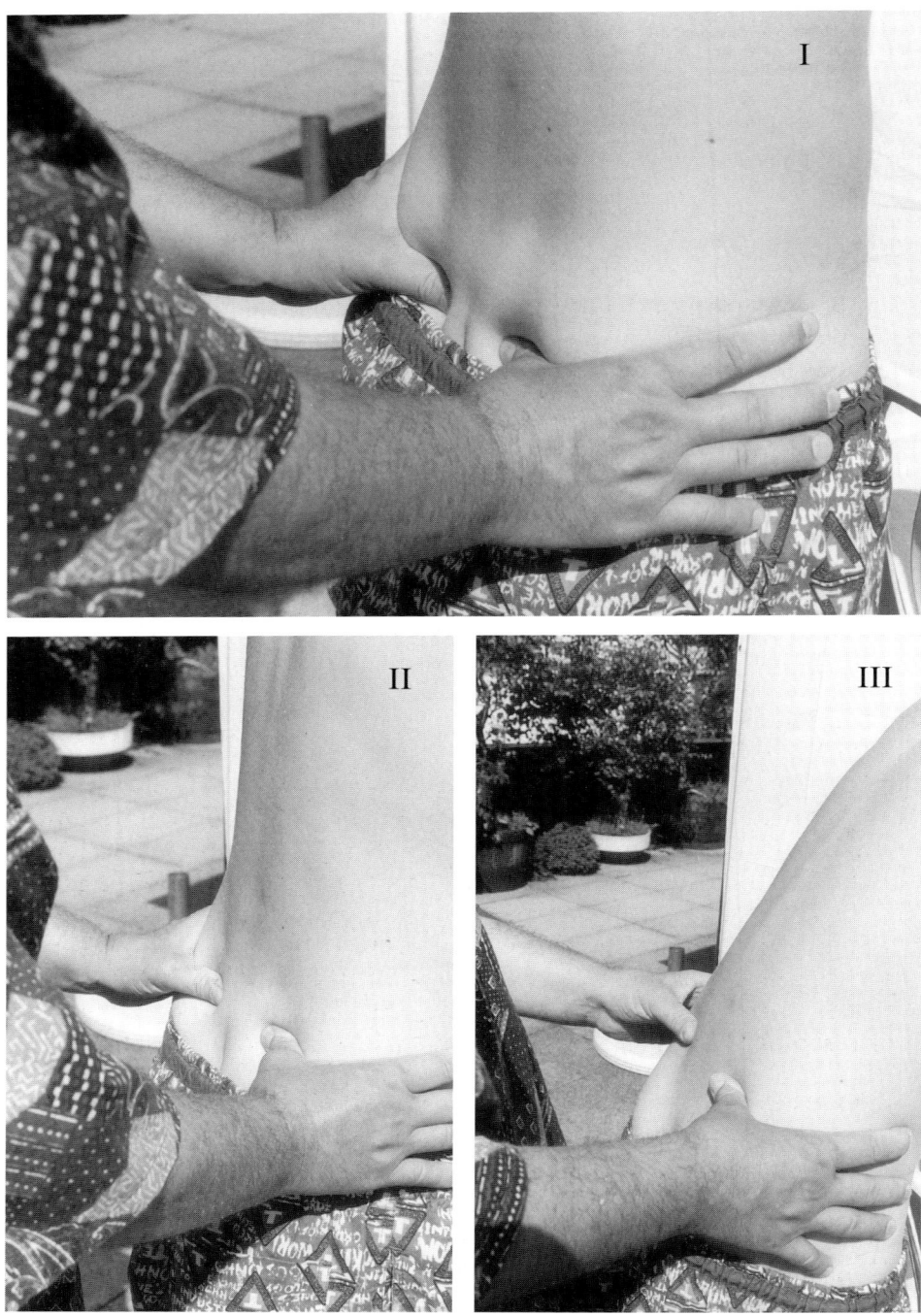

Abb. 38: Untersuchungshaltung bei Prüfung des Kreuzbeins. (Foto selbst)

7. Die Diagnose einer echten, nicht manuell zu beseitigenden Beinlängendifferenz sollte aber erst nach der Untersuchung und Behandlung des Kreuzbeins gestellt werden.

8. Sollte ein Schuhsohlenausgleich verordnet worden sein, muß man von Zeit zu Zeit prüfen, ob der Schuhsohlenausgleich noch notwendig ist. Durch das Tragen eines Schuhsohlenausgleichs können sich die Bänder und Muskeln der Hüfte und des kleinen Beckens so entspannen, daß letztlich auf einen Ausgleich verzichtet werden kann, weil dann doch noch ein manueller Beinlängenausgleich möglich ist.

9. Sind beide Beine nach der Untersuchung und Behandlung beider Hüften und der restlichen Beingelenke gleich lang, kann man nun zu Recht behaupten, daß keine Beinlängendifferenz mehr vorliegt.

4.4 UNTERSUCHUNG DER WIRBELSÄULE

Mit dem letzten Kapitel ist die Untersuchung und die Behandlung der Beingelenke abgeschlossen und wir wenden uns der Untersuchung und der Behandlung der Wirbelsäule zu. Beginnend mit der Untersuchung am Kreuzbein, muß der Patient jetzt von der Untersuchungsliege aufstehen und den Oberkörper entkleiden. Die Hose sollte bis zum Gesäßansatz heruntergestreift werden. Er stellt sich dabei so hin, daß er dem Untersucher den Rücken zuwendet. Er nimmt eine leicht vorgebeugte Haltung ein, indem er sich z.B. mit den Händen auf eine Stuhllehne, Tischplatte oder ein Therapiegestell aufstützt. Die Beine sind leicht gespreizt, die Füße sollen parallel auf gleicher Höhe stehen (siehe Abb. 45, Seite 108).

Man beginnt bei der Wirbelsäulenuntersuchung, nach dem Einölen des Rückens, grundsätzlich mit der Betrachtung des Kreuzbeins. Die Untersuchung des Kreuzbeins und seiner Gelenke ist neben der Beinlängenprüfung sicherlich eine der wichtigsten Untersuchungen bei der Dornschen Therapie. Das Kreuzbein und die Subluxation seiner Kreuzbeinbeckengelenke sind orthopädischerseits von so großer Bedeutung, daß ich die zwei wichtigsten Erkrankungsgruppen, die durch seine Subluxation und der daraus folgenden Verlagerung des Kreuzbeins entstehen, nämlich die Hüfterkrankungen und die Ischiaserkrankung, im Anschluß an dieses Kapitels abhandeln möchte.

4.4.1 KREUZBEINUNTERSUCHUNG NACH DORN

Wenn man sich die anatomischen Fakten noch einmal vor Augen führt, erinnert man sich daran, daß das Kreuzbein zwischen den hinteren Anteilen der Beckenschaufeln sitzt und eine fast dreieckige Form hat. Es ist mit den Beckenschaufeln rechts und links durch je ein Gelenk verbunden, das eine fast rechtwinklig abgeknickte Gelenksfläche besitzt. Der zum Bauch hinzeigende Anteil des Kreuzbeingelenks steht nahezu senkrecht. Der mittlere und hintere zum Rücken weisende Anteil der Kreuzbeingelenksfläche liegt fast waagrecht und

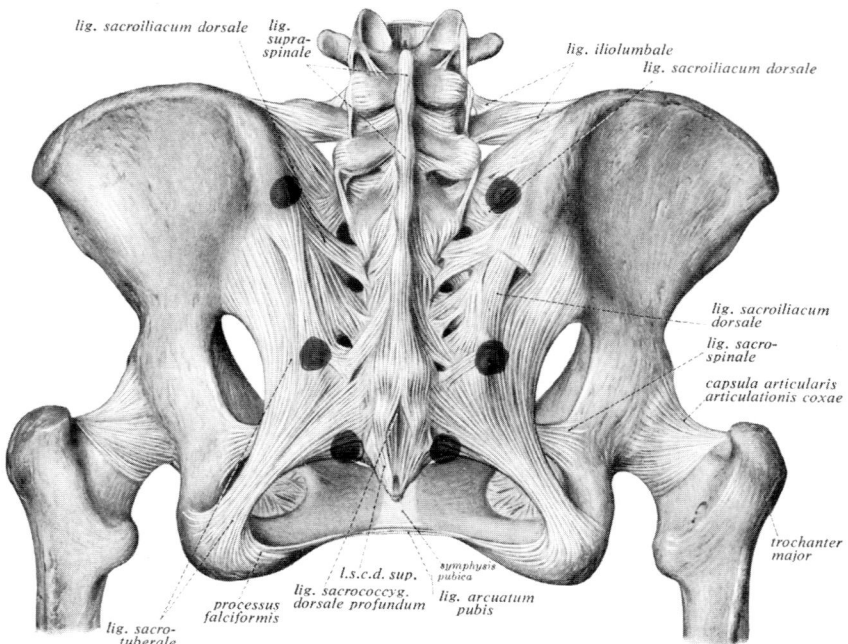

Abb. 39: Die anatomische Lage der Kreuzbeinuntersuchungspunkte am Menschen. (Atlas der Anatomie des Menschen, Sobotta-Becher, Verl. Urban-Schwarzenberg, München 1967)

verjüngt sich zum Rücken hin. Das Kreuzbeingelenk ist im oberen Anteil des Kreuzbeinknochens gelegen, der untere Anteil des Kreuzbeinknochens hat keinen Gelenkskontakt und steht frei. Von oben gesehen ist das Kreuzbein an seinem bauchseitigen Anteil deutlich breiter als auf seiner rückwärtigen Seite. (Siehe Abb. 19 Seite 39). Bei der Untersuchung tritt der Untersucher von hinten an den Patienten, der in schon beschriebener Weise mit dem Rücken zum Untersucher hin aufgestützt und vorgebeugt dasteht, und prüft mit seinen beiden Daumen den Sitz des Kreuzbeins. Das Kreuzbein hat drei voneinander unabhängige funktionelle Subluxationspunkte, die vom Therapeuten nacheinander untersucht werden müssen (siehe Abb. 39, Seite 78).

Dazu legt man die Daumen auf die entsprechenden rechtsseitigen und linksseitigen Kreuzbeinuntersuchungspunkte. Man beginnt unten seitlich des Steißbeins und geht dann nach oben. Es wird verglichen, ob die beiden rechts und links aufliegenden Daumen, von oben angepeilt, in der Flucht stehen, d.h. ob die Daumennägel des Untersuchers auf gleicher Höhe stehen. Den untersten Untersuchungspunkt findet man rechts und links am Ansatz des Steißbeins. Der mittlere Untersuchungspunkt ist am Knochenvorsprung unter dem Grübchen zu suchen. Der dritte und letzte Punkt liegt am oberen Ende des Kreuzbeins in der Höhe des Beckenkamms. In allen diesen Punkten können Verschiebungen des Kreuzbeins gefunden werden. Diese Verschiebungen, die sich dadurch bemerkbar machen, daß ein Daumen höher steht als der der Gegenseite, kommen dadurch zustande, daß das Kreuzbein aus dem Gelenk herausspringt, wir nennen das subluxiert.

4.4.1.1 KREUZBEINSUBLUXATION

Neben der Hüftsubluxation ist die Kreuzbeinsubluxation einer der meist erhobenen Befunde, den man bei Patienten mit Rückenproblemen erheben kann. Die häufigste Ursache einer Kreuzbeinsubluxation ist der Beckenschiefstand bei einer Beinverlängerung durch Hüftgelenkssubluxation. Bei einer Beinverlängerung wird die Beckenschaufel des längeren Beins höher als die Beckenschaufel der Gegenseite geschoben. Dabei kommt das Kreuzbein in eine Schräglage. Bei dieser Schräglage steht das Kreuzbein in seinen Gelenken unter einer starken Spannung. Dieser Spannungszustand hat eine große Instabilität in den Kreuzbeingelenken zur Folge. Bei einer Zunahme der Spannungs- und Scherkräfte, die besonders bei Drehungen im Beckengürtelbereich und bei Beug- und Hebebewegungen über die Seite auftreten, subluxieren die Kreuzbeinbeckengelenke. Nach meinen Überlegungen geschieht das so, daß das Kreuzbein bei seiner Subluxation eine Kippbewegung macht. Die Form des Kreuzbeins, mit seiner in der oberen Hälfte gelegenen Gelenksfläche, die bauchseitig seitlich breiter ist als rückenwärts, begünstigt bei einer Subluxation

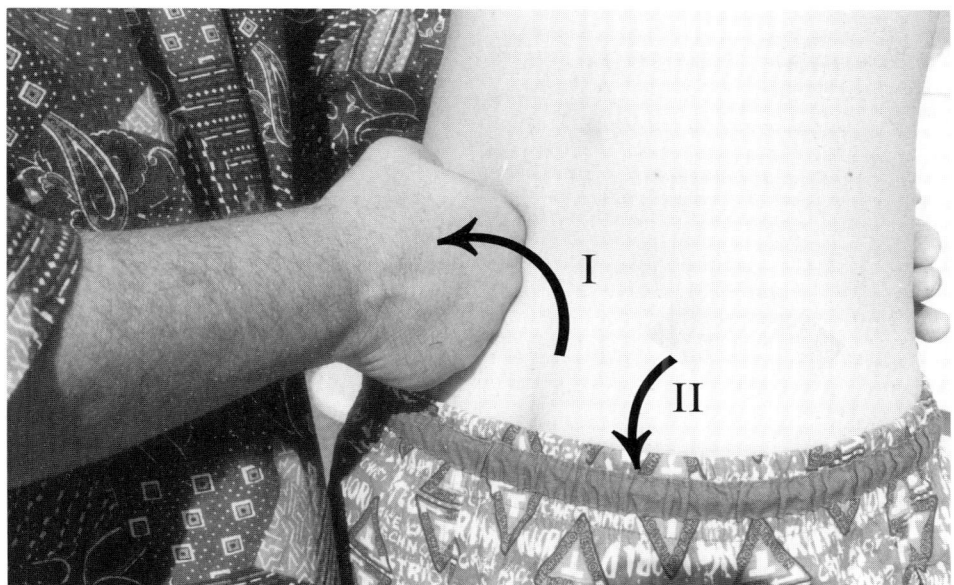

Abb. 40: Handhabung der Kreuzbeinreposition. (Foto selbst)

des Kreuzbeinbeckengelenks die Kippbewegung des oberen Kreuzbeinanteils zur Bauchseite hin. Dabei macht gleichzeitig der untere Kreuzbeinknochenanteil eine zum Rücken gerichtete Kippbewegung, so daß das Kreuzbein in seinem unteren und mittleren Anteil nach hinten zum Rücken heraussteht.

Auf den üblichen Röntgenaufnahmen des Beckenringes oder des Kreuzbeins fällt manchmal auf, daß bei einer Kreuzbeinsubluxation die rechte und die linke äußere obere Spitze des Kreuzbeins, auch wenn die Beckenschaufeln gerade stehen, nicht auf gleicher Höhe liegen. Dies könnte im Röntgenbild das Zeichen einer Kreuzbeinsubluxation sein.

4.4.1.2 THERAPIE DER KREUZBEINSUBLUXATION

Bei der Therapie der Kreuzbeinsubluxation ist das Verständnis der Reposition des unteren und mittleren Kreuzbeinanteils sehr einfach, man drückt praktisch den hinten herausstehenden Kreuzbeinknochen nach vorne. Dabei kommt es aber in der Regel zu keiner, oder nur zu einer unvollständigen Reposition des oberen Kreuzbeinanteils mit seiner nach vorne zum Bauch hin abgekippten Gelenksfläche. Diesen Kreuzbeinanteil müssen wir extra reponieren, was durch einen starken Druck auf den hinteren Beckenkammanteil geschieht. Hier muß in der Regel mit stärkerem Kraftaufwand die Beckenschaufel bauchwärts in das nach vorne gekippte Kreuzbeingelenk geschoben werden. Der obere Kreuzbeinanteil selbst ist durch seine bauchwärtige Kippbewegung für uns therapeutisch nicht direkt erreichbar. Dabei halte ich es so, daß ich mit meinen Repositionsversuchen am unteren Anteil des nach hinten herausstehenden Kreuzbein beginne und über die drei Kreuzbeinpunkte nach oben fahre. Oben erfolgt dann mit der Faust eine Auswärtsbewegung über den oberen hinteren Darmbeinstachel (Bewegungsrichtung I in Abbildung 40, S. 79) hinweg. Dabei wird aber nur selten eine restlos vollständige Reposition des Kreuzbein-Beckenschaufelgelenks erreicht. Es gelingt meist nicht, die Beckenschaufel so weit vorzuschieben, daß ein vollständiger Gelenkskontakt erreicht wird. Wenn man nach der ersten Behandlungsphase das Kreuzbein untersucht, stellt man fest, daß oft im Bereich des oberen hinteren Darmbeinstachels (Spina iliaca superior posterior) keine Differenz von der rechten zur linken Seite mehr zu sehen ist. Geht man aber auf den mittleren und unteren Untersuchungspunkt des Kreuzbeins zurück, so kann man oft feststellen, daß bei sehr genauer Prüfung von rechts zu links noch minimale Differenzen bestehen können. Man muß dabei sehr genau, um nicht zu sagen pingelig, vorgehen und prüfen. Lassen Sie sich dabei Zeit, weil man oft den Befund mehr ertastet als sieht. Jetzt muß man mit der drückenden Faust, ausgehend vom mittleren Untersuchungspunkt, nach unten bis über das Steißbein hinwegfahren. Meist verspürt man dabei lediglich ein Knacken, welches anzeigt, daß der endgültige und vollständige Gelenkskontakt zustande gekommen ist (Bewegungsrichtung II in Abbildung 40, S. 79). Die Erklärung für diese Zusammenhänge ist die, daß bei der Bewegung I die

Beckenschaufel nach vorne in das Gelenk geschoben wird. Da man aber bei der Kreuzbeinbehandlung unten am Steißbein anfängt zu drücken und der obere Anteil noch eine starke Fehlstellung hat, macht der untere frei stehende Anteil des Kreuzbeins nur eine teilweise Bewegung in Richtung des Gelenks hin. Dieses verhindert dann eine vollständige Reposition des oberen Kreuzbeinanteils. Die vollständige Reposition ist erst dann möglich, wenn man den unteren Anteil des Kreuzbeins mit der Bewegungsrichtung II noch einmal nachbehandelt. Der endgültige und vollständige Gelenkskontakt macht sich dann durch ein kleines Knacken, welches mehr zu spüren als zu hören ist, bemerkbar.

Die Möglichkeiten von Subluxationstellungen des Kreuzbeins sind vielfältig, weil unterschiedliche Anteile des Kreuzbeingelenks subluxieren können. So kann z. B. nur eine Seite des Kreuzbeins betroffen sein, es ist aber auch möglich, daß beide Seiten unterschiedlich stark subluxiert sind. Oft findet man einen krankhaften Befund einer Seite erst, wenn der Hauptbefund der anderen Seite therapiert wurde. Das heißt, auch bei der Kreuzbeinuntersuchung und der Behandlung muß man immer zwischen Untersuchungs- und Therapieschritten hin- und herwechseln.

Eine weitere sehr häufige Kombination von Kreuzbeinsubluxationen ist eine Verschiebung auf beiden Seiten, aber nicht auf gleicher Höhe, z. B. links unten, und rechts in der Mitte und oben. Man darf sich erst zufrieden geben, wenn alle drei Gelenksanteile beider Seiten so therapiert wurden, daß sie in der Flucht stehen. Auch ein anfänglicher Kreuzbeingleichstand sollte einen nicht übersehen lassen, daß beide Seiten um den gleichen Faktor subluxiert sein können. Daher ist ein Therapiegriff einer Seite zwingend notwendig, bevor man sagt, das Kreuzbein steht gerade.

Zur Reposition eines Kreuzbeingelenks ist es zusätzlich notwendig, daß man das Gelenk mobilisiert, d.h. man muß das Gelenk aus seiner Ruhelage herausbewegen, denn nur so ist eine Reposition des subluxierten Kreuzbeins in seine ursprüngliche Lage möglich. Diese Mobilisation, wie man dieses Vorgehen in der Chirotherapiesprache bezeichnet, geschieht bei der Dornschen sanften manuellen Therapie durch leichtes Vor- und Zurückschwenken des gegenseitigen Beins. D. h. bei der Therapie der rechten Kreuzbeinseite pendelt der Patient mit dem linken Bein und umgekehrt. Diese Behandlung kann sehr schmerzhaft für den Patienten sein, besonders dann, wenn es sich um sehr alte oder stark entzündete Befunde handelt. Trotzdem ist es zwingend notwendig, alle Kreuzbandschäden restlos zu beseitigen, auch wenn der Patient bei der Behandlung sehr starke Schmerzen hat, da sonst die Gefahr einer sofortigen Resubluxation besteht.

4.4.1.3 URSACHEN DER KREUZBEINSUBLUXATION

Neben der Hüftsubluxation ist die Kreuzbeinsubluxation einer der häufigsten Befunde, den man bei Patienten mit und ohne Rückenprobleme finden kann, wenn man von Wirbelsäulenverbiegungen absieht. Die häufigste Ursache einer

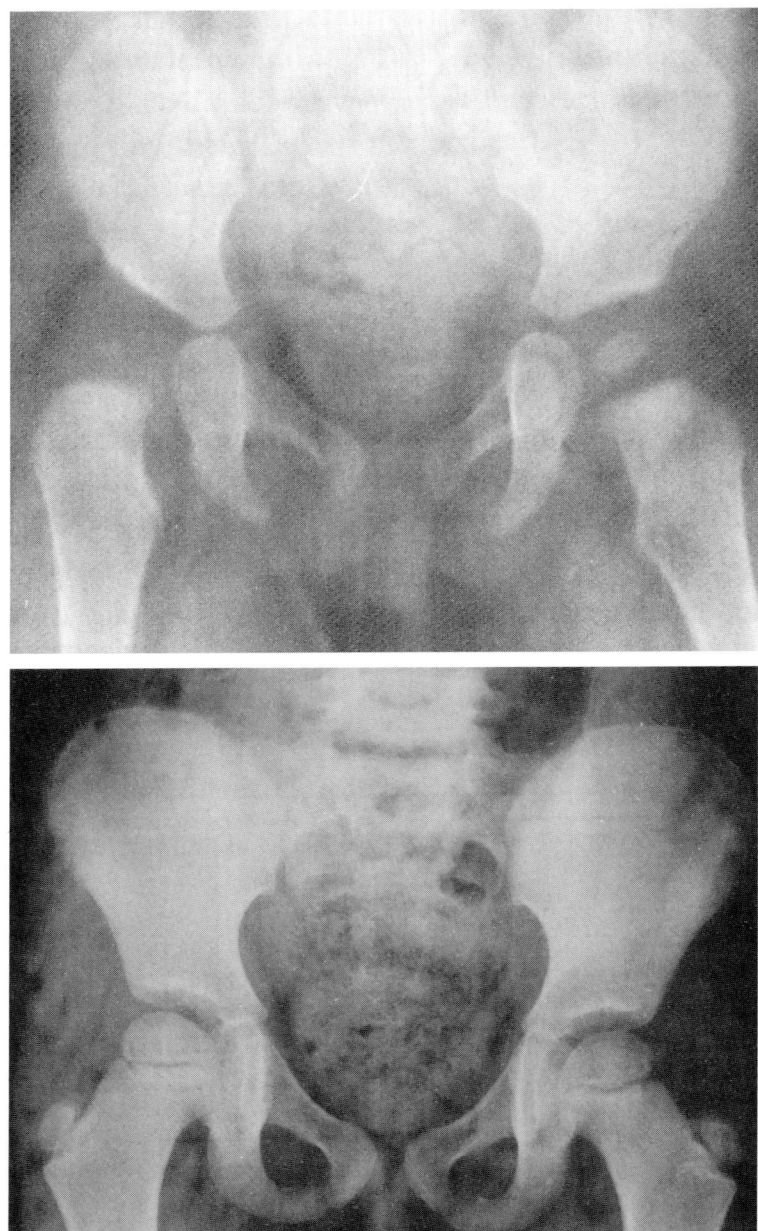

Abb. 41: Röntgenaufnahmen einer Hüftdysplasie und Hüftluxation. (Kleine Orthopädie, Gerhard Exner, Verl. Thieme, Stuttgart 1973)

Kreuzbeinsubluxation ist der Beckenschiefstand durch eine Beinverlängerung. Die echte Beinverkürzung möchte ich nur kurz noch einmal erwähnen, sie ist aber extrem selten. Die Beinverlängerung, die in den meisten Fällen durch eine Hüftsubluxation entsteht, die auch beidseitig vorliegen kann, aber in unterschiedlich starker Ausprägung, schiebt dabei die über ihr stehende Beckenschaufel unterschiedlich stark nach oben. Durch die Schieflage des Kreuzbeins, zwischen verschieden hoch verlagerten Beckenschaufeln, entstehen starke Spannungs- und Scherkräfte in den Kreuzbeinbeckengelenken. Dieser Zustand hat zur Folge, daß eine große Instabilität in den Gelenken auftritt. Bei einer akuten Zunahme dieser Spannungs- und Scherkräfte kann das Kreuzbein nach hinten aus dem Gelenk herausspringen, d.h. subluxieren. In diesem Augenblick ist für das Kreuzbein-Beckenschaufelgelenk der Spannungszustand aufgehoben. Diese zusätzlichen Scherkräfte treten bei Rotationsbewegungen in Beckengürtelbereich auf oder bei Hebebewegungen über die Seite. Auch die Beugung in einem Bein, bei gleichzeitig nach hinten ausgestrecktem anderen Bein und die Abwärtsbewegung des Oberkörpers, wie sie oft bei der Gartenarbeit vorkommen, erhöhen den Druck im Kreuzbeingelenk und lassen es bei einer bestehenden Schräglage nach hinten herausspringen.

Welch katastrophale Folgen das hat, möchte ich jetzt gleich in zwei Kapiteln abhandeln. Das eine sind die Hüftgelenkserkrankungen und die Ischiaserkrankung. Die bekannteste Hüftgelenkserkrankung ist die zum operativen Hüftgelenksersatz führende Hüftgelenksabnützung. Aber es gibt noch eine große Anzahl anderer Hüftgelenkserkrankungen. Viele sind entzündlicher Natur, oder sie entstehen auf Grund von schlechten Durchblutungsverhältnissen. Schon im Kindesalter gibt es eine Vielzahl solcher Veränderungen.

4.4.2 KINDLICHE HÜFTGELENKSERKRANKUNGEN

Schon Säuglinge leiden sehr häufig an Hüftgelenksveränderungen, die, nicht erkannt, zu verheerenden Folgen führen können. Krankhafte Befunde der Säuglingshüfte entstehen dadurch, daß die Hüftgelenkspfanne und der Hüftgelenkskopf noch nicht richtig ausgebildet sind. Zu einer guten Ausbildung einer Säuglingshüfte ist es notwendig, daß der Hüftgelenkskopf genügend kräftig auf die Hüftgelenkspfannenregion drückt. Dieser Druck ist notwendig, daß Hüftgelenkskopf und besonders die Hüftgelenkspfanne richtig angelegt und entwickelt werden. Nun tritt bei Säuglingen sehr häufig eine Subluxation bis Luxation des Hüftgelenkskopfes auf, die dadurch entsteht, daß bei noch mangelhaft ausgebildetem Pfannendach der ganze, aber sehr kleine Hüftgelenkskopf nach außen verschoben werden kann. Dabei kommt es zu einem Beckenschiefstand, der aber erst im gehfähigen Alter zum tragen kommt.

Man behandelt alle diese Fälle dadurch, daß man die Kinder entweder, bei geringeren Krankheitssymptomen, breit wickelt, oder, bei ausgeprägteren Fällen, eine Spreizhose verordnet. Dadurch wird der Hüftgelenkskopf von der Seite in

die Gelenkspfanne gedrückt. Diese normalen Druck- und Belastungsverhält-
nisse nehmen, so paradox das klingen mag, den schädlichen Druck vom Gewebe, die Durchblutung und Inervation wird dadurch verbessert und die Knochen
der Hüftgelenkspfanne und des Hüftgelenksknochens entwickeln sich besser.
Kinder mit einer nicht rechtzeitig diagnostizierten Hüftgelenksdysplasie können das Laufen nicht richtig erlernen, oder nur sehr spät, und dann unter
Schmerzen. Diese Menschen leiden ein Leben lang an der entstandenen Miß-
bildung, mit all ihren Folgekrankheiten, wie z.B. der vorzeitigen Hüftgelenksabnützung. Diesen Patienten ist nur durch einen Schuhausgleich des kürzeren
Beines zu helfen. Bei schweren Fällen sind später auch gelegentlich eine oder
mehrere Operationen nötig.
Dieser Befund der kindlichen Hüftsubluxation führt also zu einer richtigen
Beinverkürzung. Aber häufig finde ich bei Säuglingen, noch häufiger bei Klein-
kindern, bei denen eine Hüftsubluxation im orthopädischem Sinne durch Ul-
traschalluntersuchung der Hüften ausgeschlossen werden konnte, eine Dornsche Hüftsubluxation, die mit dem Dornschen Therapiehandgriff spielend und
ohne Druck oder Gewalt beseitigt werden kann.
Eine Hüftgelenksprüfung nach Dorn ist für mich bei den Vorsorgeuntersu-
chungen zwingend notwendig, weil hier trotz scheinbar orthopädisch unauffäl-
ligem Befund schon der Grundstein für spätere Beschwerden gelegt wird.
Glauben Sie mir, Sie würden über die Häufigkeit der nach Dorn bezeichneten
Hüftsubluxation schon im Säuglings- und Kleinkindesalter erschrecken. Und
das interessanteste bei dieser Untersuchung ist, daß Sie mit den schulmedizinisch üblichen Untersuchungsmethoden, mittels Röntgen und Ultraschall, keinen krankhaften Befund erheben können.
Die logische Folgerung daraus ist die, daß auch die Behandlung und Beseitigung einer orthopädischen Hüftsubluxation bei Säuglingen, sei es durch eine
Spreizhosenbehandlung oder durch Operation, den Behandelnden nicht davon
entbindet, nach der Dornschen Hüftsubluxation bei den Vorsorge- und Ju-
gendschutzuntersuchungen zu schauen.
Ich erinnere mich an eine Patientin mit einem Zustand nach schwerer doppel-
seitiger Hüftgelenksdysplasie. Als junge Frau wurden ihr dann beide Hüften erfolgreich operiert. Es blieb nach Aussage der Orthopäden eine Beinlängendifferenz um ca. 6 cm zurück. Durch den hohen Schuhausgleich litt die Patientin
unter Schmerzen beim Laufen, gleichzeitig hatte sie wegen des hohen Schuh-
ausgleichs und dessen unschönen Aussehens starke Minderwertigkeitsgefühle.
Nach einer Korrektur der Beingelenksdifferenzen mit den Dornschen Thera-
piehandgriffen, in diesem Falle beider Hüftgelenke, waren die Beine gleich lang
und auf einen weiteren Schuhausgleich konnte zur Erleichterung der Patientin
verzichtet werden, die Schmerzen waren natürlich auch verschwunden.
Sehr häufig kommt es in der täglichen Praxis vor, daß Kinder und Jugendliche
nach sportlichen Tätigkeiten oder nach Unfällen über plötzliche heftige Hüft-

oder Leistenschmerzen klagen. In der Regel findet man bei diesen Kindern eine starke Dornsche Hüftsubluxation, nach deren Behandlung die Beschwerden sofort verschwinden.

Eine weitere sehr häufige Hüftgelenkserkrankung des Kindesalters ist die Perthessche Erkrankung, bei der der kindliche Hüftgelenkskopf durch eine Durchblutungsstörung und Inervationsstörung aufweicht und zerstört wird. Dabei kommt es zu einer pilzkopfförmigen Deformierung und Austreibung des erkrankten Hüftgelenkskopfs. Die Erkrankung kann mit mehr oder weniger starken Schmerzen ablaufen. Die klassische Therapie erfolgt durch eine konsequente Entlastung der Hüfte durch Beinschienen, bei schweren Verläufen können sogar Operationen notwendig werden. Ich persönlich kenne drei Kinder mit dieser Erkrankung. Von zweien weiß ich, daß bei ihnen eine erhebliche Dornsche Hüftgelenkssubluxation vorgelegen hat. Meiner Überzeugung nach ist diese Dornsche Hüftsubluxation die eigentliche Ursache dieser Erkrankung. Durch die Hüftsubluxation kann es durch Muskelverspannungen zu schweren Durchblutungs- und Inervationsstörungen kommen, die dann die Erkrankung auslösen.

Wie könnte eine Hüftgelenksdysplasie eines Säuglings entstehen? Beim Durchtritt des Säuglings durch den sehr engen Geburtskanal der Mutter bei der Geburt werden die Extremitäten eng an den Körper des Kindes gepreßt. Dabei könnte es zu einer Dornschen Hüftsubluxation eines oder beider Hüftgelenke kommen. Das geschieht um so leichter, je weniger kräftig das das Hüftgelenk umgebende Gewebe ausgebildet ist. Die Säuglinge werden beim Durchtritt durch den engen Geburtskanal stark zusammengepreßt. Und gerade diese Hüftsubluxation könnte der ursächliche Auslöser für eine danach einsetzende Hüftgelenksdysplasie sein. Durch das Zusammenpressen des Säuglings beim Geburtsvorgang wird der Hüftgelenkskopf aus der Gelenkspfanne herausgehebelt und verliert so den notwendig engen Kontakt zur Pfanne. Jetzt können sich durch die auftretende Durchblutungs- und Inervationsstörung der Hüftgelenkskopf ebenso wie die Hüftgelenkspfanne nicht richtig ausbilden und eine orthopädische Hüftgelenksdysplasie entsteht. Vielleicht ließen sich so mit der Suche nach Hüftsubluxationen viele Spreizhosenbehandlungen, die für Mutter und Kind gleichermaßen unbequem sind, vermeiden und manch andere Folgebehandlungen blieben den Kindern erspart.

4.4.3 HÜFTGELENKSERKRANKUNGEN IM ERWACHSENENALTER

Beim erwachsenen Menschen entsteht eine Hüftsubluxation dadurch, daß der Hüftgelenkskopf nach vorne und seitlich oder nach hinten seitlich aus der Hüftgelenkspfanne herausgezogen oder herausgehebelt wird. Es tritt somit keine Beinverkürzung, sondern eine Beinverlängerung auf, die zu einem Beckenschiefstand führt. Das Phänomen eines Beckenschiefstands hat die Begleiterscheinung, daß die Patienten bei längerem Stehen nicht auf Dauer auf beiden

Beinen gleichzeitig stehen können. Das längere Bein schiebt dabei seine Beckenschaufel höher als die andere. Wenn der Patient beim Stehen mit einem Bein etwas einknickt, so daß er praktisch nur ein Bein belastet, erreicht er damit, daß das Becken wieder gerade steht. Die Schrägstellung des Beckens bei Beinverlängerung kann vom Stehenden nicht lange ertragen werden, da sich der Beckenschiefstand auf die Form der Wirbelsäule auswirkt. Die unteren Wirbel drehen sich dann zur Seite der niedrigeren Beckenschaufel hin. Die weiter darüber angeordneten Wirbel führen dann meist einen Gegenschwung zur Gegenseite hin aus, um die Wirbelsäulenachse wieder zu begradigen. Auf die Dauer wird dieser Zustand als unangenehm empfunden, da gleichzeitig Verspannungen auftreten. Der Patient versucht, durch die gerade beschriebene Entlastungshaltung den Beschwerden auszuweichen.

Beim Laufen hat der Patient mit einem Beckenschiefstand keine Möglichkeiten zum Ausgleich wie im Stand, sondern der Beckenschiefstand hat eine direkte Auswirkung auf die Kreuzbeinbeckengelenke und die Wirbelsäule, die dann bei längerer Belastung mit Schmerzen antworten.

Aber die Hauptprobleme eines chronischen Beckenschiefstands entstehen im Kreuzbeinbereich. Probleme entstehen dadurch, daß das Kreuzbein bei einem Beckenschiefstand schräg zwischen den Beckenschaufeln steht. Dabei haben die Gelenksflächen des Kreuzbeinbeckengelenks keinen gleichmäßigen Kontakt. Dies führt zu einem erhöhten Spannungszustand in den Gelenken. Kommt es jetzt durch Bewegung zu einer Zunahme der Spannungsverhältnisse im Becken-Kreuzbeingelenk, springt das Kreuzbein nach hinten aus der Gelenksfläche heraus. Damit kann das Kreuzbein wieder eine nahezu horizontale Lage einnehmen. Für die Gelenke ist der Spannungszustand aufgehoben. Dieser Vorgang hat aber schwere Folgen für den Betroffenen.

Jetzt betrachten wir noch einmal das Bild der am Kreuzbein ansetzenden Muskeln, die zu dem am seitlichen Oberschenkel gelegenen Trocheanter major ziehen. (Siehe Abb. 17, Seite 36). Der Musculus piriformis und der Musculus obturatoris internus sowie die Muskeln gemellii werden bei der Subluxation des Kreuzbeins überdehnt und reagieren mit einer im Laufe der Zeit zunehmenden Verspannung, die bei längerer Subluxationsdauer zu einer Kontraktion (Verhärtung) führt. Durch die muskuläre Verspannung entsteht ein Zug auf den Trocheanter major. Unterhalb des Trocheanter major zweigt der Schenkelhals zum Hüftgelenkskopf hin ab. Durch den Zug der tiefen Gesäßmuskulatur auf den Trocheanter entsteht gleichzeitig ein Zug auf den Hüftgelenkskopf, so daß er im Gelenk verkantet. Dadurch kann sich das Hüftgelenk insgesamt entzünden. Der Patient klagt dann über Hüftgelenksbeschwerden, die so stark werden können, daß unerträgliche Schmerzen auftreten. Außerdem kann der Patient kaum noch laufen.

Man findet gerade sehr häufig jüngere Patienten mit sehr starken Hüftbeschwerden und minimalen Befunden bei der Röntgenaufnahme des betroffenen Hüftgelenks. Gerade solche jüngeren Patienten erreichen es oft auf Grund ihrer starken und unerträglichen Beschwerden, gegen die Bedenken der behandelnden Ärzte, eine künstliche Hüfte eingesetzt zu bekommen. In der Regel sind die Beschwerden nach der Operation kurzfristig besser, stellen sich aber schon bald in gleicher Heftigkeit wieder ein. Das ist dadurch zu erklären, daß durch die Hüftoperation und deren Nachbehandlung die tiefe Gesäßmuskulatur kurzzeitig gelockert wurde. Diese Behandlung führte zur Beschwerdeerleichterung. Aber dadurch, daß der Kreuzbeinschaden nicht beseitigt wurde, treten die gleichen Beschwerden nach kurzer Zeit wieder auf. Die Langzeitschäden des Beckenschiefstands treten am Hüftgelenkskopf selbst auf. Vor deren Besprechung möchte ich an dieser Stelle einen sehr provokanten Satz in den Raum stellen, von dessen Richtigkeit ich, nach Beschäftigung mit der Dornschen Therapie, überzeugt bin:

ARTHROSE TUT NICHT WEH!

Nun höre ich förmlich den Aufschrei all jener Patienten, die an einer zum Teil sehr schmerzhaften Arthroseerkrankung leiden. Folgende Begründung möchte ich für diesen Satz anführen: Bei der medizinischen Tätigkeit mit orthopädischen Problemen, besonders im Hüftbereich, fallen einem immer wieder Patienten auf, die sehr starke Schmerzen haben, dabei aber oft nur relativ geringe Arthrosebefunde im Röntgenbild aufweisen. Daneben sind aber auch Patienten bekannt, die eine stark fortgeschrittene Arthrose und keine oder nur geringe Schmerzen haben. Alle Patienten mit zum Teil schwersten Arthroseerkrankungen möchte ich beruhigen und ihnen sagen, daß ich ihre Schmerzen voll und ganz glaube und sie nicht als eingebildete Kranke hinstellen möchte. Aber ihnen möchte ich sagen, daß die Ursache ihrer Beschwerden nicht in der Arthrose selbst zu suchen ist, sondern in entzündlichen Reaktionen der Hüfte und der sie umgebenden Muskeln und Bänder. Solche Entzündungen können wie beschrieben durch Veränderungen am Kreuzbein, aber auch durch Blockierungen an der Wirbelsäule, mit einem dadurch blockierten Rückenmarksnerv, ausgelöst werden. Die Entzündung hat lediglich als Lokalisationsort das Arthrosegelenk. Wenn man nun die Wirbelsäule und deren Blockierungen oder das Kreuzbein behandelt, läßt die Entzündung in den Arthrosegelenken nach. Die Arthroseschmerzen lassen ebenfalls nach oder verschwinden.
Zu jeder chronisch schmerzhaften Arthrose gehört also ein von außen in das Gelenk übertragener Reiz. Das kann eine Kreuzbeinveränderung bei Hüftbeschwerden oder ein blockierter Spinalnerv sein.
Die lediglich durch eine Überlastung entstandenen Gelenksentzündungen lassen sich im Normalfall leicht und innerhalb weniger Tage durch eine entsprechende Therapie mit Kälte, Salben und Medikamenten in den Griff bekommen. Beschwerden, die nicht besser werden wollen, haben als Ursachenhintergrund ebenfalls immer eine Blockierung eines oder mehrerer Wirbel oder eine

Blockierung des Kreuzbeins. Aber grundsätzlich kann jedes andere Körpergelenk auch betroffen sein.

4.4.3.1 ENTSTEHUNG DER HÜFTGELENKSARTHROSE

Um auf die Langzeitschäden der Wirbelsäule zurückzukommen, möchte ich Sie daran erinnern, daß eine chronische Beinverlängerung durch eine Hüftsubluxation entsteht. Dabei wird der Hüftgelenkskopf etwas aus dem Gelenk herausgezogen und verkantet danach mit dem Hüftgelenkskopf am Pfannendach. Das bedeutet praktisch, daß der knöcherne Pfannendacherker mit seiner doch recht scharfen Kante dauernd auf den Knorpel des Hüftgelenkskopfes drückt. Beim Stehen und Gehen entsteht durch das auf den Hüften lastende Körpergewicht ein sehr hoher Druck auf den Hüftgelenkskopf. Durch diesen Druck kommt es zu einer Schädigung des Gelenksknorpels. Dazu kommt, daß zusätzlich beim Laufen ein sehr starker Abrieb des Hüftgelenkknorpels erfolgt. All diese Faktoren sind sicherlich für eine vorzeitige Arthroseentstehung verantwortlich. Die Erklärung, warum eine schwere Hüftgelenksarthrose in der Regel auf einer Seite früher und stärker beginnt, läßt sich dadurch erklären, daß der Patient in der Regel auf einer Seite eine stärkere Hüftsubluxation aufweist als auf der Gegenseite. Da die häufigste Ursache für eine Hüftsubluxation das Übereinanderschlagen der Beine im Sitzen ist, und jeder Mensch vorzugsweise immer das gleiche Bein über das andere schlägt, ist leicht zu erklären, wie es zu einer einseitig stärkeren Hüftgelenksarthrose kommt.

Ich habe in meiner Tätigkeit Patienten mit schwerer, sehr schmerzhafter Hüftarthrose gesehen, welche sich in den nächsten Tagen einer Hüftgelenksoperation wegen unerträglicher Hüftschmerzen unterziehen sollten. Viele dieser Patienten konnten den Behandlungsraum nur unter extremen Beschwerden betreten und haben ihn ohne Schmerzen und ohne einen weiteren Gedanken an eine Operation wieder verlassen. Diese prompten Therapieerfolge sind für beide Seiten, Therapeut und Patient, eine Sternstunde, denn meist erfordern solche meist alten Schäden einen längeren bis langen Therapiezeitraum. Aber normalerweise erfährt der Patient schon nach der ersten Behandlung eine spürbare Erleichterung. Diese, wenn sie anfänglich auch oft nicht lange anhält, motiviert den Patienten, die Therapie trotz aller Widrigkeiten in Form einer schmerzhaften Behandlung fortzusetzen.

Natürlich können auch Komplikationen bei dieser Behandlung auftreten, die sich in oft heftigen Ischiasschmerzen äußern. Auf die Entstehungsursache dieser Ischiasbeschwerden möchte ich erst später in dem Kapitel über den Ischiasschmerz eingehen, da nach der Erklärung dieser Erkrankungsursache das Verständnis der möglichen Komplikationen leichter wird.

Es gibt immer wieder Patienten, bei denen die Muskulatur um die Hüfte so fest und unbeweglich geworden ist, daß sie diese beim Gehen nicht mehr frei bewegen können. Das erkennt man daran, daß der Betreffende beim Gehen das

Bein durch einen Hüftschwung aus dem ganzen Becken heraus nach vorne bewegt und daß die verspannte Muskulatur den Patienten, beim Vorschwung des gesunden Beins, zu seiner Seite herunterzieht, er hinkt. Diesen Patienten kann mit der sanften manuellen Therapie nach Dorn kaum oder gar nicht geholfen werden. Diese Personen müssen meist operiert werden, um wenigstens Schmerzfreiheit zu erreichen, auch wenn die Beweglichkeit der Hüfte oft nicht wieder herzustellen ist. Die Schmerzfreiheit nach der Operation erkläre ich mir dadurch, daß bei der Operation alle für die Schmerzleitung verantwortlichen Nerven durchtrennt werden.

4.4.4 LUMBOISCHIALGIE

Ein weiteres riesiges Problem in der Medizin und natürlich in der Orthopädie ist die Ischiaserkrankung. Viele Menschen leiden oft Jahre unter stärksten Schmerzen durch Einklemmungserscheinungen der unteren Spinalnerven. Diese Schmerzen strahlen in unterschiedlichster Weise in die Beine aus. Aber wie Sie im Laufe dieses Kapitels noch sehen werden, ist die Ischiaserkrankung noch viel mehr. Ich möchte im weiteren Verlauf dieses Buches der Einfachheit halber nur von Ischialgie sprechen und damit alle Einklemmungserscheinungen der drei unteren Rückenmarksnerven bezeichnen.

In den folgenden Abschnitten werden die verschiedenen Ursachen für die Entstehung einer Ischialgie erklärt. Außer dem bekannten Bandscheibenvorfall mit Einklemmung des Ischiasnervs gibt es wesentlich häufigere Ursachen für ein Ischiasleiden.

Wenn ein Patient in die Ordination kommt, der schon längere Zeit an einer Ischialgie erkrankt war, wird er Ihnen oft als erstes erklären, bei ihm sei ein Bandscheibenvorfall festgestellt worden. Sein behandelnder Arzt habe ihm geraten, sich operieren zu lassen. Er selbst würde die Operation gerne vermeiden, habe aber diesbezüglich wenig Hoffnung. Der Bandscheibenvorfall der unteren Wirbelsäule ist die häufigste Erklärungsursache der Orthopädie für eine Ischialgie, was so sicherlich nicht richtig ist.

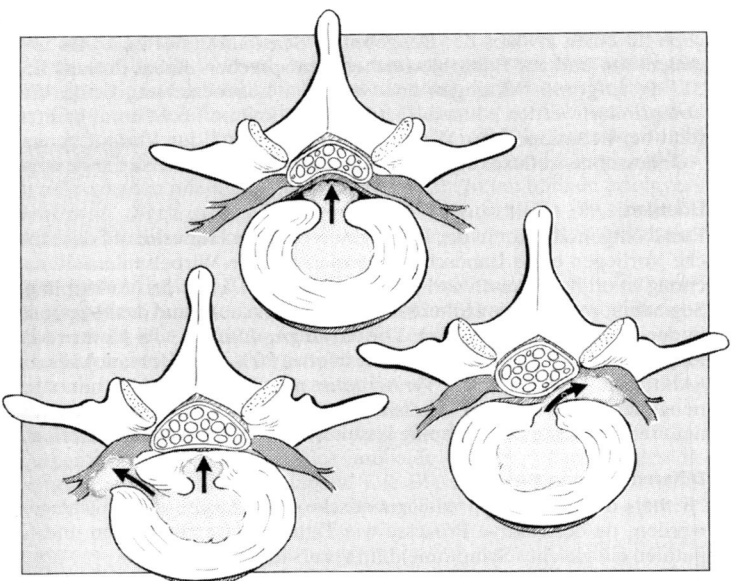

Abb. 42:
Darstellung verschiedener Schweregrade und Formen von Bandscheibenvorfällen. (Orthopädie, Horst Cotta, Verl. Thieme, Stuttgart 1993)

Was ereignet sich beim Bandscheibenvorfall? Wie in dem Kapitel „anatomische Grundlagen" schon beschrieben, ist der größte knöcherne Anteil eines Wirbels ein Wirbelkörper. Als Pufferkissen zwischen diesen aufeinandergestapelten Wirbelkörpern ist ein Faserringkissen mit einer darin befindlichen Gallertmasse eingeschoben. Dieses Polster verhindert, daß Erschütterungen des Körpers schädigend auf die Wirbelkörper einwirken können. Die Gallertkissen fangen die Erschütterungen ab. Es kann nun vorkommen, daß durch Überlastung, durch Verschleiß oder Unfälle der Faserring, der den Gallertkern umgibt, einreißt und die Gallertmasse nach außen gedrückt wird. Die austretende Gallertmasse drückt jetzt entweder auf das Rückenmark oder auf die Spinalnerven. Dies wiederum führt zu Einklemmungen, die eine Schädigung des Nervs mit Schmerzen, Gefühlsstörungen oder Lähmungen zur Folge hat. Dieser Vorgang ist die am häufigsten genannte Ursache für eine Ischialgie.

Untermauert wird diese Diagnose dadurch, daß man den Patienten einer Computertomographie oder einer Untersuchung mittels Kernspin des betroffenen Wirbelsäulenabschnitts unterzieht. Sehr häufig findet man auch einen oder gar mehrere Bandscheibenvorfälle, die dann dankend als Erklärungsursache herangezogen werden. Dieser Befund hilft dem Arzt, dem Patienten den oft sehr langwierigen und schmerzhaften Therapieverlauf zu erklären. Der Patient akzeptiert das, weil er sich möglichst nicht operieren lassen will. Er bringt dabei mehr Geduld auf, die Schmerzen längere Zeit zu ertragen.

Eine 1994 in Amerika von dem Arzt M. C. Jensen und Mitarbeitern durchgeführte Untersuchung (Hoag Memorial Hospital, Newport Beach, Kalifornien, USA), die im New England Journal 331 (1994) Seite 69–73 veröffentlicht wurde, ist für meine folgenden Behauptungen beweisend. Bei kernspintomographischen Untersuchungen der Wirbelsäule von 98 gesunden, beschwerdefreien Personen fand sich bei jedem zweiten eine Vorwölbung der Bandscheibe in den Rückenmarksraum. Je älter die untersuchten Personen waren, um so öfter lagen beim einzelnen solche Bandscheibenvorwölbungen vor. Etwa ein Drittel (27%) hatten eine stärkere Vorwölbung ohne Gewebsabschnürung (Sequestration), ein Patient hatte sogar einen Vorfall mit Sequestration. Bei 38% der untersuchten Personen waren mehr als eine Bandscheibe betroffen, weitere 20% hatten schon Schäden an den Bandscheiben, die einem Vorfall üblicherweise vorangehen.

Wenn man diese Untersuchung auf die tägliche Praxis überträgt, so kann man behaupten, daß nicht jeder im Röntgenbild gefundene Bandscheibenvorfall auch letztlich für die Ischiasbeschwerden unserer Patienten verantwortlich sein kann. Die Ursache ist meiner Meinung nach darin zu sehen, daß in dem Bereich des Rückenmarkskanals, in dem die Bandscheibenvorfälle gefunden werden, kein Rückenmark mehr vorhanden ist.

Das Rückenmark endet üblicherweise in der Höhe des letzten Brust- bis ersten Lendenwirbels. Im Rückenmarkskanalanteil darunter finden sich nur noch

Spinalnervenstränge, die zu den entsprechenden Austrittsöffnungen ziehen. Diese Spinalnervenstränge sind sehr elastisch und können unter nur leichter Dehnung einem Bandscheibenvorfall gut und leicht ausweichen. Erst ein Bandscheibenvorfall, der den Spinalkanal sehr stark verlegt, kann eine wirkliche Schädigung der Spinalnerven auslösen. Diese Bandscheibenvorfälle sind aber meiner Erfahrung nach relativ selten. Ich würde sie heute nicht höher als 2% bis maximal 5% schätzen.

Ganz anders sind die Verhältnisse oberhalb des 1. Lendenwirbels, wo bei einem Bandscheibenvorfall dieser sofort auf das Rückenmark drückt und es schädigt. Hier können unter anderem auch die Probleme der langen Bahnenschädigung entstehen, die später noch eingehend besprochen wird.

Wie entstehen also diese sogenannten Ischialgien, die oft so große Probleme darstellen? Auch hier muß ich auf die chronische Hüftsubluxation als eigentlichen Ausgangspunkt einer Ischialgie hinweisen. Wie schon mehrmals beschrieben, führt die Hüftgelenkssubluxation zu einer Beinverlängerung, wodurch die entsprechende Beckenschaufel höher als die der Gegenseite geschoben wird. Die Folge ist die Schrägstellung des Kreuzbeins mit starker Spannung in den Kreuzbeingelenken, die zu einer Subluxation in schon beschriebener Weise führt. In dieser subluxierten Stellung ist der Spannungszustand für das Kreuzbeinbeckengelenk aufgehoben. Wir haben schon die tiefe Gesäßmuskulatur mit den Muskeln piriformis und obturatorius kennengelernt, die vom Kreuzbein zum am seitlichen Oberschenkel gelegenen Trochanter major ziehen und dort befestigt sind. Außer der schon besprochenen Auswirkung auf das Hüftgelenk haben diese Muskeln noch eine weitere für die Ischiasentstehung ganz wichtige Bedeutung. (Siehe Abb. 17, Seite 36). Wenn man dieses Bild betrachtet, fällt einem auf, daß die beiden Muskeln Piriformis und Obturatorius den aus dem kleinen Becken kommenden und in das Bein ziehenden Ischiasnerv wie eine Schere umfassen. Wenn das Kreuzbein nun in subluxierter Stellung steht, kommt es zu einem starken Zug auf diese beiden Muskeln und auf die ganze restliche tiefe Gesäßmuskulatur. Da diese beiden Muskeln sich dadurch in einem dauernden Überdehnungszustand befinden, werden sie überfordert und reagieren mit der Zeit mit einer zunehmenden Verspannung. Diese Verspannung führt allmählich zu einer mehr oder weniger starken Verhärtung der überbeanspruchten Muskulatur. Da der Überdehnungszustand aber nicht beseitigt wird solange die Kreuzbeinsubluxation weiterbesteht, kann sich die Kontraktion oder Verspannung der tiefen Gesäßmuskulatur nicht lösen.

Wenn nun bei bestimmten Körperhaltungen eine Dehnung des Muskels notwendig wäre, bleibt diesen Muskeln als einzige Möglichkeit, eine notwendige Dehnung durch die Verkürzung des Weges zu ersetzen. Dabei übt besonders der M. Piriformis einen sehr starken Druck nach unten aus und klemmt dabei den Ischiasnerv ein. Wenn nun beide Muskeln, Piriformis und Obturatorius, sich um den gleichen Prozentsatz verkürzten, würden sie sich beide gleichmäßig nach unten bewegen und der Platz für den Nerv würde dabei nicht wesentlich eingeengt. Nun ist es aber so, daß die Gesäßmuskulatur in Schichten angeordnet ist. Wenn das Kreuzbein subluxiert, haben die tieferen Muskeln einen kürzeren Weg zum Trocheanter als die höher gelegene Muskulatur. Also verlagert sich der Muskulus piriformis stärker nach unten als der M. obturatorius. Dieser Umstand ist letztlich für eine stärkere Einklemmung verantwortlich.

Diese beiden eben besprochenen Muskeln und die Kreuzbeinsubluxation sind in der Ischiasentstehung sicherlich die wichtigsten Verursacher, aber nicht die einzigen. Mit der Zeit und der Länge der Beschwerden und durch die zunehmende Verspannung als Antwort auf die Schmerzen nimmt der Patient eine Schonhaltung ein. Durch diese Schonhaltung überträgt sich die Muskelverspannung oder die Muskelkontraktion noch auf weitere Muskelgruppen im Gesäß und im kleinen Becken. Diese Muskeln sind die M. gemellii und die Muskel- und Sehnenansätze der Oberschenkelmuskulatur. Auch diese Muskeln und Sehnenansätze können auf den Ischiasnerv drücken und eine Ischialgie hervorrufen.

Je nachdem welche Muskelgruppen auf welchen Ischaisanteil bevorzugt drücken, haben wir ganz unterschiedliche Erscheinungsbilder der Schmerzsenationen, die eventuell auch von Gefühlsstörungen und Lähmungen begleitet sein können. Es gibt auch Formen der Ischiaserkrankung, bei der nur die Gefühlsstörungen im Vordergrund stehen. Die Nerveneinklemmung kann so ausgeprägt sein, daß möglicherweise wie beim echten Bandscheibenvorfall Lähmungserscheinungen in den Beinen entstehen (siehe Abb. 43, Seite 96).

Eine Lähmung eines Beins bei einer Ischiaserkrankung kann nicht als Beweis angeführt werden, daß diese Störung durch einen Bandscheibenvorfall hervorgerufen wird und eine Operation zwingend notwendig sei. Ich will nicht behaupten, daß es solche Fälle nicht gäbe, bei denen ein den Spinalkanal völlig verlegender Bandscheibenvorfall solche Beschwerden auslöst. Dies ist aber extrem selten. Sollte sich bei einer Ischialgie, auch wenn sie von Lähmungen begleitet ist, nach der manuellen Therapie nach Dorn eine Erleichterung für den Patienten ergeben, so kann als Ursache für die Lähmung durchaus eine Ischiaseinklemmung durch die tiefe Sitzmuskulatur möglich sein und man kann dem Patienten die Operation womöglich ersparen. Dies sind sicher Grenzfälle, die einen sehr erfahrenen und selbstkritischen Therapeuten erfordern. Es soll dem Patienten keine Behandlung, die ihn heilen könnte, vorenthalten werden, vermeidbare Risiken, die durch eine Operationskomplikation ausgelöst werden können, sollten aber ebenfalls ausgeschaltet werden. Unser oberstes Gebot ist die Gesundung des Patienten - jede Art von Fundamentalismus ist abzulehnen.

Ich gehe sogar heute, nach einigen Jahren Dorn Therapie und der täglichen Beschäftigung mit solchen Krankheitsbildern, einen wesentlichen Schritt weiter und behaupte, daß der Bandscheibenvorfall, wie übrigens auch das Wirbelgleiten (Spondylolisthesis), Knickskoliosen der Lendenwirbelsäule und viele andere Erkrankungen der Wirbelsäule, (ich denke auch an die langsam entstehende Spinalkanalverengung) ein Symptom (Krankheitszeichen) und keine eigenständigen Erkrankungen sind. Sie sind ein Symptom für die Ischiaseinklemmung im Gesäß. Der Bandscheibenvorfall ist, wie auch die anderen erwähnten Erkrankungen, nicht selbst für die Beschwerden verantwortlich.

Wie kann man sich das erklären? Wenn der Ischiasnerv im Gesäß durch die verspannten Muskeln der tiefen Sitzmuskulatur, des oberen Muskels Piriformis und des unteren Muskels Obturatorius, eingeklemmt werden, breitet sich die Nervenstörung in Form von Schmerzen, Gefühlsstörungen oder gar Lähmungen nach unten in das Bein hin aus. Da unser Nervensystem aber keine Einbahnstraße ist, sondern die Störungen immer in beiden Richtungen, nach unten wie nach oben, weitergeleitet werden, kann man sich ganz leicht vorstellen, daß es unter anderem durch den gestörten Informationsfluß zu einer Tonusänderung (Tonus = Festigkeit, Halt) der Wirbelsäule kommt. Diese Tonusänderung geschieht in einem Nachlassen der Gewebsfestigkeit und der Gewebsspannung. Dies ist nicht nur auf die Lendenwirbelsäule beschränkt, sondern beeinflußt unsere ganze Wirbelsäule bis hinauf zum Atlas (1. Halswirbel). Es ist den Ostheopathen schon lange bekannt, daß Probleme im Kreuzbeinbereich Beschwerden in der oberen Brust- und Halswirbelsäule hervorrufen können. So ist es auch im Bereich der Lendenwirbelsäule. Das Nachlassen der Gewebsfestigkeit im Lendenwirbelsäulenbereich hat zur Folge, daß der Faserring der Bandscheiben, der den unter hohem Druck stehenden Gallertkern der Bandscheiben umschließt, bei ruckartigen Bewegungen oder länger anhaltenden Fehlbelastungen leichter einreißt, als wenn das Gewebe seine natürliche Festigkeit oder Spannung hätte. Hinzu kommt, daß fast bei jedem Menschen noch eine Skoliose der Wirbelsäule, hier speziell der Lendenwirbelsäule, hinzukommt. Diese Skoliose wird eventuell durch einen Beckenschiefstand, durch unser Bewegungsmuster, durch unsere Arbeitshaltung und nicht zuletzt durch unsere Schlafhaltung modifiziert. Die Skoliose wird aber um so schlimmer, je schwächer der Tonus der Wirbelsäulenmuskulatur ist. Dadurch nehmen die schädigenden Kräfte auf den Faserring der Bandscheiben noch zusätzlich zu. Daß sich eine überdehnte und verspannte Rückenmuskulatur mit der Zeit verkrampft und verhärtet, erklärt den Befund, daß man bei der manuellen Untersuchung der Wirbelsäule meist nichts mehr von der ursächlich verantwortlichen Tonusschwäche spürt.

Jetzt möchte ich kurz noch einmal auf das Kapitel der Behandlung der Kreuzbeinsubluxation und deren Komplikationen in Form einer Ischialgie zurückkommen. Gerade heute, am Tage, an dem ich diese Zeilen niederschreibe, mußte ich mich mit Vorwürfen solcher Komplikationen auseinandersetzen. Ein Patient, den ich vor ca. vier Wochen im Schultergürtelbereich wegen eines Schulterarmsyndroms behandelt hatte, klagte gleichzeitig über gelegentliche Beschwerden im unteren Rückenbereich. Bei Prüfung der Beinlängen stellte ich links eine Beinverlängerung von ca. 7 cm und rechts von ca. 5 cm fest. Gleichzeitig fand sich eine sehr starke Kreuzbeinsubluxation links. Nach Ausgleich der Beinlängendifferenz und Reposition des Kreuzbeinbeckengelenks war der Patient zuerst beschwerdefrei. Nach einigen Tagen kam er noch einmal, erstens um den gebesserten Befund der Schulter noch einmal zu kontrollieren, gleichzeitig sagte er, daß er seit der Behandlung im Kreuzbeinbereich leichte Ischiasbeschwerden habe. Die Zusammenhänge wurden dem Patienten erklärt und es wurde ihm auch gleichzeitig gezeigt, wie er selbst durch Massage der tiefen Gesäßmuskulatur zur Beschwerdebesserung beitragen könne. Vier Wochen später rief mich besagter Patient an und erklärte mir, daß er bei einem Orthopäden wegen seiner Ischiasbeschwerden gewesen sei, der habe eine Computertomographie veranlaßt, bei der ein medialer Bandscheibenvorfall zwischen L 4 und L 5 gefunden worden sei. Er beschuldigte mich nun, ihm durch meine Manipulation diesen Bandscheibenvorfall „hingedrückt zu haben". Dieses Beispiel, das auch Ihnen jeden Tag passieren kann, zeigt zwei wesentliche Dinge auf: Erstens, ohne Röntgenbefunde der Wirbelsäule und Computertomographie haben Sie bei Komplikationen und Schuldzuweisungen schlechte Karten, wenn Sie in dem betroffenen Bereich manipuliert haben. In diesem Fall war das aber nicht der Fall, sondern es wurde nur am Kreuzbein manipuliert. Zweitens, richtig ist, daß diese vom Patienten geschilderte Komplikation der Ischiasschmerzen im Zusammenhang mit der Behandlung des Kreuzbeinbeckengelenks zu sehen ist. Diese Beschwerden haben aber überhaupt nichts mit dem Bandscheibenvorfall zu tun, der sich als ein zufälliger Begleitbefund darstellt und somit für die Beschwerden des Patienten mit Sicherheit nicht verantwortlich ist. Hier ist eine gar nicht so seltene Komplikation nach der Behandlung der Kreuzbeinsubluxation aufgetreten, auf die man den Patienten unbedingt vor einer solchen therapeutischen Maßnahme deutlich aufmerksam machen muß. Treten diese Beschwerden auf, ist es ganz wichtig, daß der Patient sofort wieder in Behandlung kommt. Je länger die Ischiasbeschwerden andauern und nicht behandelt werden, um so schwerer sind diese wieder zu beseitigen.

Um solche Schwierigkeiten zu vermeiden, gehe ich bei Ischiaspatienten, egal ob sie einen diagnostizierten Bandscheibenvorfall haben oder auch nicht, ob sie schon ein- oder gar zweimal an den Bandscheiben operiert wurden, oder ob es sich um Patienten mit Wirbelgleiten (Spondylolisthesis) handelt, folgendermaßen vor: Ich erkläre dem Patienten vor der Behandlung genauestens die Zusammenhänge, wie seine Erkrankung entsteht. Das ist oft sehr zeitaufwendig, nicht zuletzt deswegen, weil viele immer wieder einwenden: „ ja, aber mein Orthopäde, oder mein Krankengymnast sagt usw.". Ich erkläre dem Patienten auch genau, welche Komplikationen in Form anfangs zunehmender Beschwerden eintreten können und was er selbst oder mit Hilfe eines Partners dagegen tun kann. Dann mache ich den betreffenden Patienten darauf aufmerksam, daß

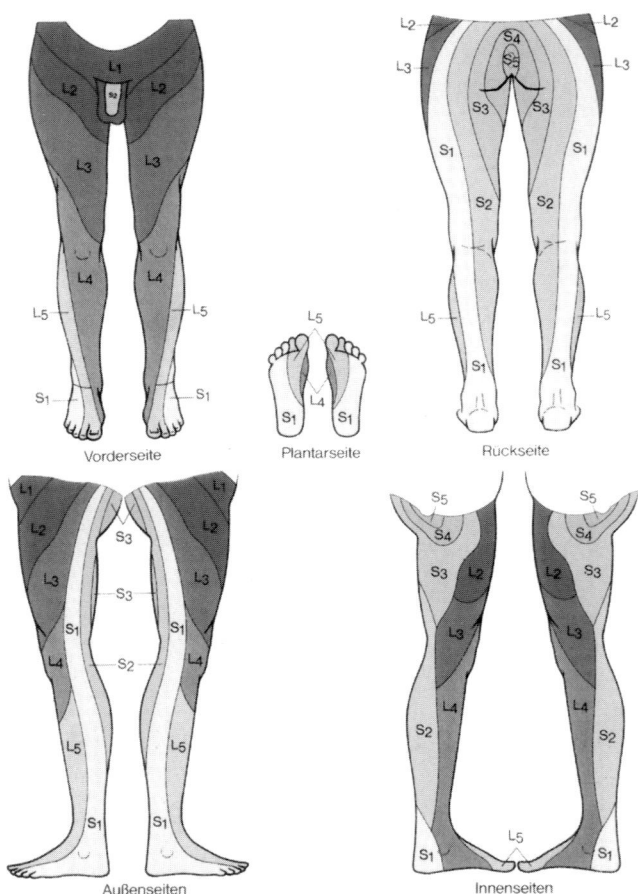

Abb. 43:
Die verschiedenen Ausbreitungsgebiete des Schmerzes bei
Einklemmung der einzelnen Ischiasnerven.

ich seine Beinlänge und seinen Kreuzbeinschaden behandeln werde, seine Lendenwirbelsäule im sogenannten „Bandscheibenbereich", also vom 5. bis zum 2. Lendenwirbel, nicht anfassen werde. Daran halte ich mich strikt bei der Erst- und eventuell auch noch bei der Zweitbehandlung, auch wenn eine schlimme Skoliose der unteren Lendenwirbelsäule vorliegt, die nur so nach einer Behandlung schreit. Der Patient muß zuerst Vertrauen gewinnen und wenn er feststellt, daß die Beschwerden besser werden, ohne daß ich die Lendenwirbelsäule berührt habe, kann er leichter akzeptieren, daß das, was ich ihm erkläre, auch seine Richtigkeit hat. Wenn er zu den Patienten gehört, die das Pech haben, durch eine Anfangsverschlechterung hindurch zu müssen, bevor die Beschwerden im Laufe der Behandlung dann doch besser werden, hat er das Vertrauen und die Gewißheit, daß man bei der Behandlung seinen Bandscheibenvorfall nicht verschlechtert haben kann, da man die Region an der Lendenwirbelsäule gar nicht berührt hat. Nach dieser vertrauensbildenden Maßnahme, wenn der Patient eine Besserung verspürt und Ihnen Vertrauen entgegenbringt, können Sie (Sie hätten das auch schon ohne Weiteres zu Anfang gekonnt) seine untere Lendenwirbelsäule nach der sanften manuellen Therapie nach Dorn mitbehandeln.

Die Erklärung für dieses Phänomen ist in der Verspannung der tiefen Gesäßmuskulatur bei Kreuzbeinsubluxation zu suchen. Bei der Reposition des Kreuzbeins kann es nun vorkommen, daß sich die stark verspannte Gesäßmuskulatur nicht schnell genug entkrampfen kann. Dann tritt das ein, was ich zuvor schon beschrieben habe, nämlich daß dann die mangelnde Dehnungsfähigkeit der verspannten tiefen Gesäßmuskulatur zu einer stärkeren Einklemmung des Ischiasnervs führt, mit den entsprechenden typischen Beschwerden.

4.4.4.1 THERAPIE DER KREUZBEINBEDINGTEN ISCHIALGIEN

Die Behandlung der Ischialgie besteht neben der Reposition des Kreuzbeins in einer Lockerungsmassage der tiefen Gesäßmuskulatur. Diese Behandlung nimmt der Patient, unterstützt durch ein Familienmitglied, oder auch ganz alleine vor. Dazu wird die Gesäßhaut seitlich des Kreuzbeins bis zur Hüfte mit einem beliebigen Öl eingerieben. Dann wird die tiefe Gesäßmuskulatur mit kräftigem Druck massiert. Dabei muß besonders in der Tiefe der Gesäßmuskulatur massiert werden. Der Druck der Finger, des Handballens, der Faust oder des Massagegerätes muß so dosiert werden, daß es der Patient gut ertragen kann. Man muß aber streng darauf achten, daß man nicht zu lange massiert, sonst besteht die Gefahr, daß das meist schon entzündete Gewebe der tiefen Gesäßmuskulatur sich noch stärker entzündet. Ist das Gewebe um die Kreuzbeingelenke durch eine lange bestehende Kreuzbeinsubluxation stark entzündet, darf keine Wärmeanwendung verabreicht werden, sondern hier sind kühlende Auflagen, am besten in Form von Quark, erforderlich, da die aufgebrachte Hitze die Entzündung weiter anfacht. Salbeneinreibungen sind nur fraglich wirksam, weil der Ort des Geschehens zu tief unter der oberflächlichen Gesäßmuskulatur liegt. Öle sind viel wirkungsvoller, denn sie machen Muskeln und Gewebe geschmeidig und weich und dringen tief in das Gewebe ein.

Wenn man Medikamente anwenden möchte oder gar muß, empfiehlt es sich zunächst, dem Patienten hochdosiert Magnesium zu verabreichen, da diese Substanz im Gegensatz zum Kalzium eine muskelentspannende Wirkung hat. Auch Vitamin E, in Deutschland zu Unrecht als ein Lebensmittel eingestuft und daher durch die Krankenkassen leider nicht erstattungsfähig, ist ein sehr gutes muskelentspannendes Mittel und damit ein wirkungsvolles Rheumamittel. Ein medizinischer Auszug aus der Ananas hat ebenfalls gute entzündungshemmende Eigenschaften. Manchmal läßt es sich nicht vermeiden, nichtpflanzliche Tabletten wie z.B. nicht steroidale Antirheumatika gegen die Entzündung einzusetzen. Aber auch muskelentspannende Medikamente, wie das von mir wegen seiner Nebenwirkungsarmut und seinem fehlenden Suchtpotential geschätzte Mydocalm, können eine sehr große Hilfe darstellen. Spritzen haben gegenüber Tabletten keinen Vorteil, machen aber häufiger Nebenwirkungen. Weitere Anwendungsmöglichkeiten sind Massagen. Sie sollten besonders darauf achten, daß der Masseur auch wirklich, wie notwendig, die tiefe Gesäßmuskulatur bearbeitet. Gezielte Krankengymnastik ist ebenfalls hilfreich. Dabei sollten Patient und Krankengymnast genau wissen, welche Übungen für den Patienten schädlich sind. Es gibt auch Selbstbehandlungsübungen für die Kreuzbeingelenke, die mit Bildern in dem Kapitel 4.4.11 auf Seite 134 genauestens beschrieben sind.

4.4.4.2 WEITERE URSACHEN DER ISCHIALGIE

Außer dem Bandscheibenvorfall und der Ischialgie durch Einklemmung der tiefen Gesäßmuskulatur gibt es noch eine weitere Ursache für einen Ischiasschmerz. Diese Ursache ist nicht mehr im Kreuzbeinbereich, sondern an der Wirbelsäule selbst zu suchen. Wenn man Modelle oder anatomische Zeichnungen von Wirbelsäulen betrachtet, könnte man die berechtigte Frage aufwerfen, wieso es bei Blockierungen der Wirbelkörper zu Nerveneinklemmungen kommen kann. Denn bei Betrachtung der üblichen Darstellungen könnte man meinen, daß der Abstand zwischen den Wirbelkörpern groß genug sei, daß es nicht zu solchen Einklemmungen kommt. Wenn man aber bedenkt, daß diese Knochen von vielen Sehnen, Bändern und Muskeln umgeben sind, sieht das Bild einer solchen Wirbelsäule schon ganz anders aus. (Siehe Abb. 13, Seite 32). Bei Betrachtung der letzten Abbildung kann man sich schon leichter vorstellen, wieso Spinalnerven bei einer Wirbelverschiebung eingeklemmt werden können. Das kann nun auch im Bereich der Spinalnerven der unteren Lendenwirbelsäule geschehen, was ebenfalls einen Ischiasschmerz auslösen kann.

Wenn man solche Patienten dann nach Dorn untersucht, findet man in der Regel eine einseitige oder gar beidseitige Hüft- und Kreuzbeinsubluxation, die zu behandeln ist. Meist stellt sich eine anfängliche Erleichterung ein, die dann aber manchmal stagnieren kann. Wenn nicht schon geschehen, muß man spätestens jetzt unbedingt im unteren Lendenwirbelsäulenbereich nach dortigen Blockierungen suchen. Diese Blockierungen müssen mitbehandelt werden und ein weiterer Therapieerfolg ist im Normalfall gesichert. Anfänglich kann es den Patienten wegen sehr starker Schmerzen bei einer heftigen Entzündung überfordern, wenn neben einer oft extrem schmerzhaften Kreuzbeinsubluxation noch die Wirbelsäule behandelt werden soll. Dieser Behandlungsschritt der Therapie der Wirbelsäule ist aber primär nicht so entscheidend, sondern der Patient soll erst einmal eine Erleichterung durch eine Reposition seiner Kreuzbeinsubluxation erfahren. Sie müssen trotz oft heftiger Schmerzen bei der Behandlung eine vollständige Reposition erreichen, da sonst das Gelenk sofort wieder subluxiert. Durch die Entzündung kann das das Gelenk umgebende Gewebe aber so angeschwollen sein, daß eine Reposition sehr schwer wird. Ist die Entzündung des Kreuzbeingelenks etwas abgeklungen, ist der Patient oft erst wieder in der Lage, weitere Behandlungsschritte zu ertragen. Wie die Blockierungen der Wirbelsäule nach Dorn behandelt werden, wird in einem speziellen Kapitel extra abgehandelt.

4.4.4.3 PROBLEME DER LANGEN BAHNEN

Hier handelt es sich um Ischiasbeschwerden, deren Entstehungsort weit vom eigentlich verantwortlichen Spinalnerv entfernt liegt. Das bedeutet, daß man Ischiasbeschwerden durch einen Bandscheibenvorfall haben kann, der Vorfall aber nicht am üblicherweise zu erwartenden Spinalnerv zu suchen ist. Die Ursache kann in Form eines Tumors oder eines Bandscheibenvorfalls viel weiter oben in der Brust, in der Halswirbelsäule oder gar im Gehirn liegen. Wie kann das sein?

Das Rückenmark besteht aus der grauen und der weißen Substanz. Die graue Substanz hat eine schmetterlingsähnliche Form und ist in der Mitte des Rückenmarks gelegen. Sie enthält Nervenzellen und Schaltstellen. Die graue Substanz wird von der weißen Rückenmarkssubstanz umgeben. Die weiße Substanz besteht ausnahmslos aus Nervenfasern, die von oben nach unten und umgekehrt ziehen.

Letztlich kommen alle nervlichen Aktivitäten, mit ganz wenigen Ausnahmen, vom Gehirn. D. h. ein Bewegungsimpuls, z. B. für eine Beinbewegung, entsteht im Bewegungszentrum für das betroffene Bein im Gehirn. Danach wird dieser Impuls oder Bewegungsbefehl über die Nervenbahnen in der weißen Substanz bis zur segmentalen Schaltstelle in der grauen Substanz nach unten geleitet und von dort in die Peripherie. Genauso verläuft eine Schmerzinformation, deren Ursache am Bein zu suchen ist, in umgekehrter Richtung bis zum entsprechenden Schmerzzentrum im Gehirn. Es kann nun sein, daß durch einen Bandscheibenvorfall oder einen Tumor der oberen Wirbelsäulenabschnitte diese entsprechenden Bahnen gereizt werden, weit ab von den eigentlich zuständigen Spinalnerven. Es entstehen Schmerzen und Bewegungsstörungen, die identisch einer Einklemmungserscheinung des Ischias sein können.

Das bedeutet für den Umgang mit der Dornschen Therapie, aber auch für alle weiteren manuellen Therapien, kritisch und vorsichtig zu Werke zu gehen. Wenn sich die objektiven Tastbefunde an der Wirbelsäule bessern, jedoch keine Erleichterung, ja sogar eine Verschlechterung der Beschwerden eintritt, sollte spätestens jetzt eine schulmedizinische Diagnostik erfolgen. Die Suche nach solchen Krankheitsursachen kann sehr aufwendig sein.

Ich erinnere mich an einen Patienten, der mich mit starken Ischiasbeschwerden

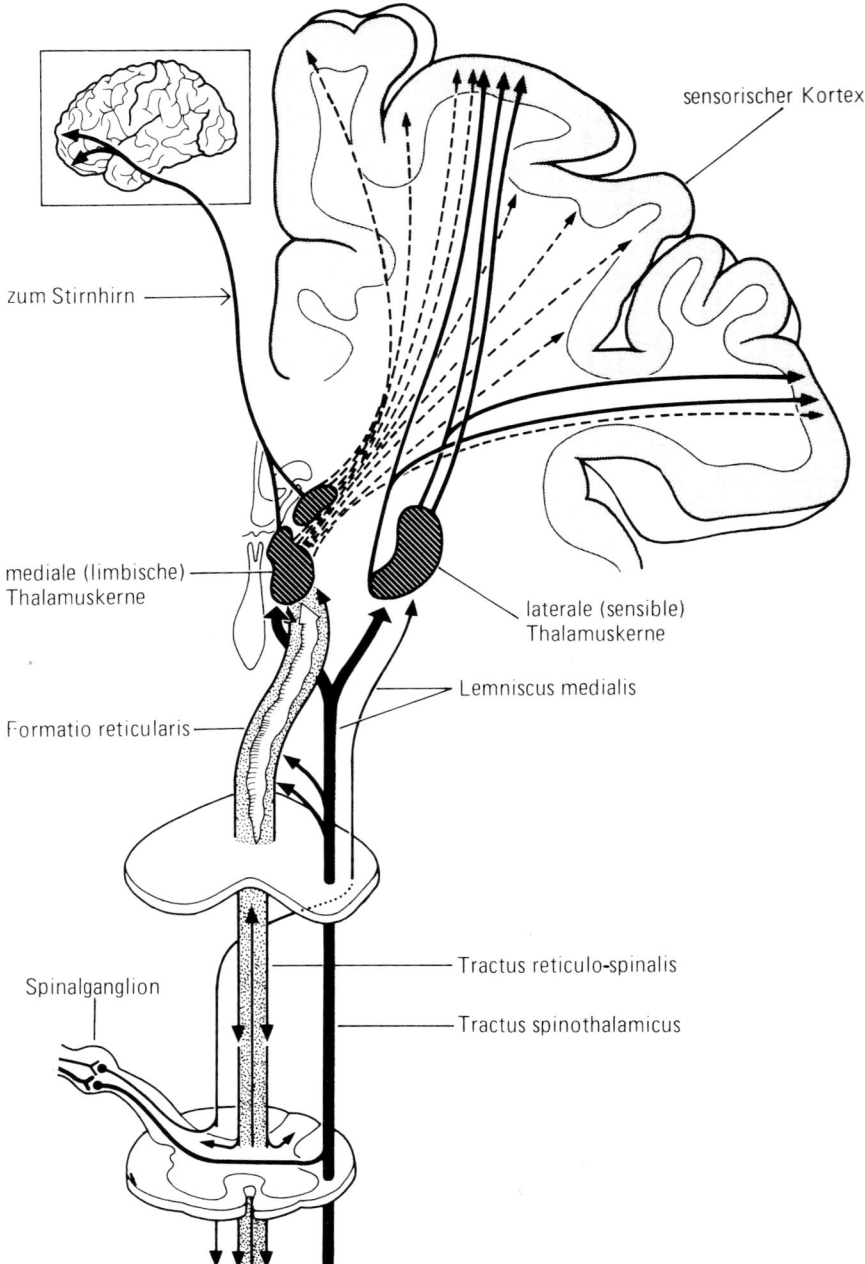

Abb. 44:
Abbildung der Schmerzbahnen vom Gehirn über das Rückenmark bis zu der Schaltstelle des Spinalnerven. (Neuroorthopädie Band 5, B. Kügelein. Verl. Springer, Berlin 1995)

aufsuchte, noch bevor ich mich mit der Dornschen Therapie beschäftigte. Die üblichen Therapien erbrachten keine Erleichterung, die Computertomographie der Lendenwirbelsäule war völlig unauffällig. Da die Beschwerden eher zunahmen und schon Lähmungserscheinungen an den Beinen auftraten, wies ich den Patienten in eine neurologische Fachklinik ein. Eine dort durchgeführte Myelographie (Darstellung mittels Kontrastmittel des Rückenmarkkanals) erbrachte einen Tumor im oberen Brustwirbelsäulenbereich, der erfolgreich operiert wurde. Dem Patienten geht es heute gut.

Man kann sich also nicht darauf verlassen, daß die Ursache eines Ischiasgeschehens auch unbedingt im Becken oder unteren Lendenwirbelsäulenbereich zu finden ist. Auch wenn solche Fälle sehr selten sein mögen, sollte man doch bei Therapieresistenz einmal an diese Möglichkeit denken.

4.4.4.4 NICHT TYPISCHE FORMEN DER ISCHIALGIE

Was eine Ischialgie ist, glaubt jeder zu wissen, nämlich ein vom Gesäß ausgehender Schmerz, der seitlich das Bein herunterzieht, verschieden weit nach unten bis in den Fuß ausstrahlen kann und eventuell von Gefühlsstörungen und Lähmungen begleitet ist. Die drei untersten Spinalnerven der Lendenwirbelsäule und der oberste Spinalnerv des Kreuzbeins sind die bekannten Nerven, die für eine Ischialgie verantwortlich sein können. Dabei strahlt der Schmerz des Spinalnervs des zweiten Lendenwirbels in die Leiste und die oberen Anteile des Oberschenkels aus. Der Schmerz des Spinalnervs des dritten Lendenwirbels zieht vom seitlichen oberen Oberschenkel, quer über den Oberschenkel, bis in den inneren Knieanteil. Der Spinalnerv des fünften Lendenwirbels sendet seine Schmerzsensationen von der Wade seitlich unterhalb des Knies schräg über den Unterschenkel bis zur Großzehe aus. Wie ein Generalsstreifen, bis in die Ferse, verläuft der Schmerz, der vom ersten Spinalnerv des Kreuzbeins ausgeht.

Nun gibt es aber noch die Spinalnerven des Kreuzbeins zwei bis sechs, die direkt aus dem Kreuzbeinknochen rechts und links austreten. Sie ziehen durch das kleine Becken, um dann gemeinsam mit den aus der Wirbelsäule austretenden Ischiasnerven durch die von der tiefen Sitzmuskulatur gebildete Muskellücke in die Beine zu gelangen. Dabei ist bei den Kreuzbeinnerven die Ausbreitungsrichtung umgekehrt wie bei den aus der Wirbelsäule austretenden Ischiasnerven. Das bedeutet, daß der zweite Spinalnerv des Kreuzbeins in die hintere Wadenregion zieht, der dritte Spinalnerv in die hintere Oberschenkelregion, der vierte Spinalnerv in die Leistenregion, der fünfte Spinalnerv in die Genitalregion (Penis oder Scheide) und die Nervenfasern, welche noch ganz unten am Ende des Spinalkanal austreten, in die Analregion (Darmausgang). Bei einer Kreuzbeinsubluxation mit anschließender Kontraktion der Muskeln Piriformis und Obturatorius werden diese Regionen und Organe in Mitleidenschaft gezogen. So sind Schmerzen in und am After, in und an der Scheide, am Penis, also die Impotenz oder erektile Dysfunktion, oft eine Folge. Diese Tatsache wird oft übersehen, wenn Patienten über Beschwerden, es müssen ja nicht immer nur Schmerzen sein, im Ano-, Genital- und Schambeinbereich klagen.

Viele Untersuchungen und Therapien müssen solche Patienten, die an unerklärlichen Beschwerden in diesem Bereich leiden, über sich ergehen lassen, oft ohne letztlich Erleichterung zu erfahren. Sie werden zuletzt nicht selten als Hypochonder hingestellt, oder man sagt Ihnen, daß diese Beschwerden psychischer Natur seien. Das verletzt diese Menschen sehr, weil sie den berechtigten Eindruck haben, man glaubt ihren Beschwerdeschilderungen nicht. Sie sind dann oft maßlos erleichtert, wenn man ihre Schilderungen annimmt, ihnen die Ursache erklärt, und obendrein noch Hoffnung auf Abhilfe macht. Es ist doch verständlich, daß viele Patienten, nach der Rundreise bei den verschiedensten Ärzten, oft psychisch auffällig werden. Dies mag seinen Grund darin haben, daß auf Grund der meist langen Leidensgeschichten und des Gefühls, minderwertig zu sein, die Patienten das Vertrauen zu ihrem behandelnden Arzt verlieren. Man versucht ihnen einzureden, sie seien nicht richtig im Kopf. Wir machen es uns in der Schulmedizin meiner Ansicht nach oft zu leicht, indem wir Tatumstände, die wir nach unserem heutigen Wissensstand nicht erklären können, weil wir den organischen Hintergrund nicht kennen, als psychischen Ursprungs betrachten. Damit verletzen wir viele Patienten, die es eigentlich nicht verdient haben, verlieren ihr Vertrauen und die Chance, ihnen helfen zu können. Das gilt aber nicht nur für Reizzustände der unteren Spinalnerven, sondern, wie später noch behandelt wird, für Reizzustände von Spinalnerven in und an anderen Körperregionen.

Um nach diesem kleinen Exkurs wieder auf die atypischen Ischiasbeschwerden zurückzukommen, möchte ich hierbei besonders auf die Hämorrhoiden-Entstehung mit der eventuellen Hämorrhoidal-Thrombose, anale Inkontinenz, Afterjucken und Afterbrennen, Scheidenentzündungen mit immer wieder auftretendem Pilzbefall und Ausfluß, Mißempfindungen in der Scheide beim aber auch ohne Verkehr, Potenzstörungen des Mannes und alle Entzündungen und Schmerzen, hinweisen. Alles das kann ein Ausdruck einer Nerveneinklemmung der Spinalnerven des Kreuzbeins sein und ist somit auch eine Ischialgie, wenn man auch über diese Bezeichnung streiten kann.

Aber auch bei den klassischen drei bis vier Spinalnerven der unteren Lendenwirbelsäule muß der Schmerz und die Erscheinungsform der Ischialgie nicht immer so typisch und klassisch wie oben beschrieben sein. Im Gegenteil, diese typische Ausbreitung des Schmerzes ist eher die Ausnahme aller möglichen Formen der Ischialgie.

Bei fast allen Schmerzerscheinungen der Beine, auch wenn sie nicht von oben nach unten durchgehend verlaufen, handelt es sich um eine Ischialgie. D. h. auch wenn ein Patient ganz isolierte Schmerzen im Zehenbereich, im Fußwurzelbereich, im Sprunggelenksbereich, im Unterschenkelbereich, im Kniebereich, im Oberschenkelbereich und im Leistenbereich hat, handelt es sich meist um eine Form der Ischialgie. Aber nicht nur Schmerzzustände können ein Ausdruck einer Ischiaseinklemmung sein, sondern auch Gefühlsstörungen, Entzündungen und Hautausschläge. Die Menge der Erkrankungen der Beine, die letztlich etwas mit der Wirbelsäule und dem Ischias zu tun haben, ist so groß, daß es schwer fällt, alle Beschwerdeformen zu erwähnen. Einige sehr wichtige und prägnante Beispiele möchte ich in diesem Kapitel aufführen, einige andere in den Kapiteln der speziellen Erkrankungen abhandeln.

Beginnen wir an den Zehen und den unteren Beingelenken einschließlich des Sprunggelenks. Eines meiner ersten Schlüsselerlebnisse mit der sanften manuellen Therapie nach Dorn war eine ca. 70jährige Patientin, die über Nacht, ohne ein Unfallgeschehen, eine handtellergroße Rötung und Schwellung am rechten Fuß unterhalb des Sprunggelenks auf dem äußeren Fußrand hatte. Sie konnte wegen der Schmerzen kaum laufen. Nach der Behandlung der Beinlänge, der Kreuzbeinsubluxation und einer Blockierung im Bereich des 4. und 5. Lendenwirbels ließen die Schmerzen sofort nach. Nach zwei Tagen waren Schmerzen, Rötung und Schwellung völlig verschwunden. Zufall, könnte man meinen. Wenn Sie sich der Mühe unterziehen, die Dornsche Therapie anzuwenden, werden Sie sehen, daß solche Tatumstände nicht die Ausnahme, sondern die Regel sind. Wenn die Patienten in die Ordination wegen eines Beinschmerzes, mit oder ohne Rötung und Schwellung kommen, und es ist kein Unfall oder keine Überbelastung vorausgegangen, so reagiert man üblicherweise zuerst sehr zurückhaltend mit der Diagnose einer Ischialgie. Der Laie mag sogar zuerst an ein Venenleiden, an Rheuma oder an Arthrosebeschwerden, bei Befall eines Gelenkes, denken. Nach der Behandlung mit der manuellen Therapie nach Dorn ist der Schmerz, je nach Länge der Beschwerdedauer, sofort weg, oder zumindest wesentlich gebessert. Dieser Umstand motiviert den Patienten, Ihnen zu glauben und die therapeutischen Empfehlungen zu befolgen.

Ein anderer Patient kam wegen eines eiternden großflächigen Hautausschlages im Bereich des rechten Oberschenkels. Es gab keine Erklärungsursache, warum die Entzündung sich nur auf den rechten Oberschenkel beschränkte. Natürlich wurde der Oberschenkel entsprechend mit Salben verbunden. Aber gleichzeitig untersuchte ich den Patienten an seiner Wirbelsäule. Neben einer Hüft- und Kreuzbeinsubluxation fand sich ein Schaden bei L3 in Form einer Lendenwirbelsäulenskoliose nach links, mit L3 als Scheitelpunkt, d. h. der Wirbel mit der stärksten Abweichung. Die Reizung speziell des 3. Spinalnervs war für eine lokale Immunstörung im Bereich des rechten Oberschenkels verantwortlich, so daß dort die bakterielle Infektion Gelegenheit fand, sich festzusetzen.

4.4.4.4.1 GICHTANFALL

Der Gichtanfall hängt ebenfalls mit dem Ischias und seinen Einklemmungen zusammen. Hier werde ich auf den größten Unglauben bei Ihnen stoßen, denn schon seit altersher weiß man, daß die Gicht etwas mit der Ernährung und der erhöhten Harnsäure zu tun hat. Das ist auch richtig. Wenn die Konzentration der Harnsäure im Körper zu hoch ist, fällt sie in spitzen Kristallen aus. Wenn man nun aber davon ausgeht, daß die Harnsäure im Körper, speziell im Blut, gleichmäßig gelöst ist, ist es nicht einzusehen, daß die Gicht plötzlich nur in einem Gelenk Beschwerden machen soll und in den anderen nicht.

Bei dem Gichtanfall haben wir meiner Ansicht nach eine Zweierkombination von Ursachen, die, wenn sie zusammentreffen, den typischen Gichtanfall auslösen. Es können natürlich Harnsäurekristalle im Gelenk ausgefallen sein. Damit dann eine Entzündung entstehen kann, muß eine Reizung durch eine Ischialgie notwendigerweise hinzukommen. Der Ischias löst durch seine Inervationsstörung ein zusätzliches Stoffwechsel-, Durchblutungs- und Immunitätsungleichgewicht aus, was letztendlich dafür verantwortlich ist, daß sich eine Entzündung entwickeln kann. Dabei ist es meiner Ansicht nach so, daß die Harnsäurekristalle in den betroffenen Gelenken als eine Art Katalysator (Beschleuniger einer chemischen Reaktion) wirken, der in Verbindung mit einer Ischialgie die Gelenksentzündung auslöst. Das würde auch erklären, warum die Häufigkeit von Gichtanfällen durch eine vernünftige Lebensweise seltener werden oder gar völlig verschwinden. D. h. die Ischialgie wäre in diesen Fällen womöglich allein als auslösende Ursache einer Gelenksentzündung nicht ausreichend. Auf der Gegenseite findet man aber auch oft Patienten mit den Zeichen eines typischen Gichtanfalls und völlig normalen Werten der Harnsäure im Blut. Hier hat die Ischialgie eine Gelenksentzündung, gleichen Aussehens wie ein Gichtanfall, hervorgerufen, ohne daß eine erhöhte Harnsäure im Spiel war.

4.4.4.4.2 UNSPEZIFISCHE GELENKSENTZÜNDUNGEN AN DEN BEINEN

In diesem Kapitel kommen wir zu den Gelenksentzündungen der Beine, sinngemäß kann man diese Ausführungen aber auf alle anderen Gelenke des Körpers übertragen. Es gibt Patienten, die scheinbar grundlos an einer Entzündung eines Beingelenks erkranken, ohne daß eine erhöhte Harnsäure vorliegt, Überanstrengungen oder Unfälle vorausgegangen wären. Die Krankheitsbilder können, wie schon gesagt, ganz identisch denen des Gichtanfalls sein und sprechen auf die gleiche Therapie gut an. Eines der häufigsten Gelenke, das mit einer Gelenksentzündung reagieren kann, ist das Kniegelenk. Natürlich gibt es im Kniegelenk gelegentlich Befunde, z. B. Verletzungen eines Meniskus, die den Patienten starke Kniebeschwerden machen können. Die Entstehungsursache eines Meniskuseinrißes sehe ich, ebenso wie das Auftreten eines Bandscheibenvorfalls, letztlich in der durch die Nerveneinklemmung des Ischias im Gesäß bei einer Kreuzbeinsubluxation eintretenden Tonusschwäche der das Knie haltenden Bänder. Schon kleinere Gewalteinwirkungen können so zu einem Meniskusschaden führen, der ohne Ischiasbeteidigung nicht entstanden wäre. Aber viel häufiger findet man bei Röntgen und Computertomographie eben keine ausreichende Ursachenerklärung für die beklagten Beschwerden. Es werden dann Kniespiegelungen gemacht, nur um einmal zu schauen, was los ist und bei Knorpelschäden am Knorpel operiert, in der Hoffnung, die Beschwerden des Patienten würden sich bessern. Heute würde ich sagen, daß mindestens 80% bis 85% aller Kniebeschwerden eine Ischialgie sind, auch wenn sie auf den ersten Blick nicht als solche zu erkennen sind.

Kniebeschwerden auf der Vorderseite und seitlich, außer- und innerseits des Knies werden von den Spinalnerven des dritten und vierten Lendenwirbels hervorgerufen, im Bereich der Kniekehlen vom ersten und zweiten Kreuzbeinspinalnerv. Nach der Behandlung der Wirbelsäule und des Kreuzbeins erfahren die Patienten, je nach Schwere ihrer Schäden und je nach Dauer ihrer Beschwerden, meist eine sofortige deutliche Erleichterung oder sind gar ganz schmerzfrei. Bei den meisten Patienten, die ihre Beschwerden schon über lange Zeit haben, dauert die Heilung natürlich entsprechend länger, aber meist verspüren sie nach der Behandlung schon eine Abnahme ihrer Schmerzen, was jedoch oft nicht lange anhält.

Es darf auch nicht unerwähnt bleiben, daß Kniebeschwerden ebenfalls durch Blockierungen des 3. Lendenwirbels hervorgerufen werden können. Es ist anfangs oft nicht ganz leicht, wenn eine Kreuzbeinsubluxation und eine Blockierung des 3. Lendenwirbels vorliegt, genau zu beurteilen, welcher der Schäden in erster Linie für die Kniebeschwerden des Patienten verantwortlich ist. Wenn man bei einer Behandlung von Knieerkrankungen die untere Lendenwirbelsäule bei der ersten Behandlung ausspart, das ist, wie gesagt, besonders bei Patienten mit Ischiasbeschwerden und bekannten Bandscheibenvorfällen zu empfehlen, kann damit leicht eine kleine Differentialdiagnose der Kniebeschwerden vorgenommen werden. Werden die Knieschmerzen des Patienten nach der Kreuzbeinbehandlung besser oder verschwinden sie sogar, kann man sagen, daß hier die Kreuzbeinsubluxation verantwortlich war. Wird das Knie nach der Behandlung des Kreuzbeins nicht besser, sondern erst bei der späteren Lendenwirbelsäulenbehandlung, dann war die Blockierung des 3. Lendenwirbels die Ursache für die Knieerkrankung. Natürlich können auch beide Ursachen, Kreuzbeinsubluxation und Blockierung des 3. Lendenwirbels, gemeinsam den Knieschmerz hervorrufen. In einem solchen Fall wird nach der Kreuzbeinbehandlung der Befund besser, verschwindet aber erst, wenn die Behandlung des 3. Lendenwirbels hinzukommt.

Viele Kniespiegelungen und Knieoperationen, mit oft keinen oder nur unzureichenden Langzeitergebnissen, könnten so sicherlich vermieden werden. Von den Kostenersparnissen möchte ich in diesem Buch gar nicht reden.

4.4.4.4.3 WADENKRÄMPFE, DAS PROBLEM DER OFFENEN BEINE, DURCHBLUTUNGSSTÖRUNGEN, ENTSTEHUNG VON KRAMPFADERN UND HAEMORRHOIDENLEIDEN

Nicht nur Gelenks- und andere Beinbeschwerden haben etwas mit der Wirbelsäule und dem Ischias zu tun. Das Krampfaderleiden ist unter anderem die Folge einer Inervationsstörung durch eingeklemmte Spinalnerven, die den Muskeltonus (Muskelfestigkeit) des Bindegewebes reguliert. Hinzu kommt ein behinderter Abstrom des venösen Blutes (sauerstoffarmes Blut) aus den Beinen, der dadurch entsteht, daß die Gesäß- und Beckenmuskulatur durch einen Beckenschiefstand bei einer Kreuzbeinsubluxation so verkrampft ist, daß das venöse Blut nur schlecht durch die zusammengedrückten Venen (Gefäße, die das sauerstoffarme Blut zum Herzen zurückführen) zum Herzen zurückfließen kann. Durch die somit entstehende Stauung der venösen Gefäße, in Kombination mit der Inervationsstörung mit Minderung der Festigkeit des Muskel- und Bindegewebes, können sich Krampfadern ausbilden.

Das Hämorrhoidenleiden mit einer eventuell sehr schmerzhaften Hämorrhoidalthrombose (venöser Gefäßverschluß durch ein Blutgerinnsel) hat die gleiche Entstehungsursache wie das Krampfaderleiden, nur liegt hier der Ort des Geschehens im kleinen Becken.

Genauso wie die Venen der Beine unter einer verspannten Beckenmuskulatur leiden, leiden auch die arteriellen Gefäße, die das sauerstoffreiche Blut in das Bein leiten. Zwei Faktoren können eine schlechte Durchblutung zur Folge haben: Erstens kann eine spinale Fehlinervation mit einer Gefäßverengung zu Durchblutungsstörungen führen. Zweitens kann die sehr verkrampfte Beckenmuskulatur den Bluteinstrom in das Bein und in das kleine Becken zusätzlich behindern. Manch eine Durchblutungsstörung der Beine, unabhängig von möglichen internistischen Erkrankungen, die ebenfalls Durchblutungsstörungen auslösen können, läßt sich nur dadurch erleichtern, daß man mit der manuellen Therapie nach Dorn dafür sorgt, daß sich die Beckenmuskulatur entspannt, und damit eine freie und ungestörte Nerven- und Blutversorgung des Beines vorliegt. Das berühmte Gehtraining bei der Behandlung von Durchblutungsstörungen der Beine wirkt sicherlich nicht zuletzt dadurch, daß sich durch die viele Bewegung die Muskulatur des Gesäßes entspannen kann.

Die offenen Beine sind die Folge verschiedenster Grunderkrankungen, seien es Krampfadern oder Durchblutungsstörungen mit und ohne Zuckererkrankung. Sie haben nicht selten als zusätzliche Ursache eine Ischialgie bei Kreuzbeinsubluxation mit den beschriebenen Folgen für Gesäß- und Beckenmuskulatur. Es ist immer lohnend, bei solchen Patienten mit Krampfaderentstehung oder Durchblutungsstörungen und offenen Beinen eine Wirbelsäulentherapie nach Dorn einzuleiten. Oft läßt sich das Fortschreiten der Erkrankung aufhalten. Bei Durchblutungsstörungen heilen die Wunden mit einer begleitenden Verbandstherapie gut ab.

Ein letztes Phänomen, das ich an dieser Stelle beschreiben möchte, welches sehr viele Patienten plagt und belästigt, besonders in der Nacht, sind die Wadenkrämpfe. Das auch noch, werden Sie sagen! Aber bei Wadenkrämpfen ist eine Behandlung der Wirbelsäule und des Kreuzbeins und eventuell auch von subluxierten Beingelenken von großem Erfolg begleitet. Die Wadenkrämpfe treten deshalb besonders in der Nacht auf, weil sich im Liegen, in Folge einer Kreuzbeinsubluxation, die Muskeln Piriformis und Obturatorius der tiefen Gesäßmuskulatur durch die langanhaltende Überdehnung verspannen und auf den Ischias drücken. Wenn der Patient dann aufsteht, etwas hin und hergeht, entspannen sich die Muskeln zum Teil wieder und der Krampf findet sein Ende. Magnesium ist deshalb bei Wadenkrämpfen so erfolgreich, weil dieses Spurenelement die Muskulatur sich entspannen läßt.

Aber durch eine Kreuzbeinsubluxation können nicht nur Beschwerden und Erkrankungen unterhalb der Gürtellinie ausgelöst werden, sondern auch Beschwerden und Erkrankungen oberhalb der Gürtellinie. Diese können sogar sehr weit entfernt zu finden sein. Eine davon ist eine bestimmte Form des Spannungskopfschmerzes. Manche Patienten sagen nach der Beseitigung einer Kreuzbeinsubluxation oft spontan, daß ihre Kopfschmerzen jetzt nachlassen. Eine Kreuzbeinsubluxation hat also einen direkten Einfluß auf die obere Brustwirbelsäule und die Halswirbelsäule.

Eine Kreuzbeinsubluxation hat aber nicht nur einen Einfluß auf die oberen Anteile unserer Wirbelsäule. Ich halte das Kreuzbeingelenk für sehr wichtig, wenn nicht sogar für das Schlüsselgelenk unseres ganzen Körpers. Eine Kreuzbeinsubluxation, besonders wenn noch zusätzlich ein Beckenschiefstand durch eine Hüftsubluxation besteht, stört das ganze Gefüge unserer Wirbelsäule. Der Patient wird trotz regelmäßiger Behandlung der Wirbel und trotz strikter Befolgung seiner Therapiempfehlungen keine anhaltende Besserung seiner Beschwerden erfahren, solange eine Subluxation des Kreuzbeins nicht völlig beseitigt ist und sich dieser wieder stabilisiert hat.

4.4.5 UNTERSUCHUNG DER WIRBEL

Nach der Besprechung des untersten Anteils der Wirbelsäule, des Kreuzbeins und seiner Erkrankungen, möchte ich mich nun der sanften manuellen Therapie der Wirbelsäule selbst zuwenden.

Die Haltung des Patienten bei der Untersuchung und der Therapie der unteren bis mittleren Wirbelsäulenabschnitte geschieht in der gleichen Position und Haltung wie bei der Untersuchung des Kreuzbeins (siehe Abb. 45, Seite 108).

Der Patient steht, mit parallelen Füßen und leicht gespreizten Beinen etwas vornübergeneigt, während er sich mit den Händen auf ein Therapiestandgerät, eine Untersuchungsliege, einen Tisch oder eine Stuhllehne aufstützt. Dabei sollte sich der Patient nicht zu stark nach vorne beugen, da sonst die oft schon verhärtete Rückenmuskulatur noch stärker verspannt wird, was die Beurtei-

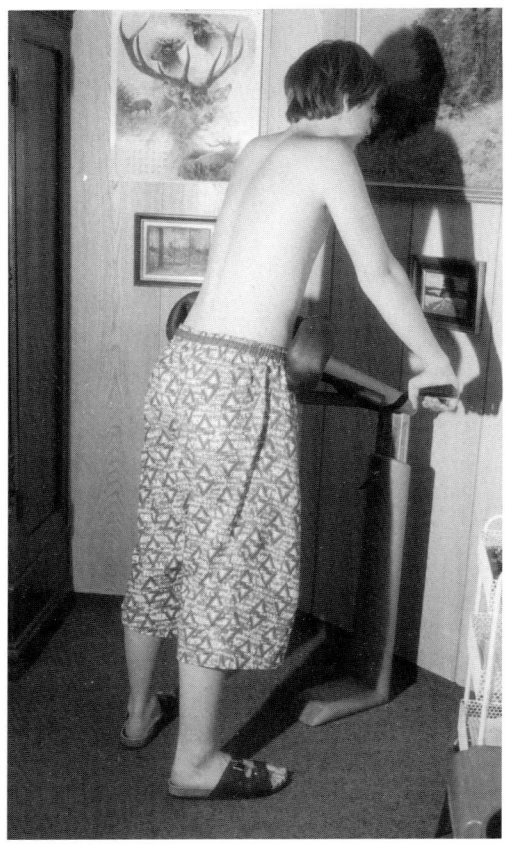

Abb. 45:
Stellung und Haltung des Patienten am Therapiegerät. (Foto selbst)

lung der Wirbellage erschwert und später die notwendige Therapie zusätzlich schmerzhaft machen kann. Dann legt der Untersucher seine Daumen rechts und links an den Dornfortsatz des fünften Lendenwirbels, nachdem er die zu untersuchende Region gut mit einem Öl seiner Wahl eingerieben hat.

Nun fährt der Therapeut mit seinen Daumen langsam, rechts und links immer möglichst genau auf gleicher Höhe bleibend, an den Dornfortsätzen, im Volksmund sagt man Rückgrat, der aufeinanderfolgenden Wirbel nach oben. Dabei prüft er mit seinen Daumenspitzen den Sitz der Wirbel (siehe Abb. 46, Seite 110).

Man muß streng darauf achten, daß sich die Daumen ganz gleichmäßig auf gleicher Höhe bewegen, und nicht ein Daumen einen Vorlauf hat, oder der andere nachhängt, da es sonst zu Fehlinterpretationen kommen kann. Der Prüfer beurteilt nun mit den Spitzen seiner beiden Daumen, ob und auf welcher Seite des nachfolgenden Wirbels er einen stärkeren Knochen- oder Gewebskontakt verspürt. Auf der Seite, auf der er auf seiner Daumenspitze einen deutlicheren Kontakt hat – es handelt sich dabei um den seitlichen Anteil des Dornfortsatzes – ist der Wirbel blockiert, d.h. der Wirbel ist zu dieser Seite hin rotiert oder verschoben.

Für manchen ist schwer verständlich, daß der Wirbel auf der Seite der Blockierung als Widerstand zu tasten ist. Man könnte meinen, daß wenn ein Wirbel z. B. zur linken Seite rotiert, die rechte Seite deutlicher zu tasten sei, weil diese dann deutlicher hervortrete. Diese Überlegung wäre an der Lenden- und Brustwirbelsäule auch zutreffend, wenn es sich bei den Blockierungen lediglich um eine Rotation eines Wirbels handeln würde. Dieser Mechanismus kommt beim Menschen aber so nicht vor. Bei Blockierungen und natürlich bei Skoliosen handelt es sich nicht nur um eine reine Wirbelrotation, sondern es kommt immer eine Biegung zur Blockierungs- oder Skoliosenseite hinzu. Wenn man jetzt mit Hilfe eines Wirbelsäulenmodels sich einen solchen Schaden nachstellt, sieht man sofort, daß die Seite der Blockierung oder der Skoliose in der Knochenrinne zwischen Quer- und Dornfortsatz zur Gegenseite höher heraustritt. An der Halswirbelsäule ist es etwas einfacher. Da hier die Gelenksflächen, im Gegensatz zur 90° Stellung der restlichen Wirbelsäule, eine Neigung von 45° haben, weicht bei einer Seitverschiebung der Halswirbelsäule, diese sofort zur Seite der Verschiebung hin aus.

Bei dem Abweichen nur eines oder zweier Wirbel spricht man von einer Blockierung. Sind mehrere aufeinanderfolgende Wirbel nach einer Seite hin verschoben, so spricht man eher von einer Skoliose. Für eine Skoliose bezeichnend ist auch der Umstand, daß es einen Scheitelpunktwirbel gibt. Bis zu diesem Wirbel nimmt der Blockierungsgrad der einzelnen Wirbel zu, er selbst ist am stärksten verschoben, und dann nimmt der Grad der Blockierung normalerweise wieder ab.

Dabei verursachen akute Blockierungen sofort erhebliche Schmerzen. Bei einer akuten Verschiebung strahlt der Schmerz in der Regel zur Gegenseite der Blockierung hin aus. Das bedeutet, daß ein Patient mit einer Linksblockierung der Brustwirbelsäule rechts im Brustbereich seine Beschwerden verspürt und umgekehrt. Der Grund ist darin zu sehen, daß bei einer Blockierung oder Skoliose die Austrittsöffnung des Spinalnervs auf der Gegenseite sofort eingeengt wird. Hier kommt es zu Einklemmungserscheinungen des Spinalnervs. Bestehen solche Blockierungen unbehandelt über einen sehr langen Zeitraum, so kann eine Schmerzumkehr eintreten. Plötzlich spürt der Betreffende eine Änderung der Schmerzausstrahlung, nämlich zur Seite der Blockierung hin. Das hat wahrscheinlich seine Ursache in einer zunehmenden Verspannung der Rückenmuskulatur, die ebenfalls zu einer Spinalnerveneinklemmung, jetzt auf der Seite der Blockierung, führt. Da der Patient ohne manuelle Untersuchung über den Zustand seiner Wirbelsäule nicht informiert ist, kann er sich seine Beschwerden und besonders deren Änderung zunächst nicht erklären.

Bei Skoliosen ist es ganz ähnlich, nur daß hier die Beschwerden langsam über einen längeren Zeitraum entstehen. Oft findet man, und das gerade bei jüngeren Menschen, erhebliche Skoliosen, ohne daß die Betreffenden Schmerzen hätten. Die Erklärung ist die, daß bei diesen Personen eine Einklemmung des Spinalnervs nur sehr langsam vonstatten geht. Der Körper reagiert erst dann mit Schmerzen, wenn ein bestimmtes Maß der Wirbelsäulenverkrümmung überschritten wird und die die Wirbelsäule umgebenden Strukturen zunehmend verspannen. Hinzu kommt, daß nicht alle Menschen gleich schmerzempfindlich sind. Die Wahrnehmungsschwelle für Beschwerden ist bei den einzelnen Personen sehr unterschiedlich. Seelische Faktoren spielen dabei eine wesentliche Rolle. Gerade junge Leute haben hier häufig noch nicht so viele Probleme wie ältere Menschen.

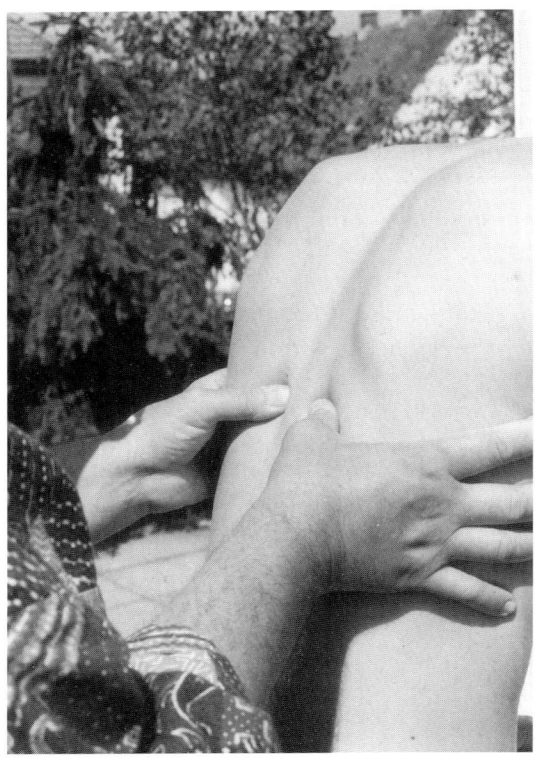

Abb. 46:
Position und Haltung der Daumen an der Wirbelsäule während der Untersuchung der Wirbelsäule. (Foto selbst)

Bei der Untersuchung der Wirbelsäule auf Blockierungen und Skoliosen ist der Befund für den Anfänger oft nicht leicht zu ertasten. Ein wesentlicher Punkt dafür ist der, daß der Untersucher noch nicht richtig gelernt hat, quasi durch seine Daumenspitzen zu sehen. Das bedeutet, den Tastbefund ganz genau durch die Fingerspitzen wahrzunehmen und richtig zu interpretieren.

Der Anfänger sollte sich wirklich nur auf das Tasten konzentrieren und nicht auf das Erstellen einer Diagnose. Die Diagnose ergibt sich ganz von selbst, wenn man den richtigen und genauen Tastbefund erhoben hat. Die Gefahr besteht, wenn man nach der Erhebung der Krankengeschichte schon eine Diagnosemöglichkeit im Kopf hat, daß der betreffende Therapeut unbewußt versucht, seine Diagnose durch den Tastbefund zu bestätigen. Da der Wunsch manchmal der Vater des Gedankens sein kann, kann es also passieren, daß beim Tasten Beurteilungsfehler gemacht werden, wenn Tastbefund und die vorgefaßte Diagnosemöglichkeit nicht übereinstimmen.

Es gibt einige weitere Punkte, die diese Wahrnehmungsfähigkeit noch zusätzlich erschweren. Erstens hat der Anfänger noch nicht gelernt, seinen Daumendruck dem Widerstand der Rückenmuskulatur des Patienten anzupassen. Manche Patienten haben eine sehr harte und eventuell sehr verspannte Rückenmuskulatur, was das Ertasten von Blockierungen erheblich behindern kann. Weiterhin will der Anfänger dem Patienten möglichst wenig Schmerzen zufügen, was dazu führt, daß er anfangs nicht genug Druck ausübt und nur oberflächlich an den Dornfortsätzen entlangfährt. Man sollte immer kräftig und mit beidseitig gleich kräftigem Druck die Wirbelsäule abtasten. Der Druck der Finger sollte so bemessen sein, daß man gut in der Tiefe der Wirbelsäulenmusku-

latur tastet und der Patient den dadurch entstehenden Schmerz gerade noch ertragen kann. Nur so bekommen Sie zuverlässige Ergebnisse und sind sich nach-
her ihres Tastbefundes und Ihrer Diagnose auch sicher. Es kann bei sehr verspannten Muskeln auch notwendig sein, daß Sie mehrmals mit den Fingern
kräftig über den gleichen Wirbelsäulenabschnitt fahren, damit die Muskeln, wie
durch eine kleine Massage, gelockert werden, und Sie mit den Daumen auch
eine ausreichende Tasttiefe erreichen können.

Wenn man sich nur darauf verläßt, durch Ertasten der Dornfortsätze eine ausreichende Aussage über Skoliosen und Blockierungen machen zu können, kann
man sich manchmal sehr täuschen. Gelegentlich ist eine Verschiebung eines
Wirbels so gering, oder die Muskulatur des Patienten ist so verspannt, daß eine
Beurteilung der Lage des Dornfortsatzes keine sichere Diagnose erlaubt. In
solchen Fällen müssen Sie den Zustand der Muskulatur und des Gewebswid-
erstandes in der Tiefe seitlich des Dornfortsatzes beurteilen. Hierbei wird die
seitenvergleichende mögliche Eindringtiefe der Daumen in die Wirbelsäulenmuskulatur als Beurteilungskriterium herangezogen. Man tastet dabei mit einem möglichst gleichen Daumendruck rechts und links der Wirbelsäule nach
dem Gewebswiderstand in der Tiefe seitlich des Dornfortsatzes. Manchmal,
wenn man sehr unsicher ist, ist es hilfreich, längere Zeit mit einem gleichen
beidseitigen konstanten Druck auf einer Stelle zu verweilen. Wenn die Daumen
durch den permanenten Druck tiefer in das Gewebe eindringen, sind die tiefen
Strukturen oft leichter und genauer zu ertasten.

Es ist nun in der Regel so, daß ein stark blockierter Wirbel bei der Untersuchung oft sehr schmerzempfindlich ist, im Gegensatz zu nicht blockierten oder
weniger blockierten Wirbeln. Dieser Umstand verleitet manchen Anfänger dazu, den Grad der Schmerzhaftigkeit eines untersuchten Wirbels als Hinweis auf
die Richtung seiner Blockierung heranzuziehen. Der Untersucher verläßt sich
darauf, daß die schmerzhaftere Seite des Dornfortsatzes auch die Seite der
Blockierung sei. Das kann, muß aber durchaus nicht so sein.

Man beginnt bei der Wirbelsäulenuntersuchung am besten unten an der Wirbelsäule im oberen Kreuzbeinbereich und fährt dann langsam nach oben.
Dabei ist es oft sehr schwierig, den Sitz des fünften Lendenwirbels genau zu beurteilen. Das Ertasten von Blockierungen in diesem Bereich ist durch die seitlich erhabenen, hinteren oberen Knochenvorsprünge der Beckenkämme erschwert, besonders wenn eine Kreuzbeinsubluxationsstellung hinzukommt.
Man muß zur Beurteilung oft einen, für den Patienten schmerzhaften Untersuchungsdruck aufwenden. Beim vierten Lendenwirbel wird die Untersuchung
schon leichter. Die unteren Anteile der Wirbelsäule kann man beim stehenden
Patienten etwa bis zur Höhe des sechsten oder siebenten Brustwirbels gut
untersuchen.

Danach setzt sich der Patient zur Beurteilung der oberen Brustwirbelsäule und
der Halswirbelsäule auf einen Hocker, wobei er dabei dem Untersucher eben-

falls den Rücken zuwendet. Der Patient sollte sich etwas vorbeugen und die Arme rechts und links locker hängenlassen. Es ist ideal, wenn man ein Therapiegerät hat, an das sich der Patient zur Untersuchung und später zur Behandlung mit dem Brustbein anlehnen kann. Ansonsten kann es passieren, daß der Patient versucht, durch ein Nachvornegehen des Oberkörpers dem etwas schmerzhaften Untersuchungsdruck auszuweichen. Das kann die genaue Beurteilung von Blockierungen sehr erschweren. Besitzt man kein Untersuchungsstandgerät, kann man den auf einem Hocker sitzenden Patienten sich, mit einem Polster vor dem Brustbein, an eine Tischkante anlehnen lassen. Der Tisch muß natürlich fest stehen. Ansonsten sind Untersuchungsablauf und Untersuchungskriterien identisch denen der unteren Wirbelsäulenuntersuchung.

Nun kommt es manchmal vor, daß beim Abfahren der Wirbelsäule mit den Daumen plötzlich und scheinbar kein Dornfortsatz mehr zu ertasten ist, der aber dann ein oder zwei Wirbel höher wieder zum Vorschein kommt. Was ist hier passiert? Zur Erklärung dieses Befundes gibt es zwei Möglichkeiten. Die erste Möglichkeit ist das Abgleiten eines oder mehrerer Wirbel nach vorne zum Bauchraum hin. Man nennt das Spondylolisthesis (Abgleiten eines Wirbels nach vorne). Bei der zweiten Möglichkeit, die durch Röntgenaufnahmen dokumentiert ist, macht der bei der Untersuchung nicht mehr tastbare Wirbel eine so starke seitliche Rotationsbewegung, daß man an der Stelle des zu erwartenden Dornfortsatzes jetzt die seitliche Rinne zwischen Dorn- und Querfortsatz vorfindet, und zwar die Rinne, die der Seite der Blockierung gegenüberliegt.

Bei dem weiteren Untersuchungsablauf an der Halswirbelsäule bleibt der Patient ebenfalls sitzen, ist aber nicht mehr vorgebeugt, sondern sitzt aufrecht mit erhobenem Kopf. Der Therapeut tritt von hinten seitlich an

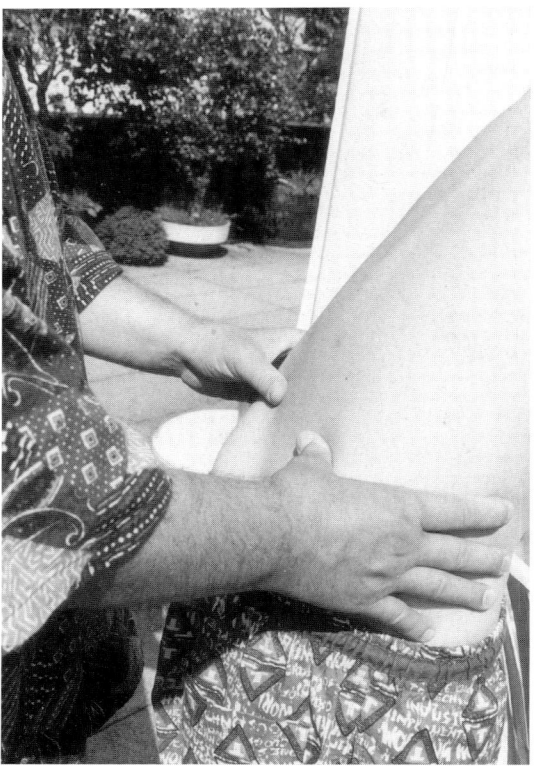

Abb. 47:
Haltung und Stellung des Patienten bei der Untersuchung des unteren Teiles der Wirbelsäule. (Foto selbst)

den Patienten heran. Der Untersucher legt beim Abtasten der rechten Hals-
wirbelsäulenseite seine rechte Hand auf die rechte Seite der Halswirbelsäule,
bei der Untersuchung der linken Halsseite seine linke Hand an die linke Hals-
wirbelsäulenseite des Patienten. Die freie Hand legt der Untersucher auf die

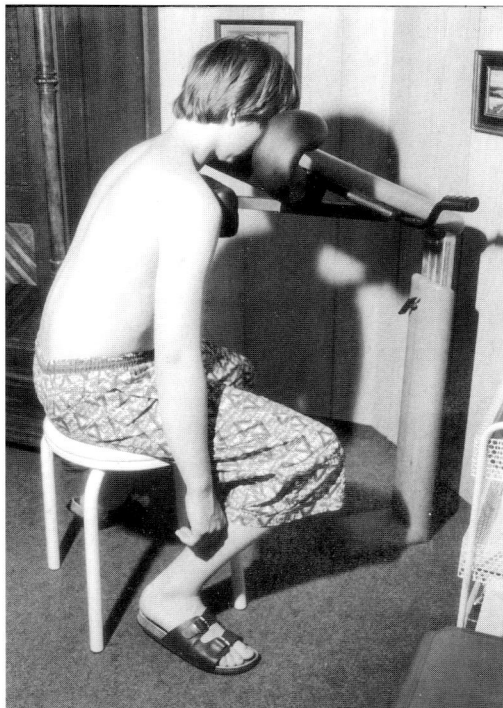

Abb. 48:
Haltung und Stel-
lung bei der Unter-
suchung der oberen
Brustwirbelsäule.
(Foto selbst)

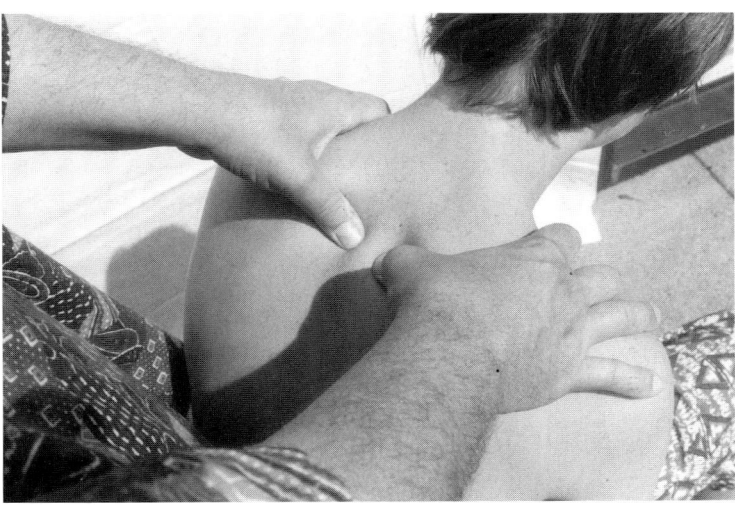

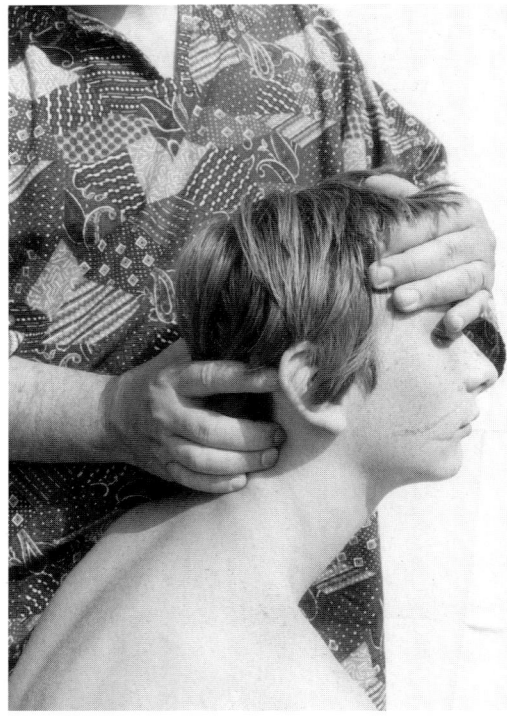

Abb. 49:
Untersuchungshaltung bei der Prüfung der Halswirbelsäule. (Foto selbst)

Stirn des Patienten, um ein Ausweichen des Kopfes zu verhindern.
Gleichzeitig dreht er den Kopf
gefühlvoll von rechts nach links
hin und her, um die Halswirbelsäule zu mobilisieren. Je kleiner die
Ausschläge des Kopfes dabei sind,
um so weniger schmerzhaft ist die
Therapie für den Patienten.
Dabei tastet die Hand an der Halswirbelsäule nach Blockierungen.
Ich beginne immer oben an der
Halswirbelsäule und gehe dann
langsam nach unten. So wird durch
die Fingerspitzen des zweiten bis
vierten Fingers des Untersuchers
der Gewebswiderstand des Gewebes zwischen Dorn- und Querfortsatz beurteilt. Bei einer intakten
und gut stehenden Halswirbelsäule sollte man in der Tiefe zwischen
Quer- und Dornfortsatz keinen
Widerstand unter den leicht ta-
stenden Fingern spüren. Zur Untersuchung der Halswirbelsäule
sollte man keinen allzu großen

Druck anwenden. Je leichter Sie bei der Untersuchung tasten und bei der Therapie massieren oder drücken, um so schmerzfreier ist der Vorgang. Außerdem
bekommt der Patient die Gewißheit, daß so nichts verletzt werden kann. Die
Halswirbelsäule kann bei einer Blockierung oder bei einer Skoliose außerdem
sehr schmerzempfindlich sein.
Es gibt noch eine zweite Art der Halswirbelsäulenuntersuchung: indem man
den rechten Daumen in die rechtsseitige Rinne zwischen Dorn- und Querfortsatz der Halswirbelsäule, desgleichen den linken Daumen in die linksseitige
Rinne der Halswirbelsäule legt. Dann fährt man mit leichtem Druck mit den jeweiligen Daumen in der rechten und linken Rinne gleichmäßig nach oben. Man
beginnt bei dieser Art der Untersuchung in der Regel unten am sechsten Halswirbel und fährt dann gleichmäßig mit beiden Daumen nach oben zum ersten
Halswirbel.
Der erste Halswirbel oder auch Atlas ist am schwierigsten zu ertasten, weil er
sehr weit oben unter dem Hinterhauptknochen liegt. Man greift ihn am zuver-
lässigsten mit der Fingerspitzenmethode, hinten zwischen Dorn- und Querfort-

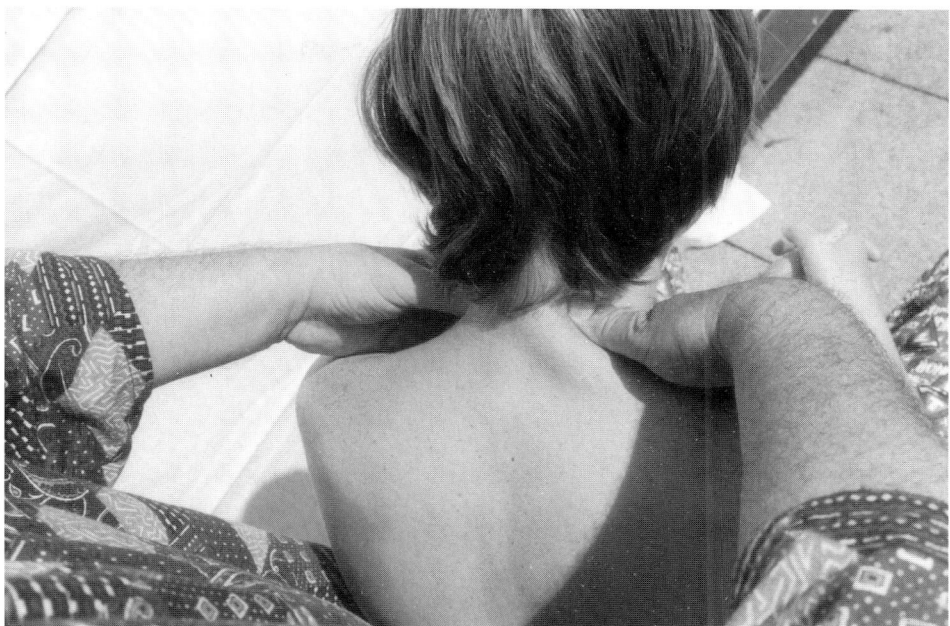

Abb. 50: Daumenuntersuchungsmethode der Halswirbelsäule. (Foto selbst)

satz direkt unter dem Hinterhaupt. Die Finger beurteilen einfach die Eindringtiefe. Die Untersuchung des Atlas von der Seite des Halses ist sehr schmerzhaft und unangenehm, weil man dabei auf der Spitze des Querfortsatzes drückt. Es ist verständlich, daß bei ohnehin entzündetem Gewebe, bei einer Behandlung auf einem Knochenvorsprung, die manuelle Behandlung noch schmerzhafter wird. Auch habe ich den Eindruck, daß der mechanische Ansatz bei der Fingerspitzenmethode zwischen Quer- und Dornfortsatz unter dem Hinterhaupte von der Funktion her auch einfach besser ist.

Nachdem Sie in den verschiedenen Positionen die verschiedenen Wirbelsäulenabschnitte untersucht haben und ihre Diagnosen gestellt haben, folgt als nächster Schritt die Therapie der Wirbelsäulenblockierungen.

4.4.6 BEHANDLUNG VON WIRBELSÄULENBLOCKIERUNGEN UND SKOLIOSEN

Zur Behandlung von Wirbelsäulenblockierungen und Skoliosen behält der Patient die gleiche Position wie bei der Untersuchung der entsprechenden Wirbelsäulenabschnitte bei. Man geht am besten so vor, daß man einen bestimmten Wirbelsäulenabschnitt untersucht, für diesen Bereich seine Diagnose stellt und diesen Abschnitt auch gleich anschließend therapiert. So erspart man sich ein zu häufiges Hin und Her zwischen stehender und sitzender Haltung des Patienten.

Es ist für die manuelle Therapie grundsätzlich erforderlich, einen Wirbel oder einen Wirbelsäulenabschnitt zur Behandlung zu mobilisieren. Das bedeutet, daß Sie einen Wirbel nur dann in eine gewünschte Richtung bewegen können, wenn Sie ihn aus seiner Ruhelage herausbewegen. Diesen Vorgang nennt man Mobilisation.

4.4.6.1 MOBILISATION DER WIRBELSÄULE

Zur Behandlung von Wirbelblockierungen und Wirbelsäulenskoliosen ist es, wie gesagt, notwendig, daß man die Wirbel mobilisiert, d.h. daß die Wirbel aktiv aus ihrer Ruhelage heraus bewegt werden. Ein ruhender Wirbel ist nicht zu verschieben. Sollten Sie es dennoch versuchen, werden dem Patienten unnötige Schmerzen zugefügt, ohne jeglichen Therapieerfolg, oder Sie handeln sich sogar Komplikationen ein.

Die klassische Chirotherapie erreicht diese Mobilisation in der Regel durch Zug – passive Mobilisation –, d.h. die Wirbel werden mit mehr oder weniger starker Gewalt aus ihrer Ruhelage gezogen, dabei werden Wirbelsäule und Gelenke gestreckt und die Bänder überdehnt. Dann wird der Wirbel mit Ruckbewegungen in die gewünschte Position gebracht. Dabei können erhebliche Kräfte auftreten, wodurch die Sehnen, Bänder und Muskeln gezerrt und überdehnt werden. Weitere denkbare Komplikationen sind Verletzungen des Spinalnervs innerhalb und außerhalb des Rückenmarkskanals. Es können eventuell sogar Verletzungen des Rückenmarks selbst oder seiner blutversorgenden Strukturen auftreten.

An der Halswirbelsäule existiert noch eine weitere Komplikationsmöglichkeit der klassischen Chirotherapie, nämlich eine sogenannte Arterie vertebralis, die aus der Hauptschlagader und deren abgehenden Gefäßen kommt. Von dort erhält sie sauerstoffreiches Blut und transportiert es zum Gehirn. Diese Arteria vertebralis läuft in den rechten und linken Querfortsätzen der Halswirbelsäule nach oben zum Hinterhaupt, wo beide, die rechte und linke Arteria vertebralis in das Gehirn zur Schädelbasis ziehen, sich dort vereinigen und das Gehirn mit Blut versorgen. Dieser Anteil der Blutversorgung ist für das Gehirn sehr wichtig. Verschlüsse dieser Arterien können, bei bestimmten Konstellationen, schwere Schlaganfälle des Stammhirns auslösen, die dann oft mit dem Leben nicht mehr vereinbar sind oder zur Pflegebedürftigkeit führen. Diese Komplikation ist gar nicht so selten. Es ereignen sich jedes Jahr einige solcher Fälle, die, wenn nicht gar tödlich, so doch häufig mit schwersten Behinderungen einhergehen. Ich selbst kenne einen solchen Patienten, der mit Mitte 30 einen Schlaganfall mit Halbseitenlähmung nach unsachgemäßer Manipulation der Halswirbelsäule bekam.

Hier zeichnet sich für mich der große Vorteil der Dornschen manuellen Therapie ab. Der Grund, warum ich die Dornsche Therapie als sanft bezeichne, ist

nicht der, daß sie schmerzfrei wäre, sondern weil solche Komplikationen ausgeschlossen sind.

Bei der sanften manuellen Wirbelsäulentherapie nach Dorn geschieht die Mobilisation eines Wirbels oder eines Abschnitts der Wirbelsäule ohne Zug oder
Zerren, ganz gewaltfrei. Dazu muß der Patient einfach eine seiner Extremitäten leicht vor- und zurückschwingen. Der Betreffende sollte dabei wirklich nur
leicht kleine Pendelbewegungen machen. Schwingt er zu stark, gerät die ganze
Wirbelsäule zu sehr in Schwingung, der Therapeut verliert dabei zu leicht den
Kontakt mit der Wirbelsäule. Außerdem wird die Behandlung schmerzhafter,
da durch das starke Schwingen der Wirbelsäule die Seitwärtsauschläge der Wirbel sehr groß sind. Der Therapeut versucht, die Unruhe der Wirbelsäule bei der
Untersuchung und Behandlung durch vermehrten Druck auszugleichen. Dieser Umstand bereitet dem Patienten mehr Schmerzen. Zur Mobilisation der
Wirbelsäule für die manuelle Therapie nach Dorn reichen leichte Bewegungen.
Dies sollte man um so mehr beachten, je weiter man an der Wirbelsäule nach
oben zum Kopf hin kommt.

Bei der Behandlung des Kreuzbeins, der Lendenwirbelsäule und der unteren
bis mittleren Brustwirbelsäule schwingt der stehende Patient sein immer zur
Behandlungsseite gegenseitiges Bein. D. h. bei der Behandlung der linken Wirbelsäulenseite schwingt der Patient rechts und umgekehrt. Bei der Behandlung
der oberen Brustwirbelsäule schwingt der sitzende Patient seinen zur Behandlungsseite gegenseitigen Arm.

Bei der Behandlung der Halswirbelsäule bewegt der Therapeut zur Mobilisation der Halswirbelsäule den Kopf mit der freien Hand, die auf der Stirn des Patienten liegt, mit leichten, gefühlvollen Drehbewegungen von rechts nach links.
Dabei sollten die Pendelauschläge nicht zu groß sein, weil die Behandlung
sonst zu schmerzhaft werden kann. Auch sollte der Kopf nicht zu schnell hin
und her bewegt werden. Die Wirbel müssen ausreichend Zeit haben, hin und
her zu schwingen, um damit dem Druck der Finger nachgeben zu können. Bei
zu schnellen und zu langsamen Kopfbewegungen kommt keine ausreichende
Mobilisation und Zurückverlagerung der Wirbel zustande.

4.4.6.2 REPOSITIONSVORGANG BEI DER
WIRBELSÄULENTHERAPIE

Bei der Reposition der mobilisierten Wirbel drückt der Therapeut in die Muskelrinne zwischen Dornfortsatz und Querfortsatz auf der Seite der Wirbelsäulenblockierung mit einem eventuell leichten zusätzlichen Druck auf den Dornfortsatz des Wirbels in die gewünschte Richtung.

Das klingt so einfach wie es auch ist. Für den Therapeuten gibt es verschiedene Möglichkeiten, einen Druck auszuüben. Er sollte eine Druckmethode aus-
wählen, die seinem Erfahrungsgrad entspricht und optimale Wirkung bei der
Behandlung erzielt. Obendrein sollte er bei der Behandlungsart darauf achten,

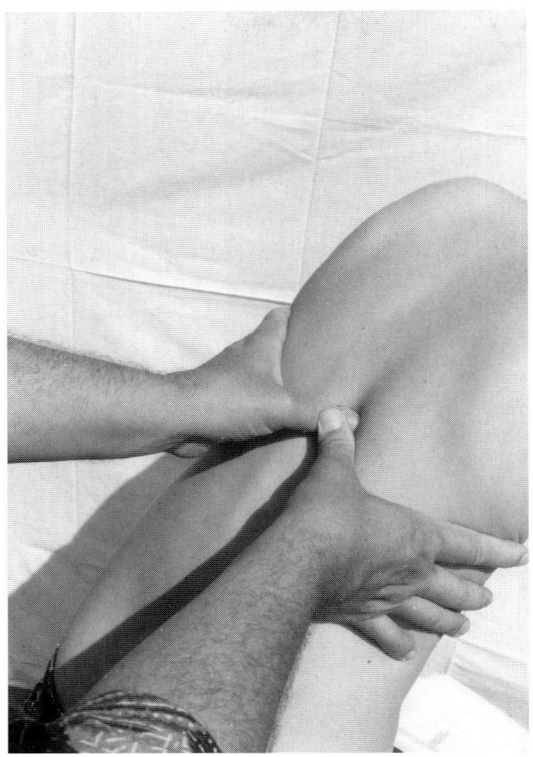

Abb. 51:
Daumendruckmethode. (Foto selbst)

daß er durch einseitige Therapie-haltung nicht selbst zum Patienten wird. Jeder Therapeut wird im Laufe der Zeit seine eigene Methode der Behandlung und des Drückens finden. Gleichgültig, auf welche Art und Weise er drückt, muß er dabei auf das Schmerzempfinden seines Patienten eingehen. Nicht jeder Mensch kann Schmerzen gleich gut ertragen. Wenn Sie dem Patienten durch Ihre Behandlung zu starke Schmerzen zumuten, kann es sein, daß, trotz eines guten Therapieerfolges, die Methode von ihm abgelehnt wird.

Es gibt Hilfsmittel, die dem Therapeuten das Drücken erleichtern. Das wichtigste Hilfsmittel ist ein Therapieholz, welches speziell für die Dornsche Therapie entwickelt wurde.

Als ich mit der Dornschen Therapie anfing, habe ich zuerst mit den Daumen gedrückt, und so sollte auch jeder Anfänger beginnen. Dabei wird ein Daumen in die Rinne zwischen Dorn- und Querfortsatz eines blockierten Wirbels gelegt. Dann wird mit diesem in die Tiefe der Muskulatur zwischen Quer- und Dornfortsatz gedrückt. Der andere Daumen gibt einen zusätzlichen Druck auf das Endgelenk des eigentlichen Therapiedaumens. Diese Behandlungsmethode ist für den Anfänger unbedingt zu empfehlen, da er hierbei am besten lernt, ein Gefühl für die Therapie zu entwickeln. Man muß lernen, den genauen Sitz der Wirbel zu erfühlen, wie diese dem Druck nachgeben und in ihre normale Lage zurückgleiten. Je sanfter, ohne Rucken und Knirschen dieses geschieht, um so besser ist das für den Patienten. Laute Geräusche des gleitenden Wirbels sind bei sehr verspannten Patienten manchmal nicht zu vermeiden, aber eigentlich unerwünscht.

Der auf Dauer begrenzende Faktor dieser Methode war und ist der, daß nach einiger Zeit die Daumen so weh tun können, daß ich anfangs im Zweifel war, ob ich diese Methode überhaupt lange anwenden könnte. Man kann sich dadurch helfen, daß man seinen oberen Druckdaumen nicht auf den Nagel des

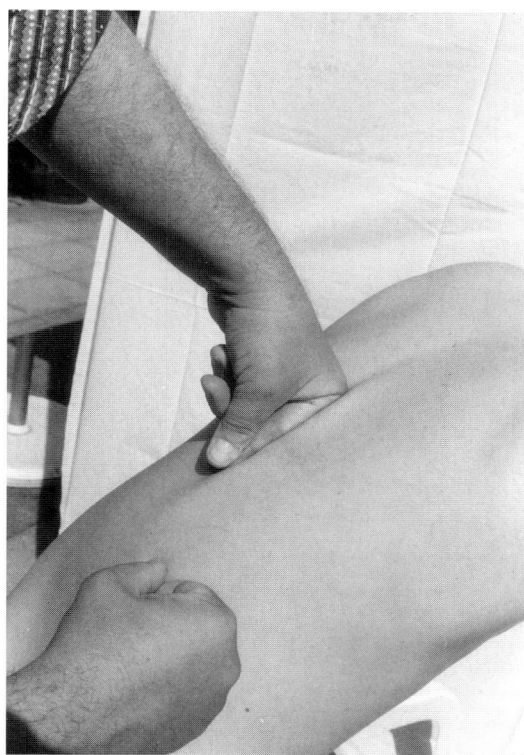

Abb. 52:
Die Druckmethode mit dem Zeigefingerknöchel.
(Foto selbst)

unteren Daumens drücken läßt, sondern daß der Druckdaumen mehr auf das Endgelenk gelegt wird und dort drückt.

Wenn man Sicherheit in der Dornschen Therapie erlangt hat, gibt es Alternativen zu dieser Druckmethode. Eine Form des Drückens ist der Gebrauch des Grundgelenks des Zeigefingers. Dabei ist der Zeigefinger nach unten ausgestreckt und übernimmt die Führung in der Rinne der Wirbelsäule zwischen Dorn- und Querfortsatz. Der Knöchel der Therapiehand drückt in die Muskelrinne zwischen Dorn- und Querfortsatz, wobei er gleichzeitig auf der gut eingeölten Haut nach unten gleitet.

Diese Art des Drückens ist die mittlerweile von mir bevorzugte und sollte aber nur, wie gesagt, dem etwas fortgeschritteneren Therapeuten vorbehalten bleiben. Sie hat den Vorteil, daß, wenn nötig zum Druck durch den Knöchel in die Tiefe, zusätzlich ein starker Druck auf einen speziellen Dornfortsatz eines Wirbels gegeben werden kann, wenn sich dieser beharrlich Ihren Bemühungen widersetzt. Man muß bei sehr stark blockierten Wirbeln meist öfter ansetzen und die gleiche Region mit entsprechendem Druck mehrmals durchfahren. Bei dem starken Schieben des Knöchels an einem bestimmten Dornfortsatz können aber zusätzlich erhebliche Schmerzen durch die relativ lange Krafteinwirkung auf einen Punkt auftreten.

Eine weitere wirkungsvolle Methode des Drückens ist das Drücken mit den Knöcheln einer ganzen Hand. Diese Art des Drückens ist wirklich nur für den sehr erfahrenen Behandler geeignet, hat aber mehrere Vorteile. Erstens, dadurch, daß mehrere Knöchel hintereinander drücken, addieren sich die Drücke der einzelnen Knöchel beim Durchfahren eines Gebietes. Durch den Vorschub der Faust in der Rinne zwischen Dorn- und Querfortsatz der Wirbelsäule können Sie durch das Einsetzen ihres Körpergewichtes zusätzlich sehr hohe und wirkungsvolle Behandlungsdrücke erreichen. Die Methode, mit der Faust zu drücken, kann bei einer stark verspannten Muskulatur sehr effektiv, aber auch sehr schmerzhaft sein. Ich wende sie nur noch im Notfall bei sehr widerspenstigen Blockierungen an.

Nun ist, besonders am Anfang der Betätigung mit der Dornschen Therapie, noch nicht jeder gleichermaßen trainiert, so daß er entsprechende Kraft in den Händen hat. Auch haben manche Frauen auf Grund ihres oft zarteren Körperbaues nicht die hierfür notwendige Kraft in den Händen. Für solche Therapeuten gibt es noch die Möglichkeit, mit dem Ellenbogen zu drücken. Dabei kann man ebenfalls sein Körpergewicht als zusätzlichen Kraftfaktor einsetzen. Sicherlich kann man bei der Ellenbogenbehandlung mit der Zeit das gleiche Feingefühl wie bei der Behandlung mit den Händen erreichen (siehe Abb. 54, Seite 121).

Manche Patienten haben eine so kräftige und verspannte Muskulatur, daß man durch das Drücken mit den Händen nicht genügend tief in die Muskelrinne zwischen Dorn- und Querfortsatz der Wirbelsäule einzudringen vermag. Für solche Fälle wurde ein Therapieholz entwickelt, mit dem man ebenfalls sehr hohe Behandlungsdrücke aufbringen kann (siehe Abb. 58, Seite 144). Der Anfänger sollte aber immer zuerst mit den Daumen untersuchen und einen Behandlungsversuch machen, bevor er zum Therapieholz greift.

Bei der Anwendung des Therapieholzes dringt dessen Kante mit erhöhtem Druck sehr tief in die Rinne zwischen Querfortsatz und Dornfortsatz ein. Man kann dabei mit dem Therapieholz langsam einen ganzen Wirbelsäulenabschnitt hoch- oder herunterfahren und die mobilisierten Wirbel herumdrücken. Es eignet sich daher nicht nur zur Blockierungsbehandlung, sondern auch besonders zur Skoliosebehandlung der Wirbelsäule. Ein weiterer Vorteil bei Benutzung eines solchen Therapieholzes ist der, daß der Therapeut bei gleichzeitiger Benutzung eines Standgerätes gleichmäßig mit

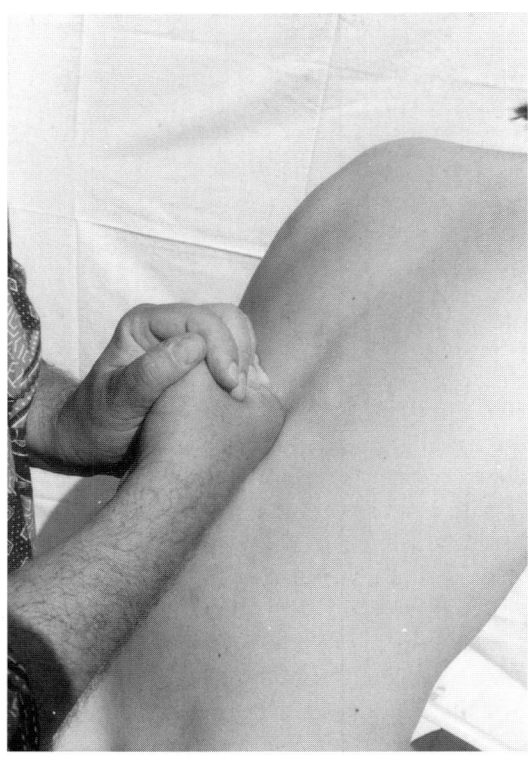

Abb. 53:
Knöcheldruckmethode. (Foto selbst)

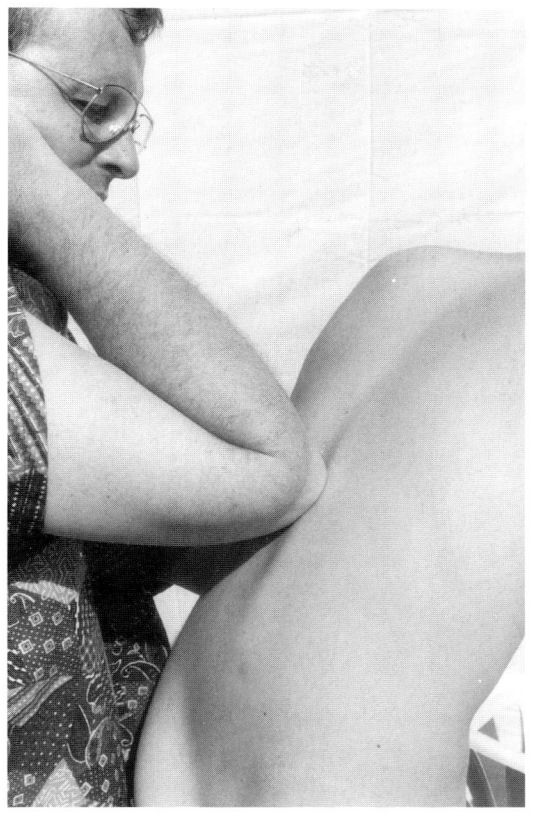

Abb. 54:
Das Drücken mit dem Ellenbogen. (Foto selbst)

beiden Händen drücken kann. Wenn Sie das Therapieholz benutzen, hält die eine Hand den Griff, die andere Hand liegt flach auf des Holzes begradigter Oberseite. Der Griff des Therapieholzes zeigt dabei zu der Seite der Blockierung hin (Siehe Abb. 60, Seite 144). Beim Drücken muß man darauf achten, daß das Holz mit der Druckkante möglichst senkrecht nach unten in die Rille zwischen Dorn- und Querfortsatz gerichtet ist. Dieser Druck in die Tiefe ist der Hauptfaktor der Reposition. Ein starker zusätzlicher Druck auf den Dornfortsatz ist nicht extra notwendig, da die Verbreiterung der Druckkante des Therapieholzes schon von sich aus einen Schub auf den Dornfortsatz ausübt.

Das gleiche Druckprinzip gilt auch für die Behandlung mit dem Knöchel eines Fingers oder mit den Knöcheln einer Hand. Ich persönlich arbeite mit einem so starken Druck, wie ihn der Patient gerade noch ertragen kann. Dafür achte ich darauf, daß die Behandlungsdauer so kurz wie möglich ist. Ich meine, ein heftiger kurzer Schmerz ist besser auszuhalten als ein weniger intensiver Schmerz, der dafür aber länger ertragen werden muß. Das Schmerzempfinden ist eine ganz persönliche Angelegenheit. Ein an Körper und Seele wunder und kranker Mensch hat oft keinen so großen Spielraum mehr, noch weitere Schmerzen zu ertragen. Man sollte den Patienten auch auffordern, die Pendelbewegung zur Mobilisation bei zu starken Schmerzen nicht einfach einzustellen, sondern „Halt" zu sagen. Wenn der Patient seine Pendelbewegung einfach aufhört, weil der Druckschmerz zu stark wird, fügt man ihm durch weiteres Drücken nur Schmerzen zu. Oft ist es so, daß Sie bei der Arbeit am Patienten nicht gleich bemerken, daß er den Arm oder das Bein nicht mehr schwenkt.

Bei stärkeren und älteren Wirbelsäulenverbiegungen erreichen Sie ein Mehr an Therapieerfolg, wenn Sie zwischen dem Drücken die Wirbel etwas mit der fla-

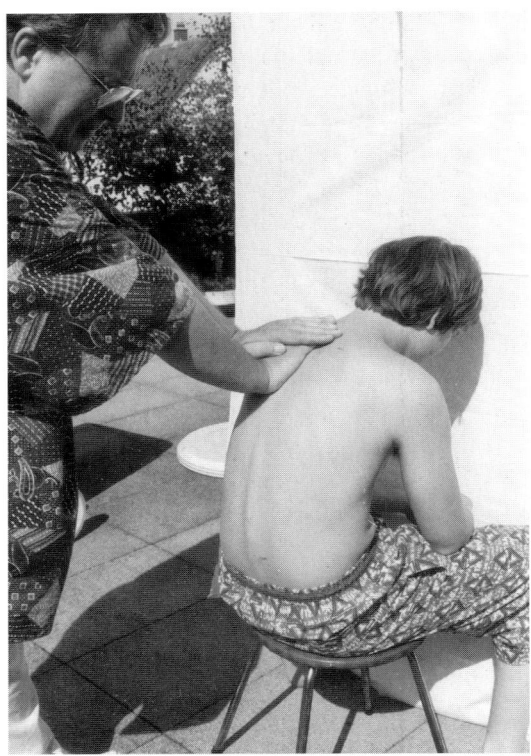

chen Hand nachschieben, wie wir es nennen. Dazu legen Sie Ihre flache Hand auf die Rippen der Seite der Blockierung und drücken diese einfach etwas nach vorne. Dadurch, daß jetzt die Rippen stärker nach vorne geschoben werden, entspannt sich das Gewebe um das Gelenk, welches die Rippen mit den Wirbeln verbindet. Wenn man nun noch einmal an der Stelle der Skoliose in gewohnter Weise arbeitet, ist oft noch ein zusätzlicher erheblicher Therapieerfolg zu erreichen.

Abb. 55:
Das Nachschieben der Rippen.
(Foto selbst)

4.4.7 GESAMTABLAUF EINER WIRBELSÄULENBEHANDLUNG

Die Untersuchung und Behandlung der Wirbelsäule beginnt immer am Kreuzbein. Dann folgt als nächstes die Lendenwirbelsäule, wobei man am stehenden Patienten bis hin zum sechsten bis achten Brustwirbel behandeln kann. Bei der Therapie der Lendenwirbelsäule fange ich wie bei der Untersuchung am fünften Lendenwirbel an und gehe dann nach oben.

Danach fordert man den Patienten auf, sich hinzusetzen, damit die mittlere und obere Brust- und die Halswirbelsäule untersucht und behandelt werden kann. Bei der Untersuchung der Brustwirbelsäule fahre ich gerne mit den Daumen von unten nach oben bis zum ersten Halswirbel hin. Wenn man mit dem gestreckten Zeigefinger behandelt, ist die Druckrichtung am besten von oben nach unten gerichtet. Grundsätzlich muß aber jeder Therapeut die ihm angenehmste und bequemste Art und Weise des Drückens herausfinden.

Der siebente Halswirbel hat eine funktionelle Zwischenstellung zwischen Hals und Brustwirbelsäule, da er auf Bewegungen und Haltungen der Brust- und

Halswirbelsäule reagiert. Gerade bei der Therapie des siebenten Halswirbels muß man oft einen erheblichen Druck aufwenden, um seine Blockierung zu beseitigen. Hier muß darauf geachtet werden, daß der Patient den Kopf nicht zu weit nach vorne neigt. Ansonsten erhöht sich der Spannungszustand der Muskulatur und der Bänder, die Untersuchung und Therapie wird noch schwieriger und schmerzhafter. Diese Forderung gilt im Übrigen für die ganze Wirbelsäulentherapie. Der Patient sollte aufrecht mit leicht gebeugtem Rücken vor Ihnen stehen oder sitzen.

Als letzte Untersuchung und letzter Therapieabschnitt bleibt die Halswirbelsäule. Durch regelmäßiges Abwechseln zwischen Prüfungs- und Behandlungsschritten muß es gelingen, der Wirbelsäule ihre natürliche, von hinten betrachtet, gerade Form zurückzugeben.

Bei diesen Bemühungen sollte man natürlich auf das Lebensalter des Patienten und das Alter seiner Wirbelsäulenschäden Rücksicht nehmen. Wie Rom nicht an einem Tage erbaut wurde, so kann man auch nicht erwarten, daß eine Jahre oder gar Jahrzehnte bestehende Skoliose oder Blockierung der Wirbelsäule in einer Sitzung gänzlich zu beseitigen wäre. Bei sehr alten Schäden ist eine regelmäßige Behandlung über einen langen Zeitraum notwendig, einschließlich der regelmäßigen Selbstbehandlung durch den Patienten, soweit er dazu körperlich in der Lage ist.

Häufige Therapiesitzungen und Selbsttherapie durch den Patienten sind bei der Dornschen Therapie nicht schädlich, sondern, im Gegenteil, notwendig. Das hat mehrere Gründe. Der erste Grund ist der, daß bei einer Blockierung eines oder mehrerer Wirbel oder einer Skoliose die Muskeln und Sehnen auf der konkaven Seite des Wirbels verkürzt und auf der konvexen Seite verlängert sind. D. h. für die Therapie und deren Dauer, daß die verkürzten Muskeln und Sehnen sich aufdehnen müssen und die verlängerten Muskeln und Sehnen sich wieder zusammenziehen sollen. Dieser Vorgang dauert, je nach Alter des Schadens, entsprechend lang (siehe Abb. 56, Seite 124).

Die Dornsche Therapie ist als einzige Behandlungsform in der Lage Skoliosen erfolgreich zu behandeln und, mit Geduld, zu begradigen.

Der zweite Grund ist der, daß bei alten und langanhaltenden Schäden der Wirbelkörper, wenn auch oft unmerklich für das Röntgenbild, seine quadratische Form verliert. Er wird etwas dreieckig. Diese Tatsache hat zur Folge, daß es gerade am Anfang der Therapie zu regelmäßigen Reblockierungsvorgängen kommt. Muskeln und Sehnen und die Wirbelkörper haben sich noch nicht den veränderten Verhältnissen angepaßt. Besonders dann tritt eine Reblockierungstendenz auf, wenn der Patient noch nicht gelernt hat, die Verhaltensanweisungen zur Verhinderung von Reblockierungstendenzen zu beachten. Der Patient muß selbst aktiv mitarbeiten. Diese Forderung ist sicher einer der

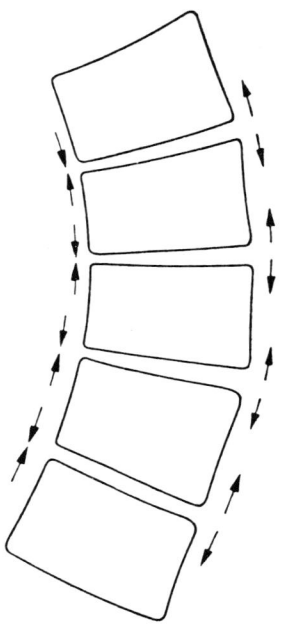

allerwichtigsten Punkte der sanften Wirbelsäulentherapie nach Dorn.

Abb. 56:
Darstellung einer alten Verbiegung einer Wirbelsäule. (Kleine Orthopädie, Gerhard Exner, Verl. Thieme, Stuttgart 1973)

4.4.8 ENTSTEHUNGSURSACHEN VON BLOCKIERUNGEN UND SKOLIOSEN DER WIRBELSÄULE

Die Ursache von akuten Blockierungen ist uns allen wohl bekannt. Bei einer Blockierung der unteren Lendenwirbelsäule spricht man von einem Hexenschuß, obwohl die Hexe genausogut in andere Teile der Wirbelsäule schießen kann. Die Ursache sind akute Fehlbelastungen der Wirbelsäule, durch einseitige Arbeiten oder durch Unfälle ausgelöst, bei der durch starken Muskelzug ein oder mehrere Wirbel aus der normalen Lage heraus- und herumgezogen werden. Manchmal ist aber auch eine Fehlbelastung durch eine langandauernde Zwangshaltung oder eine falsche Lagerung im Bett für eine Blockierung verantwortlich. Solche Veränderungen sind das liebste Kind der manuellen Therapie, weil es noch zu keinen dauerhaften Muskel-, Knochen-, Sehnen- und Bänderveränderungen gekommen ist. Nach der Behandlung ist der Schaden meist beseitigt und der Patient verläßt geheilt und zufrieden den Raum. Aber auch diesem Patienten sollte man Verhaltensanweisungen mit auf den Weg geben, damit er sich den gleichen Schaden nicht sofort wieder zuzieht und die leicht überdehnten Wirbelsäulenstrukturen wie Sehnen und Bänder sich schnell wieder festigen können.

Langanhaltende Blockierungen haben grundsätzlich die gleichen Ursachen wie akute Blockierungen, der Unterschied ist einzig der, daß die Behandlung bei einem alten Schaden länger dauert.

Ganz anders verhält es sich bei den Skoliosen. Es gibt grundsätzlich vier Entstehungsursachen für eine Skoliose. Erstens kann der Schaden angeboren sein, d. h. das Kind kommt schon mit einer Wirbelsäulendeformierung, in Form einer Verbiegung, auf die Welt. Diese Skoliosen müssen dem untersuchenden Arzt nicht auffallen, sie können sehr dezent sein. Man muß schon seine Finger dazu hernehmen und die Wirbelsäule abfahren, um die Schäden zu erkennen. Als mögliche Ursache für eine Skolioseentstehung bei einem Säugling möchte ich nur die vermehrt einseitige Lage in der Gebärmutter erwähnen. Zweitens sind Unfälle eine häufige Ursache einer Skolioseentstehung. Drittens ist der Beckenschiefstand durch Beinverlängerung mit und ohne Hüftsubluxation sicher die häufigste Ursache für eine Skoliosemanifestation.

Dadurch, daß bei einem Beckenschiefstand eine Beckenschaufel höher steht als die Gegenseite, hat auch das Kreuzbein eine Schräglage. Da sich aber der fünfte Lendenwirbel plan an das Kreuzbein anschließt, hat auch er eine Schieflage und dreht sich folglich zur Seite der niedrigeren Beckenschaufel hin. Das ist der Beginn einer Skoliose, die verschieden stark ausgeprägt sein kann. Anschließend an den Skolioseschwung zur niedrigeren Beckenschaufel hin macht die Wirbelsäule meist einen Gegenschwung zur anderen Seite, um die schräge Achsenstellung der Gesamtwirbelsäule wieder auszugleichen. Viertens ist eine weitere, fast gleich häufige Enstehungsursache für eine Skoliose unsere tägliche Haltung im Schlaf, bei Arbeit und Freizeitgestaltung. Modifiziert wird diese durch unsere Rechts- und Linkshändigkeit. Die Wirbelsäule reagiert mit ihrer Form auf all diese soeben genannten Faktoren. Daher kommt es im Laufe des Lebens bei fast allen Menschen zu einer mehr oder weniger starken Skolioseentstehung in unterschiedlichster Art.

Nehmen wir zum Anfang das Beispiel eines normalen Rechtshänders, ohne besondere berufliche Belastung. Der Rechtshänder hat von Natur aus ein bestimmtes Bewegungsmuster, welches so aussieht, daß er sich immer zum Greifen und Heben nach rechts herunterbückt. Die zwangsläufige Folge ist, daß die Lendenwirbelsäule und die unteren Anteile der Brustwirbelsäule nach links abweichen, es entsteht hier eine Linksskoliose. Dieser Linksskoliose folgt im Brustwirbelsäulenbereich ein rechter Gegenschwung, also eine Rechtsskoliose, so daß die Mittelachse der Wirbelsäule letztlich wieder gerade steht. Gleichzeitig arbeitet der Rechtshänder mit der rechten Hand oben. Diese Haltung verstärkt den rechtsskoliotischen Gegenschwung. Das bedeutet nicht, daß sich der Patient ausschließlich dazu strecken muß, sondern der Arm ist schon bei täglichen Verrichtungen wie beim Trinken, dem Öffnen und Schließen einer Türe und beim Schreiben, erhoben.

Bei der Halswirbelsäule ist die Situation so, daß der Rechtshänder den Kopf vermehrt nach rechts wendet, er muß sehen, wo er mit seiner rechten Hand arbeitet. Die Halswirbelsäule weicht also mit der Zeit nach links ab. Wenn der Patient aber dabei viel nach oben schauen muß und nicht nur einfach zur Seite, kann seine Halswirbelsäule im Laufe der Zeit nach rechts abweichen. Beim Linkshänder sind die Verhältnisse genau spiegelbildlich.

Nun kommt als verstärkender oder dämpfender Faktor noch die Schlafhaltung hinzu. Im Schnitt verbringt der Mensch sechs bis acht Stunden liegend und schlafend in seinem Bett. Wenn man sich auch bei Nacht öfters dreht, so hat doch jeder Mensch eine bevorzugte Schlafseite, auf der er viele Stunden zu liegen kommt. In dieser Zeit hängt die Wirbelsäule zur Liegeseite hin durch. Wenn man nun den Rechts- oder Linksschläfer betrachtet, verstärkt sich durch die Liegerichtung eine möglicherweise schon bestehende Skoliose, sei es in der Lenden-, Brust- oder Halswirbelsäule.

Bei der Brustwirbelsäule kommt noch ein weiterer modulierender Faktor dazu, nämlich die Armhaltung im Schlaf über Nacht. Viele Menschen haben die Gewohnheit, eine oder beide Hände in der Nacht über den Kopf oder einfach nach oben zu nehmen. Daraus folgt, daß ein zusätzlicher Zug von einigen Stunden auf die obere Wirbelsäule ausgeübt wird. Diese Gewohnheit kann einen so großen Einfluß auf die obere Wirbelsäule haben, daß eine beim Rechtshänder zu erwartende Rechtsskoliose der Brustwirbelsäule nun als Linksskoliose gefunden werden kann.

Als weiterer skolioseauslösender Faktor kommt jetzt noch die Arbeitstätigkeit hinzu. Viele Menschen sind bei ihrer täglichen beruflichen Tätigkeit gezwungen, dauerhaft bestimmte einseitige Haltungen einzunehmen, seien es nun Fließbandarbeiter, Bau- oder Landschaftsarbeiter, Büro- oder Maschinenarbeiter oder Menschen, die viel Autofahren müssen.

Betrachtet man z. B. einen Arbeiter, der viel mit Schaufel oder Gabel arbeiten muß, so nimmt er dabei folgende Haltung ein: Er ist nach rechts oder links gebückt, je nach Handhaltung des Arbeitsgeräts. Seine Lendenwirbelsäule weicht folglich im Laufe der Zeit nach rechts oder links ab. Bückt sich der Rechtshänder beim Schaufeln nach rechts, so verstärkt es seine Linksskoliose der Lendenwirbelsäule, beim Linkshänder ist es umgekehrt. Die Form der Verbiegung der Brustwirbelsäule hängt davon ab, ob sich die rechte oder die linke Hand an der Schaufel oben befindet. Hat der Arbeiter beim Schaufeln seine linke Hand oben an der Schaufel, so ziehen die Muskeln die Brustwirbelsäule nach links, hat er seine rechte Hand an der Schaufel oben, so ziehen seine Muskeln nach rechts. Welcher Einfluß, die Händigkeit oder die Arbeitshaltung, für die Form einer Skoliose verantwortlich ist, hängt davon ab, ob sich die verschiedenen Einflüsse verstärken oder gegenseitig abschwächen oder gar aufheben.

Ich entsinne mich einer Patientin mit einer schweren, sehr schmerzhaften Entzündung der rechten Schulter und des Oberarms, bedingt durch eine Linksskoliose der oberen Brustwirbelsäule bis hin zum siebenten Halswirbel. Die Patientin ist eigentlich Rechtshänderin, muß während ihrer Arbeit mit der rechten Hand und erheblichem Kraftaufwand einen Hebel an einer Maschine nach unten ziehen. Sie schläft meist auf der rechten Seite und nimmt im Schlaf nicht den linken Arm über den Kopf. Es war anfangs nicht verständlich, wie ihre Linksskoliose der Brustwirbelsäule entstehen konnte und trotz konsequenter Behandlung nicht bessern wollte. Nach einer genauen Arbeitsplatzanamnese kam heraus, daß die Patientin mit der linken Hand schwere Arbeitsstücke heranziehen und diese dann mit der linken Hand in die Maschine einlegen muß. Dann erst wird mit der rechten Hand der Hebel nach unten gezogen. Der Kraftaufwand der linken Hand bei der Arbeit ist viel größer als der der rechten Hand, folglich entsteht eine Linksskoliose, trotz Rechtshändigkeit und guter Schlafhaltung. Eine Besserung der Beschwerden ist neben der manuellen Therapie, wenn sie auf Dauer erfolgreich sein soll, nur durch einen Arbeitsplatzwechsel an eine andere Maschine zu erreichen.

Wir hätten in der Industrie bei den arbeitenden Menschen wesentlich weniger Rücken- und Gelenksprobleme, wenn man davon wegkäme, den gleichen Arbeiter immer am gleichen Platz einzusetzen und ihn immer die gleichen Handhabungen verrichten zu lassen. Die Autoindustrie geht schon mit der Teamgruppenarbeit den richtigen Weg. Wünschenswert wäre es, wenn auch die anderen Industriezweige, besonders bei Fließband- und Maschinenarbeit, ein Rotationsverfahren anwenden würden.

Bei Landwirten entstehen ähnliche Probleme durch die viele Arbeit mit Gabel und Schaufel wie bei anderen Arbeitern. Zusätzlich haben Landwirte häufig noch Probleme mit einer Linksskoliose der Halswirbelsäule, die dadurch entsteht, daß der Landwirt beim Traktorfahren, bei der Bedienung der Hydraulik und zur Beobachtung seines angehängten Arbeitsgeräts, immer nach rechts hinten schauen muß. Ein Spiegel, rechts oben im Fahrerhaus angebracht, könnte hier Abhilfe schaffen.

Aber nicht nur körperlich arbeitende Personen können eine Skoliose oder eine Blockierung auf Grund einseitiger Arbeitshaltung entwickeln. An einem Schreibtisch tätige Menschen, mit und ohne Benutzung eines Computers, leiden sehr häufig an berufsbedingten Wirbelsäulenschäden, ausgelöst durch einseitige Arbeitsabläufe. Halswirbelsäulenschäden entstehen oft dadurch, daß der Computerbildschirm oder die Schreibvorlage nicht gerade vor dem Benutzer liegen. Ich habe auch schon erlebt, daß ein Patient eine Halswirbelsäulenskoliose dadurch entwickelte, daß er den Telefonhörer immer zwischen Ohr und Schulter einklemmte, damit er die Hände für andere Arbeiten frei hatte. Ein ganz wichtiger Faktor ist auch der Stand des Telefons, da der Hörer immer mit der gleichen Hand herangeholt und an das Ohr gehalten wird. Ein anderer wesentlicher Faktor kann bei Computerarbeit auch der Umgang mit der Maus sein, wobei die Armhaltung Auswirkung auf die Brustwirbelsäule hat. Lehrer haben gelegentlich Schwierigkeiten mit der Brustwirbelsäule, weil sie beim Schreiben an der Tafel die rechte Hand zu viel erhoben haben.

Auch Menschen, die in ihrem Beruf viel tragen müssen, können durch einseitige Belastung eine Skoliose entwickeln. Die Hand und Schulter, die durch das

Gewicht belastet wird, wird nach unten gezogen. Die Gegenseite weicht gleichzeitig nach oben ab. Die Folge ist eine Skoliose der Brustwirbelsäule.

So finden sich eigentlich für jeden Menschen und für jeden Beruf Schädigungsmechanismen, die bei dauerndem Einfluß zu Blockierungen und Skoliosen führen, welche den Personen dann Schmerzen bereiten. Wegen der unendlich großen Vielfalt der Einflüsse, der Kombinationsmöglichkeiten, möchte ich es bei den wenigen Beispielen belassen, die Ihnen nur einen Anstoß geben sollen, sich in diese Problematik eingehend zu vertiefen und sich damit zu beschäftigen.

Diese Gesichtspunkte der Blockierungs- und Skolioseentstehung sind für den Erfolg der Behandlung nach Dorn von ausschlaggebender Bedeutung. Die Erfragung solcher Zusammenhänge sollte während der Untersuchung und Behandlung geschehen an Hand der erhobenen Wirbelsäulenbefunde. Sie müssen nämlich dem Patienten die krankmachenden Faktoren aufzeigen und ihn motivieren, seine Gewohnheiten umzustellen, soweit dies möglich ist. Man sollte dem Patienten einen möglichst schriftlichen Therapieplan mit auf den Heimweg geben, worin detailliert aufgeführt wird, was der Patient darf und was er nicht darf (siehe Abb. 57, Seite 129).

Der Therapeut kann nur therapiebegleitend tätig werden, die Hauptarbeit seiner Skoliose- und Blockierungsbehandlung obliegt dem Patienten selbst. Gerade bei der Skoliosebehandlung kann der Therapeut nur die Schäden untersuchen und erkennen. Durch das Andrücken kann er dem Patienten zeigen, daß er durch die Behandlung, die durchaus schmerzhaft sein kann, doch eine allgemeine Erleichterung erfährt. Diese Erleichterung sollte den Patienten dann veranlassen, seine Behandlung selbst in die Hand zu nehmen. Der gelegentlich konsultierte Therapeut stellt dann nur noch den Stand des Erfolges der Selbstbehandlung fest und gibt therapeutische Hilfestellungen.

4.4.9 PRÜFUNG UND BEHANDLUNG ANDERER KÖRPERGELENKE

Nicht nur die Gelenke der Extremitäten und der Wirbelsäule können subluxieren, sondern auch die Gelenke zwischen Rippen und Brustbein und zwischen Schlüsselbein und Schulterblatt.

Aber auch das Kiefergelenk macht manchmal durch eine Subluxation erhebliche Schwierigkeiten. Die ersten zwei genannten Gelenke zwischen Rippen und Brustbein und Schlüsselbein und Schulterblatt reponiert man, indem der Patient zur Mobilisierung den gleichseitigen Arm schwenkt und der Therapeut versucht, das Gelenk nach unten in die normale Stellung zurückzudrücken.

Eine Fehlstellung des Sternoclaviculargelenks (Gelenk zwischen Brustbein und Schlüsselbein) und des Acromeoclaviculargelenks (Gelenk zwischen Schnabelfortsatz und Schlüsselbein) wird, wenn sich kein akuter Unfall zugetragen hat, durch eine Blockierung der oberen Brustwirbelsäule hervorgerufen. Der Mechanismus ist ein Tonusverlust der gelenkstabilisierenden Sehnen, Bän-

Abb. 57:
Therapieblatt zur Dokumentation und zum Auflisten der Therapieempfehlung

Dr. med Michael Graulich, Facharzt für Allgemeinmedizin, 87724 Ottobeuren, Uhlandstrasse 4, Tel. 08332/7071

Befund- und Therapiezettel für die sanfte manuelle Therapie nach Dorn

Wirbelsäulen- und Gelenksbefunde

Hüftgelenk	beidseits je	........cm
	rechts stärker links	......./........cm
	links stärker rechts	......./........cm
Kniegelenk	beidseitig je	.........cm
	rechts stärker links	......./........cm
	links stärker rechts	......./........cm
Sprunggelenk	beidseitig je	..........cm
	rechts stärker links	......./........cm
	links stärker rechts	......./........cm
Kreuzbein	oberer Anteil	rechts / links
	mittlerer Anteil	rechts / links
	unterer Anteil	rechts / links
Halswirbelsäule	1.HW	rechts / links
	2.HW	rechts / links
	3.HW	rechts / links
	4.HW	rechts / links
	5.HW	rechts / links
	6.HW	rechts / links
	7.HW	rechts / links
Brustwirbelsäule	1.BW	rechts / links
	2.BW	rechts / links
	3.BW	rechts / links
	4.BW	rechts / links
	5.BW	rechts / links
	6.BW	rechts / links
	7.BW	rechts / links
	8.BW	rechts / links
	9.BW	rechts / links
	10.BW	rechts / links
	11.BW	rechts / links
	12.BW	rechts / links
Lendenwirbelsäule	1.LW	rechts / links
	2.LW	rechts / links
	3.LW	rechts / links
	4.LW	rechts / links
	5.LW	rechts / links

Therapieempfehlungen

0 Nicht auf der rechten / linken Seite liegen
0 Nur rechts / links / auf dem Rücken oder Bauch liegen
0 Bei Rechtslage / Linkslage ein flaches Kissen in den Flankenbereich / Rippenbereich
0 Im Liegen nicht den rechten + linken Arm alleine nach oben nehmen
0 Bei Rechtslage / Linkslage Rolle in die rechte / linke Halsbeuge
0 In Bauchlage Kopf auf das rechte / linke Ohr / möglichst gerade
0 Nicht nach rechts / links umschauen, nur nach rechts / links, Körper wenden
0 Massage rechte / linke Halsseite
0 Nur rechts / links unten arbeiten und tragen
0 Mit der rechten / linken Hand oben arbeiten
0 Nur mit dem rechten / linken Arm aufstützen und stemmen
0 Nur / Oder mit beiden Händen auf gleicher Höhe arbeiten
0 Nicht nach rechts / links bücken oder drehen, nur nach rechts / links
0 Oder / nur gerade bücken
0 Nicht über die Seite heben
0 Am Stielgerät rechte / linke Hand unten
0 Keine Kniebeugung mit einseitig nach hinten ausgestrecktem Bein
0 Hüfte nachschieben rechts / links / beidseitig
0 Knie nachschieben rechts / links / beidseitig
0 Sprunggelenk nachschieben rechts / links / beidseitig
0 Gelenksübungen mehrmals täglich besonders nach dem Sitzen und Autofahren machen
0 Im Sitzen nicht die Beine übereinanderschlagen
0 Hocke vermeiden, auf die Knie gehen
0 Füße im Sitzen nicht hinter das Stuhlbein einziehen
0 Im Stehen beide Beine gleichmäßig belasten, nie ein Bein einseitig als Standbein benutzen
0 Kantenübung von...........bis...........
von...........bis...........

Anfängliche stärkere Muskelschmerzen nach der Behandlung lassen nach 1 bis 2 Tagen wieder nach. Sollten neue Schmerzen hinzukommen oder Beschwerden schlimmer werden, melden Sie sich bitte umgehend. Bitte sind Sie nicht enttäuscht, wenn gerade am Anfang der Therapie die ersten Erfolge nicht lange anhalten. Bei älteren Schäden stellt sich einen anhaltende Besserung erst nach einiger Zeit und mehreren Behandlungen ein.

der und Muskeln. Dadurch kann eine Subluxation des betreffenden Gelenks entstehen, die zu einer anschließenden Gelenksentzündung führt. Eine Subluxationbehandlung dieser Gelenke kann nur erfolgreich sein, wenn man den entsprechenden Wirbelsäulenabschnitt mitbehandelt. Die gleichen Bedingungen gelten für die Subluxationsbehandlung des Kiefergelenks, hier muß man die Halswirbelsäule mitbehandeln.

Beim Kiefergelenk fordert man den Patienten auf, den Mund weit zu öffnen. Der hinter dem Patienten stehende Therapeut legt seine Hände so an den Unterkiefer des Patienten, daß der Kieferwinkel in des Therapeuten Hohlhand zu liegen kommt. Jetzt drückt man den Unterkiefer nach hinten oben und fordert den Patienten auf, den Mund dabei langsam zu schließen. Meist springt das Kiefergelenk mit einem deutlichen Schnappen in seine normale Gelenkstellung zurück.

Grundsätzlich gilt für die Behandlung aller subluxierter Gelenke die 90° / 180° Regel.

Das bedeutet, daß man das Gelenk vor Behandlungsbeginn auf 90° einstellt und während des Repositionsvorgangs auf 180° durchstreckt.

4.4.10 THERAPEUTISCHE VERHALTENSANWEISUNGEN

Nach der Dornschen Untersuchung und Behandlung der Wirbelsäule und wenn man die für den Patienten schädigenden Verhaltensweisen herausgearbeitet hat, muß man einen Therapieplan mit Anweisungen für das weitere Verhalten zur Vermeidung sofortiger Reblockierungen aufstellen.

Ich habe eine Vorlage entworfen, die der Patient nach der Behandlung mit nach Hause bekommt, auf der die erhobenen Befunde aufgelistet werden und die Therapieempfehlungen vermerkt werden (siehe Abb. 57, Seite 129).

Gerade bei der ersten Behandlung sind die Patienten mit der Flut der neuen Informationen und Empfehlungen oft schlicht überfordert. Mit diesem Therapieblatt, wie ich es nenne, wird der Patient angehalten, alle schädigenden Ursachen, die für seine Wirbelsäulenschäden verantwortlich sind, zu meiden. Wenn das aus beruflichen oder sonstigen Gründen nicht möglich ist, sollte er ausgleichende Verhaltensweisen einstudieren.

Der Patient muß alles vermeiden, was die Reblockierungstendenz seines Wirbelsäulenschadens nach der Behandlung begünstigt. D. h. er darf z. B. auf der Seite seiner Blockierung oder Skoliose nicht mehr liegen. Weder beim Fernsehen noch im Nachtschlaf ist diese Seitlagerung erlaubt. Hat der Patient z. B. eine Linksskoliose eines Wirbelsäulenabschnitts, so sagt man ihm, daß er nicht mehr links liegen darf.

Oft hört man dann den Einwand: „das kann ich nicht, so kann ich nicht schlafen ‚oder' im Schlaf merke ich doch nicht wie ich liege". Alle diese Einwände sind Ausflüchte. Kein Mensch ist in der Lage zu sagen, was er kann oder nicht kann, solange er es nicht probiert hat. Die Umstellung der Schlafhaltung mag anfangs Probleme machen, weil der Körper sich erst an die neue Lage gewöhnen muß, aber nach kurzer Zeit ist der Schlaf in der neuen Position genausogut wie vorher. Wenn der Patient den festen Vorsatz zur Mitarbeit und zur Einhaltung der neuen Schlafposition aufbringt, wird er automatisch in der Nacht wach, wenn er falsch liegt. Das ist der gleiche Mechanismus, gesteuert durch unser Unterbewußtsein, der Sie um 4 Uhr nachts wach werden läßt, wenn Sie um 5 Uhr aus dem Haus gehen müssen. Wenn man dann doch einmal in der Nacht auf der falschen Seite erwacht, dreht man sich einfach wieder um und schläft weiter.

Es macht keinen Sinn, Patienten, die nicht zu solchen Verhaltensänderungen bereit sind, weiter zu behandeln, weil vor allem die aktive Mitarbeit des Patienten die ausschlaggebende Grundvoraussetzung ist, ohne die gar nichts geht. Dieses gilt für alle Anweisungen, die nicht beruflichen oder sonstigen Zwängen unterliegen. Auch für Patienten mit beruflichen oder sonstigen Zwangshaltungen existieren zumindest einige Bewegungen und Haltungen zum Ausgleich. Anders ist es bei behinderten Menschen, auch diesen sollte man versuchen zu helfen, hier kann aber schon die Therapie sehr schwierig sein. Verhaltensanweisungen können oft nur sehr schwer oder nicht eingehalten werden.

Für alle anderen Personen gilt: ohne aktive Mitarbeit ist eine manuelle Therapie nach Dorn sinnlos. Sie sollten Ihre Bemühungen vorrangig denen zukommen lassen, die sich auch bemühen.

Kommen wir zu der Schlafhaltung zurück. Es gibt sehr häufig Menschen, die nicht nur eine Wirbelsäulenkrümmung nach einer Seite haben, sondern bei denen die Wirbelsäule z. B. unten nach links und oben nach rechts gekrümmt ist und, wie beim Rechtshänder, die Halswirbelsäule eventuell zusätzlich eine Linksverbiegung aufweist. Diesen Patienten sagt man, sie dürfen nur auf dem Rücken oder auf dem Bauch schlafen. Sollte das trotz glaubhafter Bemühungen wirklich nicht möglich sein, wählt man die Seite der geringeren Skoliose, polstert diesen Wirbelsäulenabschnitt im Schlaf mit einem Kissen aus, so daß die Wirbel nicht zur Skolioseseite über Nacht durchhängen können. Bei der Halswirbelsäule nimmt man dazu eine nicht zu dicke Nackenrolle oder ein zusammengerolltes Handtuch, das man sich seitlich in die Halsbeuge unter das Ohr schiebt, das bei einer nächtlichen Rückenlage aber seitlich neben dem Hals liegen bleiben muß und dabei nicht in die Halsbeuge drücken darf. Bei der Brust- und Lendenwirbelsäule reicht ein dünneres Kissen oder Polster.

Ganz wichtig ist zu wissen, daß sich hinten im Nacken keine Nackenrolle befinden darf. Auch sollte man auf keinen Fall das Kopfkissen zusammenrollen und in den Nacken schieben. Nun glauben viele Kopfschmerz- und Tinnituspatienten, aber auch Personen mit Schulter-Armproblemen, sich etwas Gutes zu tun, wenn sie sich ein Spezialnackenkissen für viel Geld kaufen. Diese Kissen sind aber nur dann gut, wenn der Patient nur auf der Seite liegt. Wenn das der Fall sein sollte, muß er auch genau wissen, auf welcher Seite er liegen soll. Wenn das Kissen in die zu seiner Halswirbelsäulenskoliose gegenseitige Halsseite zu liegen kommt, verstärkt das seine Skoliose, da das Kissen seine Halswirbelsäule zur kranken Seite herüberschiebt. Die Skoliose nimmt also über Nacht zu und der Patient wacht mit Kopfschmerzen auf. Aber der noch wesentlichere Aspekt ist der, daß es bei einer Rückenlage und bei Gebrauch eines Spezialnackenkissens über Nacht zu einer Steilstellung der Halswirbelsäule kommt. Eine normale Halswirbelsäule hat eine Krümmung zum Gesicht hin. Auch wenn die Spezialkissen eine Mulde für den Hals und den Kopf haben, so schiebt doch die durch das Kissen bedingte Erhöhung die ganze Wirbelsäule nach vorne. Damit weicht die Wirbelsäule nach vorne zum Gesicht hin aus und wird gerade. Man nennt das eine Steilstellung der Halswirbelsäule, die große Probleme wie Schwindel und Kopfschmerzen machen kann.

Weiterhin reagiert die Halswirbelsäule besonders auf die Kopfdrehung. Man weist den Patienten an, die Kopfwendung zur Gegenseite seiner Skoliose zu vermeiden. Der Patient muß den Kopf immer zur Skolioseseite hin drehen, er muß also praktisch immer in den Schaden hineinschauen, d. h.Skoliose der Halswirbelsäule links, Kopfdrehung ebenfalls nach links. Das gilt grundsätzlich für alle Wirbelsäulenschäden. Beginnt der Patient dem Schmerz eines Wirbelsäuleschadens auszuweichen, so wird der Schmerz vielleicht kurzzeitig besser, der Schaden nimmt aber in der Regel zu und der Schmerz wird dadurch mit der Zeit immer schlimmer.

Eine Zwischenstellung nimmt der siebente Halswirbel ein, der beiden Einflüssen, sowohl der der Kopfwendung, als auch der des Handgebrauchs, unterliegt. Er ist von seiner Funktion her sowohl ein Halswirbel als auch ein Brustwirbel. Bei einer Blockierung dieses Wirbels muß der Patient beide Anweisungen, der für den Handgebrauch und der für die Kopfdrehung beachten.

Der Patient schläft, wenn er auf dem Rücken liegt, am besten flach auf einem großen Kissen, mit Schulter und Hinterkopf gleichmäßig auf einer Ebene liegend. Eine Höherlagerung des Oberkörpers durch einen Kopfkeil oder das Hochstellen des Bettkopfteiles ist nur gut, wenn die Person auf dem Rücken schläft. Wenn die Person reiner Rückenschläfer ist und in der Nacht höher liegen möchte, muß sich die Knickstelle der Wirbelsäule im Brustwirbelsäulenbereich befinden. Diese Schlafhaltung schädigt die Wirbelsäule nicht, weil die normale rückwärtige Krümmung der Brustwirbelsäule nur etwas verstärkt, aber keine Haltung eingenommen wird, welche die normale Wirbelsäulenform schädigt. Die Schlafposition mit angehobenem Oberkörper sollten aber nur Menschen mit Erkrankungen einnehmen, die bei Flachlagerung Beschwerden wie z. B. Atemnot oder nächtliches Sodbrennen bekommen. Allen anderen Menschen sollte man raten, möglichst flach zu liegen.

Da die meisten oberen Brustwirbelsäulenschäden durch den einseitigen Handgebrauch entstehen, wozu schon das Einschenken eines Glases, das Trinken, das Türen auf- und zumachen und viele andere Dinge des täglichen Lebens gehören, muß dieser Ursache entgegengearbeitet werden. D. h. die Hand der Skolioseseite der oberen Brustwirbelsäule wird unten benutzt, die Hand der Gegenseite arbeitet oben. Getragen wird auf der Seite der Skoliose. Liegt eine alleinige Verbiegung der oberen Brustwirbelsäulenabschnitte vor, empfiehlt man dem Patienten, seinen Oberkörper immer zur Seite seiner Skoliose hin zu drehen.

Hat der Patient eine Skoliose der unteren Wirbelsäulenabschnitte mit einer gegenläufigen Skoliose der oberen Wirbelsäulenabschnitte, so lautet die Empfehlung, sich gerade zu bücken, da dabei weder untere noch obere Wirbelsäulenabschnitte zur Seite hin ausweichen können. Für den Handgebrauch und Benutzung eines Stielgeräts z. B. einer Schaufel richtet man sich mit seinen Empfehlungen nach der Skolioserichtung der oberen Wirbelsäulenabschnitte.

Alle diese Empfehlungen werden dem Patienten erklärt und auf einem Befund- und Therapiezettel aufgeschrieben, den er dann mit nach Hause nehmen kann.

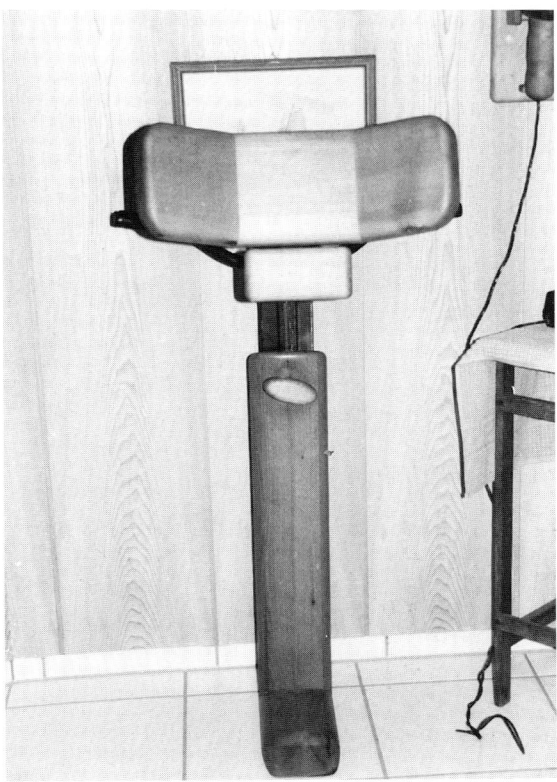

Abb. 57a:
Therapie-Standgerät mit Haltegriff (Foto selbst)

4.4.11 ANLEITUNG ZUR SELBSTBEHANDLUNG

Bei alten und stärkeren Wirbelsäulenschäden kann eine peinlichst genaue Be-
achtung all der genannten Punkte für eine Skoliosebeseitigung nicht ausreichend sein. Der Therapeut kann aber auch nicht jeden Tag am Patienten herumdrücken.

Für eine regelmäßige, tägliche und notwendige Selbstbehandlung wurde die
sogenannte Kantenübung erdacht. Zu dieser Übung lehnt sich der Patient, mit
einem Bademantel oder Ähnlichem bekleidet, an eine Tür- oder Schrankkan-
te. Bei einer Linksskoliose, als Beispiel genannt, kantet er links seitlich der
Dornfortsätze ein, stemmt das rechte Bein fest auf den Boden auf, um einen
guten Druck und Schub aufzubringen, und bewegt seine Arme aus dem Schultergelenk gleichzeitig gegenläufig vor und zurück. Bei der Behandlung einer
rechtsseitigen Skoliose kantet der Patient natürlich rechts seitlich des Dornfortsatzes ein und stellt das linke Bein vor. Die Kante der Tür oder des Schran-
kes drückt dabei in die Tiefe zwischen Dorn- und Querfortsatz des Wirbels und
schiebt den durch die Armbewegung mobilisierten Wirbel in die gewünschte
Richtung. Die Kante ersetzt dabei das Therapieholz oder den Daumen des The-

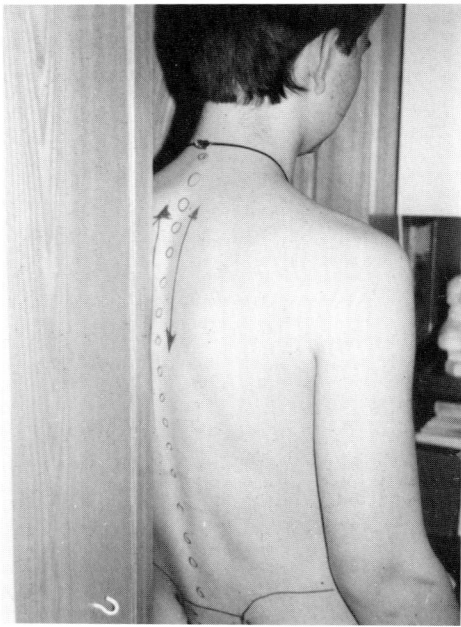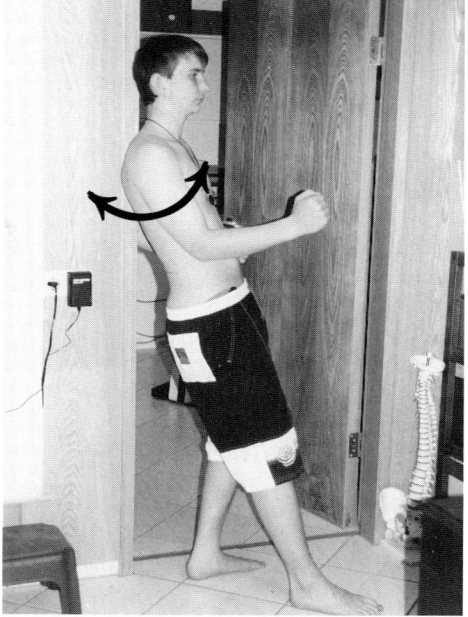

Abb. 57 a:
Darstellung der genauen Position der Kante
an der Wirbelsäule zwischen Dorn- und
Querfortsatz (Foto selbst)

Abb. 57 b:
Gesamtabbildung der Kantenübung mit
korrekter Fußstellung und Armhaltung. Die
Bewegung der Arme geschieht aus der
Schulter heraus (Foto selbst)

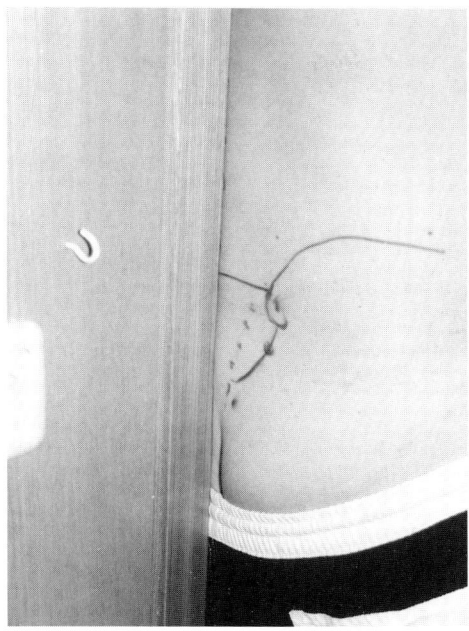

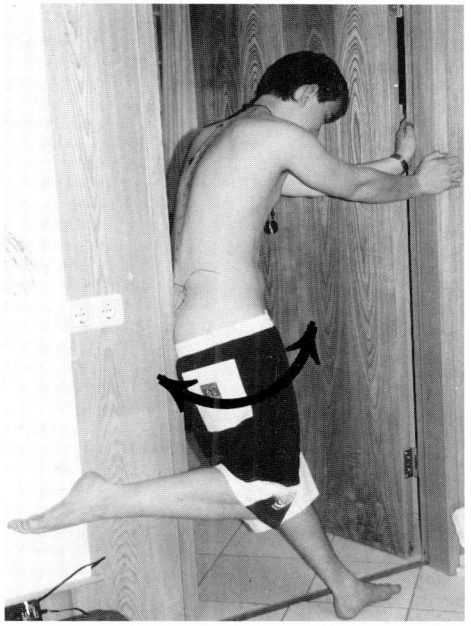

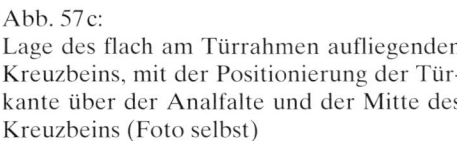

Abb. 57c:
Lage des flach am Türrahmen aufliegenden
Kreuzbeins, mit der Positionierung der Tür-
kante über der Analfalte und der Mitte des
Kreuzbeins (Foto selbst)

Abb. 57d:
Stellung und Haltung bei der Kreuzbeinselbstübung am Türrahmen (Foto selbst)

rapeuten. Man beginnt unten oder oben an der Wirbelsäule und arbeitet sich
portionsweise, je nach Lage der Blockierungen und Skoliosen, unten oder oben
vor. Für eine ganze Wirbelsäule ergibt sich die Zahl von ungefähr fünf bis sechs
Abschnitten, die jeweils gleichzeitig von einer Kantenposition erreicht werden.
Auf jedem Abschnitt verweilt man einige Zeit, etwa eine halbe bis eine Minu-
te, bevor man zu dem nächsten Abschnitt übergeht.
Bei der oberen Brustwirbelsäule reicht es, wenn man sich entspannt gegen die
Kante lehnt. Für die unteren Wirbelsäulenabschnitte sollte man einen wesentlichen höheren Kantendruck durch kräftiges Einstemmen des Beines aufwenden. Der schwierigste Wirbel ist der fünfte Lendenwirbel und nicht zuletzt das
Kreuzbein. Für den fünften Lendenwirbel ist die Kantenübung besonders
schwierig, da hier die hintere obere Kante der Beckenschaufel etwas im Wege
sein kann. Im Allgemeinen sollte der Rücken bei allen Behandlungen, sei es
durch den Therapeuten oder bei der Selbstbehandlung, nicht zu stark gebeugt
werden, da sonst zu der Spannung durch die Blockierung eine zusätzliche Span-
nungszunahme durch die Beugung des Rückens kommt. Man braucht dann
noch mehr Kraft und die Behandlung wird dadurch noch schmerzhafter.

Auch für das Kreuzbein existieren Selbstbehandlungsübungen. Die in der ersten Auflage beschriebene Übung mit dem Kantendruck auf das Kreuzbein, hat
sich als sehr schwierig und schmerzhaft, also wenig praktikabel, erwiesen. Meine Frau hat sich eine bessere und ganz einfache Selbstbehandlungsübung einfallen lassen. Sie hat obendrein den Vorteil, daß man bei der Durchführung
ganz entspannt atmen kann und keine Pressatmung, oder sogar das Anhalten
des Atems, eintritt. Zu der Selbstbehandlungsübung des Kreuzbeins lehnt man
sich mit der zu behandelnden Kreuzbeinseite flach gegen einen Türrahmen.
Dabei kommt das Kreuzbein so an den Türrahmen zu liegen, daß die Türkan-
te genau über der Analfalte und der Mitte des Kreuzbein positioniert ist.
Im Gegensatz zur Kantenübung der Wirbelsäule, bei der das gegenseitige Bein
vorgestellt und angestemmt wird, kommt bei der Kreuzbeinselbstübung das
gleiche Bein zum Einsatz. Wenn man also das linke Kreuzbein mit dem Türrahmen behandeln will, muß man auch das linke Bein vorstellen und einstemmen. Bei der Behandlung der rechten Seite ist das nun das rechte Bein. Dann
drückt man mit dem flach anliegendem Kreuzbein fest gegen den Türrahmen.
Gleichzeitig stützt man sich mit beiden Händen am gegenüberliegenden Türrahmen ab, um den Druck auf das Kreuzbein zu verstärken. Dabei schwenkt
man mit dem freien Bein aus der Hüfte leicht vor und zurück. Bei der Behandlung des linken Kreuzbeins schwenkt das rechte Bein und umgekehrt.
Als letztes fehlt nun noch die Selbstbehandlung der Halswirbelsäule. Dazu
setzt man sich am besten auf einen Stuhl und greift bei einer Linksblockierung
oder Linksskoliose der Halswirbelsäule mit der rechten Hand in die zwischen
Quer- und Dornfortsatz gelegene Rinne an der linken HWS. Man dreht den
Kopf leicht von rechts nach links hin- und her. Die Druckrichtung der eigentlichen Therapiehand ist in die Tiefe gerichtet. Bei einer rechtsseitigen Blockierung und Skoliose verfährt man einfach anders herum. Die nicht gebrauchte
freie Hand legt man einfach auf den Kopf und läßt sie dort ruhen, so daß es bei
der Behandlung zu keinen Verziehungen der oberen Brustwirbelsäule, durch
das einseitige Anheben eines Armes, kommen kann.
Eine mögliche sehr effiziente Therapiehilfe ist die Verwendung des Dornschen
Druckmassagerätes. Mit diesem Gerät ist die Selbstbehandlung der Halswirbelsäule sehr effektiv und ein Kinderspiel. Durch die Vibration des Gerätes ist
es noch nicht einmal notwendig, zur Mobilisation der Halswirbelsäule den Kopf
hin und herzubewegen. Angst vor Verletzungen braucht man bei der Anwendung mit diesem Gerät nicht zu haben, denn die Art der Behandlung entspricht
der Belastung durch eine Massage. Auch die Vibration kann meiner Ansicht
nach nicht schädigend für das Gehirn sein, da die Benutzung des Gerätes auf
höchstens zwei bis drei Minuten pro Tag beschränkt ist.
Wenn man jetzt noch seine notwendigen Gelenksübungen absolviert, kann
man in einer Zeit von zehn bis zwölf Minuten am Tag der spontanen Reblockierungstendenz von Wirbelsäule und Gelenken sehr effektiv entgegenwirken.

Dabei ist der Therapeut als Kontrolleur und Therapiebegleiter notwendig, damit er die Wirksamkeit und richtige Handhabung der Selbsttherapie überprüft und dem Patienten sagt, wie er weiter vorgehen soll.

4.4.12 ERNÄHRUNGSBERATUNG

Während der Untersuchung der Patienten sollte man nicht nur auf den knöchernen Befund der Wirbelsäule achten und die Krankengeschichte im Sinne einer Haltungsanalyse erheben, sondern auch auf die Ernährungsgewohnheiten der Patienten eingehen.

Der Zustand des Bindegewebes und der Muskulatur ist für das Auftreten von Blockierungen und Skoliosen von ausschlaggebender Bedeutung. Natürlich spielen auch hier seelische Komponenten mit hinein, die später noch besprochen werden sollen, aber die Ernährung hat hier ebenfalls einen maßgeblichen Einfluß. Sie wirkt sich auf die Härte und Verspannung des Bindegewebes und der Muskulatur aus. Das Körpergewicht spielt dabei zunächst eine untergeordnete Rolle. Muskel ist nicht gleich Muskel und Fettgewebe ist nicht gleich Fettgewebe. Es gibt harte und weiche Muskulatur und es gibt festes und weiches bis schwammiges Fett- und Bindegewebe. Diese Wertigkeiten sind ernährungsbedingt.

Grundsätzlich macht eine flüssigkeitsarme, kalzium-, kochsalz- und säurehaltige Ernährung eine harte Muskulatur. Der wesentlichste Faktor für eine harte Muskulatur ist außerdem die mangelnde oder nicht ausreichende tägliche Flüssigkeitszufuhr. Die meisten Menschen trinken zu wenig. Hauptsächlich betrifft dies das weibliche Geschlecht. Viele Frauen haben mit der Flüssigkeitszufuhr Probleme. Aber es sind durchaus nicht nur die Frauen betroffen, sondern auch das männliche Geschlecht ist hier nicht ganz auszunehmen. Die tägliche Trinkmenge sollte je nach Außentemperatur etwa zwei bis drei Liter betragen. Oft werde ich gefragt, was man trinken soll? Ich empfehle zum Erstaunen meiner Patienten Leitungswasser. Man kann für den Geschmack und Genuß schon auch andere Getränke wählen, aber zur innerlichen Reinigung des Körpers und zur Entgiftung ist Leitungswasser immer noch am besten. Viele Menschen glauben, daß man in Deutschland kein Leitungswasser mehr trinken könne, die Betreffenden meinen, das Trinkwasser abkochen zu müssen. Das Trinkwasser in Deutschland wird laufend untersucht und ist unbedenklich zu genießen. Viele glauben vorbehaltlos der Werbung, die uns suggeriert, daß das bessere Wasser die Mineralwässer seien. Ich halte im Gegenteil den ausschließlichen Genuß von Mineralwässern für nicht gesund. Gegen ein Glas Mineralwasser, auch in Form einer Frucht- oder Weinschorle ist nichts einzuwenden. Aber das Überschwemmen des Organismus mit den Elektrolyten und Spurenelementen ist nicht gesund. Im Übermaß stören sie das Elektrolyt- und Spurenelementegleichgewicht und die Ausscheidung des Überschusses ist für den Körper aktive Arbeit mit einem zusätzlichen Energieverbrauch, den er eigentlich für die Ausscheidung der Stoffwechselschlacken bräuchte. Stoffwechselschlacken und überschüssige Elektrolyte und Spurenelemente müssen um die Ausscheidung konkurrieren. Obendrein ist die Schadstoffbelastung der Mineralwässer auch nicht unproblematisch.

Für eine ausreichende Trinkmenge zu sorgen macht vielen Menschen große Schwierigkeiten. Gerade bei der älteren Generation mag das Trinkverhalten falsch antrainiert sein, denn auch ich kann mich aus meiner Jugend erinnern, daß es immer hieß: „beim Essen trinkt man nicht", oder „trink nicht so viel, dann hast du keinen Hunger mehr", oder „trink nicht so viel, dann mußt du nicht so viel schwitzen", usw. Es gab Dutzende von Gründen, die Kinder vom Trinken abzuhalten.

Ein weiteres Problem ist bei älteren Frauen sicherlich die Streß- oder Dranginkontinenz, die nicht zuletzt eine Folge des Kinderkriegens und der Beckenbodensenkung ist. Wenn solche Frauen viel trinken, müssen sie natürlich unverhältnismäßig oft auf die Toilette gehen, was als unbequem und lästig empfunden wird.

Trotz fehlenden Durstgefühls und anderer Widrigkeiten muß man den Patienten anhalten, genug zu trinken. Wie man den Organismus an das wenige Trinken gewöhnen kann, so kann man ihn auch an eine größere und ausreichende Trinkmenge gewöhnen. Das Durstgefühl kommt dann ganz von allein. Ausreichend sind, wie gesagt, zwei bis drei Liter, auch im Winter, wenn man nicht so viel schwitzt wie im Sommer. Durch unsere beheizten Räume verliert der Körper auch im Winter erhebliche Mengen von Flüssigkeit, so daß das Trinken auch im Winter von eminenter Bedeutung ist. Der Körper braucht einfach eine bestimmte Flüssigkeitsmenge, um die täglich anfallenden Schlackenstoffe des Stoffwechsels ausreichend gut ausscheiden zu können. Fehlt diese Flüssigkeit zur Durchspülung der Nieren, wird nicht genug Schlacke ausgeschieden, die sich dann im Körper ablagert. Der Körper versucht dann, diese Schlackenstoffe über andere Organe auszuscheiden, oder lagert Teile davon in bestimmten Organsystemen ab. Dies kann wiederum zu Krankheiten führen. Die zusätzlich ausscheidenden Organe sind Haut, Lunge und Darm. Erkrankungen durch Blockierungen der Ausscheidungswirbel sind Asthma, Neurodermitis und rheumatische Erkrankungen.

Ausreden wie: „Ich habe keinen Durst und ich kann nicht so viel trinken" usw, sollte man nicht gelten lassen. Die allgemeine Trinkmenge zu erhöhen kann sich jeder Mensch mit etwas gutem Willen antrainieren.

Ein weiteres Ernährungsproblem ist sicherlich die tägliche Kalziumzufuhr. Von Kalzium ist bekannt, daß es tonisierend (anspannend) auf Muskelzellen wirkt. Dabei ist nicht so sehr der meßbare Kalziumspiegel im Blut relevant, sondern vielmehr das interstitielle (zwischen den Zellen gelegene) und von noch stärkerem Maße das intrazelluläre (in den Zellen gelegene) Kalzium. Diese Kalziumspiegel sind mit den üblichen schulmedizinischen Meßmethoden nicht ausreichend bestimmbar. Wir brauchen diese Messungen auch nicht unbedingt für unsere Diagnostik, sondern wir stellen unsere Diagnose nach dem Tastbefund der untersuchten Muskulatur. Während Sie den Patienten untersuchen, fragen Sie ihn nach seinen Ernährungsgewohnheiten.

Viele ältere Menschen und hiervon wiederum vermehrt die Frauen glauben, wenn sie viel Kalzium zu sich nehmen, würden sie ihrer eventuell im Alter einsetzenden Osteoporose (Knochenentkalkung) vorbeugen und etwas Gutes für sich tun. Diese Ansicht wird von der Pharmaindustrie kräftig gefördert, weil damit ein riesiger Absatzmarkt für eine Vielzahl von Kalziumpräparaten erschlossen wird. Kein Mensch sagt den Leuten, daß das Osteoporoseproblem, das vorwiegend die weibliche Bevölkerung, und da auch bei weitem nicht jede Frau betrifft, eine Störung der Verwertung des Kalziums ist. Diese Verwertungsstörung ist eng an den nach dem Klimakterium einsetzenden Östrogenmangel gekoppelt. Betroffen sind eher sehr schlanke Frauen, die auf Grund des wenigen Fettgewebes nicht ausreichend Östrogen (weibliches Sexualhormon) speichern können. Die Östrogenproduktion der Frauen nimmt im Klimakterium langsam ab, erreicht aber sicherlich nie den Wert Null. Menschen mit etwas mehr Fettgewebe scheiden das Hormon nicht so schnell aus, es reichert sich im Fettgewebe an, verläßt den Körper langsamer und wirkt dadurch länger auf den Stoffwechsel ein und verhindert so eine Entstehung der Osteoporose. Bei den Männern ist eine schwere Altersosteoporose nicht so häufig, da diese physiologischerweise neben dem hauptsächlich produzierten Testosteron (männliches Sexualhormon) auch geringe Mengen von Östrogenen produzieren. Läßt die Testosteronproduktion des Mannes in dessen Klimakterium nach, kommt die Östrogenkomponente mehr zum Tragen und schützt den Mann möglicherweise vor der Osteoporose.

Durch einen Östrogenmangel kann der Körper das in unserer hochwertigen Ernährung immer ausreichend vorhandene Kalzium nicht genügend verstoffwechseln, d. h. es wird unzulänglich in den Knochenstoffwechsel eingebracht und in den Knochen eingebaut. Es macht also keinen Sinn, die Kalziumzufuhr zu erhöhen, sondern man muß dann Maßnahmen ergreifen, die den Kalziumstoffwechsel regulieren.

Ob die Schulmedizin mit der breitgefächerten Östrogengabe zur Osteoporosevorbeugung den richtigen Weg geht, mag man ernsthaft diskutieren. Untersuchungen haben ergeben, daß in unserem Trinkwasser mittlerweile, durch die vermehrte Einnahme und Ausscheidung von weiblichen Hormonpräparaten zur Verhütung und zur Behandlung von klimakterischen Beschwerden, jede Menge Sexualhormone gelöst sind. Bei der Abwasserklärung sollen diese Substanzen nur sehr schlecht und unzureichend abgebaut werden. Um eine weitere Zunahme dieses Mißstandes zu vermeiden, sollte man mit weiteren Hormongaben deshalb sehr zurückhaltend sein. Provokant gesprochen könnte man heute osteoporosegefährdeten Frauen raten, Leitungswasser zur Vorbeugung zu trinken.

Eine gewisse altersbedingte Knochenentkalkung, die ein bestimmtes physiologisches Maß nicht überschreitet, kann man, meiner Ansicht nach, ohne dem Menschen zu schaden, hinnehmen. Wenn dann tatsächlich eine stärkere Osteoporose eintritt, kann man immer noch mit dem Knochenstoffwechselhormon Calcitonin eine gut verträgliche, effiziente Behandlung einleiten. Für leichtere Fälle von Knochenentkalkung und Beschwerden durch die Wechseljahre mag eine pflanzliche Behandlung mit den Präparaten aus der Trauben-Silberkerze eine schonende Alternative sein. Diese rein pflanzlichen Medikamente regen die verbliebene Östrogenproduktion der Frauen an. So kann sicherlich auch einer Osteoporose vorgebeugt werden. Das Risiko, einen Brustkrebs zu bekommen, ist nach neuesten amerikanischen Studien bei einer Östrogengabe deutlich erhöht. Die deutsche Gesellschaft für Gynäkologie empfiehlt mittlerweile, den unkritischen Gebrauch weiblicher Sexualhormone, als rein vorbeugende Maßnahme, einzuschränken. Ein weiterer Grund, die Östrogengabe sehr zurückhaltend zu betrachten.

Wenn man sicher sein will, daß man seinem Körper ausreichend Kalzium zuführt, reichen dafür ein Viertelliter Milch oder ein Joghurt oder etwas Käse pro Tag aus. Auf keinen Fall sind irgendwelche Kalziumpräparate aus der Apotheke nötig.

Bei solch einem für den Körper ausreichenden, aber in der Gesamtmenge nicht zu hohen Kalziumangebot vermeidet man auch eine Überschwemmung des Organismus mit Kalzium. Die Verminderung des Kalziumgehaltes in den Zellen und im ganzen Organismus führt in den Zellen, hauptsächlich der Muskelzellen (wobei man speziell an die Arterienwände und den Herzmuskel denken sollte), zu einer Muskelentspannung. Das hat bei den Arterien eine Blutdrucksenkung zur Folge, der Herzmuskel entspannt sich. Das Herz arbeitet ökonomischer und verbraucht dadurch weniger Sauerstoff. Die Schulmedizin setzt ja gerade bei erhöhtem Blutdruck und bei Erkrankungen der Herzkranzgefäße und des Herzmuskels sogenannte Kalziumantagonisten ein, das sind Medikamente, die die Wirkung des Kalziums in und an den Zellen blockieren. Die Muskelentspannung wirkt sich natürlich auch auf den Tonus (Anspannung) der ganzen Körpermuskulatur aus. Ein Wirbel blockiert bei einer lockeren Muskulatur sicherlich nicht so leicht wie bei einer verspannten, sehr harten Muskulatur, die einen stärkeren Zug auf die Wirbel ausübt.

Ein natürlicher Kalziumantagonist ist das Magnesium und das Vitamin E. Diese Präparate sollten Sie ihrem Patienten bei einer harten und verspannten Muskulatur neben einer Erhöhung der Trinkmenge empfehlen.

Ein weiterer nicht zu vernachlässigender Faktor in unserer Ernährung für die Entstehung einer harten Muskulatur ist ein vermehrtes Säureangebot durch die Nahrung. Viel Säure enthalten Nahrungsmittel wie Milch und Milchprodukte in Form von Milchsäure, Fruchtsäfte und Obst in Form von Fruchtsäure. Bei übermäßigem Milchproduktanteil in unserer Ernährung kommt also nicht nur das erhöhte Kalziumangebot nachteilig zum Tragen, sondern zusätzlich noch das hohe Angebot an Milchsäure. Die täglich ausreichende Menge an Milchprodukten ist schon erwähnt.

Das Problem der Übersäuerung des Körpers entsteht auch bei einem vermehrten Genuß von Fruchtsäften und Obst. Alles sicherlich gesunde und sehr wichtige Nahrungsbestandteile. Aber wir haben heute das Problem, daß wir uns auf Grund unseres Wohlstands vieles leisten können, was früher undenkbar war. So nehmen wir auch, im Glauben, uns Gutes zu tun (nach dem Motto viel hilft auch viel), zu viel Obstprodukte zu uns, auch in Form von Fruchtsäften und geschmacklich verbesserten Sprudeln.

Dazu kommt, daß wir heutzutage zu wenig Wasser trinken und wenn, muß es ein kohlensäurehaltiges Wasser sein. Wegen der Umweltbelastung traut sich heute fast kein Mensch mehr, einfaches Leitungswasser zu trinken, was aber in vielen Regionen Deutschlands nicht gerechtfertigt ist. Wasser ist und bleibt immer noch ein hochwertiges Nahrungsmittel. Wenn man das pure Wasser nicht so trinken will, bietet sich die Aufbereitung in Form von Tees an, wobei der Schwarztee oder der grüne Tee den Früchtetees wegen seines geringeren Säuregehalts vorzuziehen ist. Wenn es denn schon Mineralwasser sein soll, sollte man doch wenigstens die Kohlensäure herausrühren.

Damit der kohlensäurehaltige Sprudel nicht so fad schmeckt, vermischt man ihn sehr häufig mit Fruchtsäften. Dazu wird reichlich Obst gegessen. Das ist oft des Guten zu viel. Wie bei der Milch erreicht man hier sicherlich mit weniger auch mehr. Der Vitaminbedarf ist mit einem Stück Obst pro Tag gedeckt. Eine Orange hat z. B. so viele Vitamine, daß das meiste wieder unverwertet ausgeschieden wird. Wenn man den täglichen Ballaststoffbedarf decken will, sind statt Obst Gemüse, Salate und Vollkornprodukte besser geeignet. Diese Nahrungsmittel führen zu keiner so starken Übersäuerung des Organismus.

Die Säure ist in unserem Organismus nicht in komplexer Form vorhanden, sondern sie dissoziiert (zerfällt) in Wasserstoffionen und den Säurerest. Eine Überladung der Körperflüssigkeit mit Wasserstoffionen ist einer Übersäuerung gleichzusetzen und führt in unserem Gewebe dazu, daß es zu Verschiebungen der Elektrolyte (Spurenelemente) zwischen Zelläußerem und Zellinnerem kommt. Das heißt für das Kalzium z. B., daß dieses Spurenelement vom Extrazellularraum in das Zellinnere verschoben wird. Es folgt daraus eine intrazelluläre Kalziumanreicherung, welches eine Tonuserhöhung der Muskelzellen und der Gefäßwandzellen nach sich zieht. Für die Muskeln bedeutet das eine Verspannung und Verhärtung, die Blutgefäße verengen sich, so daß der Blutdruck ansteigt.

Ein weiteres Nahrungsmittel verhärtet zusätzlich unsere Muskulatur. Das ist das Kochsalz. Wenn der Mensch sehr viel Kochsalz zu sich nimmt, muß der Organismus versuchen, durch vermehrte Kochsalzausscheidung den Kochsalzgehalt des Gewebes und des Blutes in einem vertretbaren Rahmen zu halten. Bei der Kochsalzausscheidung über die Nieren nimmt diese Substanz sehr viel Wasser mit. Dadurch kommt der Körper, besonders wenn nicht ausreichend getrunken wird, in einen Zustand des Flüssigkeitsmangels, der wiederum zu einer Muskelverhärtung führt.

Übermäßiger Fleischgenuß ist ebenso nicht zu empfehlen. Es ist richtig, daß junge, sich im Wachstum befindende Menschen etwa siebzig Gramm Eiweiß am Tage zu sich nehmen sollten. Unser Haupteiweißlieferant ist das tierische Eiweiß, sprich das Fleisch. Hat der Mensch das Wachstumsalter hinter sich, so kann man getrost den Fleischkonsum einschränken, ohne eine Mangelerscheinung zu bekommen. Es ist allgemein bekannt, daß Überernährung, insbesondere in Form von Eiweiß, zu einer erhöhten Harnsäure im Organismus führt. Harnsäure ist ebenfalls eine Säure, für die die gleichen Grundsätze wie für alle anderen Säuren gilt, auch wenn sie nicht direkt von außen über die Nahrung zugeführt wird, sondern vom Organismus als Stoffwechselschlacke produziert wird. Auch diese Harnsäureerhöhung führt, wie oben beschrieben, zu einer Muskelverhärtung mit all ihren Folgen.

Viele Patienten werden jetzt fragen, was darf ich denn jetzt noch essen? Die Antwort ist ganz einfach. Man darf alles essen, es kommt dabei nur auf das Maß und die Ausgewogenheit an. Viel trinken, täglich etwa zweieinhalb bei drei Liter, davon nur höchstens einen Viertelliter Milch. Wenn man Milch trinkt, sollte man Käse oder Joghurt nicht mehr zu sich nehmen und umgekehrt. Wenig Fleisch. Wenn Fleisch zu Mittag gegessen wird, sollte man keine Wurstprodukte mehr zu den anderen Mahlzeiten verzehren und umgekehrt. Wenig Salz. Am Tisch sollte nicht mehr nachgesalzen werden. Viel Gemüse und frische Salate und mehr Mehlspeisen müßten auf dem Speiseplan stehen.

Nun gibt es aber nicht nur Patienten mit einem festen Gewebe und einer festen Muskulatur, sondern ganz im Gegenteil, Menschen mit einem weichen Gewebe und einer sehr weichen, ja schwammigen Muskulatur. Das sind häufig Personen, die sehr viele Kohlenhydrate in Form von Süßigkeiten und Kuchen oder Nudelprodukten zu sich nehmen. Diese Personen sind dabei häufig noch übergewichtig. Bei solchen Patienten geschieht gerade das Gegenteil wie beim verspannten Patienten. Ist die verspannte Muskulatur durch deren starken Zug auf die Wirbel ein Grund für Blockierungen und Skoliosen, ist bei diesen Patienten die weiche, haltlose Muskulatur der Grund für viele Wirbelverschiebungen. Die zusätzliche Ursache für eine sehr weiche Muskulatur kann noch die Blockierung der Nierenwirbel sein, auf die später noch eingegangen wird. Diese Wassereinlagerung findet aber vorzugsweise im Fett- und Bindegewebe statt, weniger im Muskelgewebe.

Diesen Patienten wird man in erster Linie eine Reduktionsdiät zur Gewichtsreduzierung und die Vermeidung der Süßigkeiten empfehlen. Mit Süßigkeiten sind natürlich keine Mehlspeisen zu den Mahlzeiten gemeint. Aber auch die Mehlspeisen und Kompotte sollten nicht zu stark gesüßt werden. Man wird dem

Patienten möglicherweise wasserausscheidende und entschlackende Tees empfehlen, möglichst ohne Anteil eines Abführmittels. Günstig auf überschüssiges
Körperwasser wirkt sich auch der Genuß von Reis aus. An gewissen Tagen,
Reistage genannt, nimmt man nur Reis zu sich. Der Genuß von Kochsalz ist solchen Patienten nicht zu empfehlen, da diese Patienten auch sehr häufig unter
hohem oder erhöhtem Blutdruck leiden. Nun ist es so, daß vermehrter Koch-
salzgenuß dem Gewebe Flüssigkeit entziehen kann. Aber durch den gleichzei-
tigen Anstieg der Muskelspannung auch in der Gefäßwand und dadurch, daß
das Salz in den Adern vermehrt Wasser an sich bindet, steigt der schon erhöhte Blutdruck weiter an. Somit macht eine Kochsalzverordnung zur Entwässe-
rung bei solchen Patienten keinen Sinn. Eine Ausnahme bildet der junge Patient mit sehr niedrigem Blutdruck und ohne Begleiterkrankungen an Herz und
Nieren. Diese Patienten dürfen und sollen sogar etwas mehr Kochsalz zu sich
nehmen, da so auf natürliche Weise der Blutdruck etwas angehoben wird.

4.4.13 WERKZEUGE UND HILFSMITTEL

In den vorangegangenen Abschnitten sind schon öfters Hilfsmittel für die
Dornsche manuelle Therapie angesprochen worden. In diesem Kapitel möchte
ich diese Hilfsmittel im einzelnen vorstellen.

4.4.13.1 THERAPIEHOLZ

Das erste therapeutische Hilfsmittel ist das Therapieholz. Es besteht aus einem
Handgriff, der gut in der Hand liegen sollte, und einer halbkreisförmigen Scheibe, die an dem Vorderende des Handgriffs gut befestigt ist. Die halbkreisför-
mige Scheibe ist die Druckfläche. In ihrem Zentrum breiter, verjüngt sie sich
zum Rand hin. Ein Drittel der Therapiescheibe ist oberhalb des Handgriffs, als
Handauflagefläche, flach abgeschnitten. Das Therapieholz wird zur Behandlung der linken Wirbelsäulenseite in die linke Hand genommen und bei der Behandlung der rechten Wirbelsäulenseite in die rechte Hand, so daß die halb-
kreisförmige Druckscheibe zum Dornfortsatz zeigt.
Nun setzt man die Therapiescheibe in die tastbare Muskelrinne zwischen Querfortsatz und Dornfortsatz des Wirbels. Die Haut muß vorher gut eingeölt werden. Dann legt man die noch freie Hand auf die flache, abgeschnittene Oberfläche der halbkreisförmigen Therapiescheibe und drückt mit der Hand das
Therapieholz möglichst senkrecht in die Tiefe. Man kann nun das Holz langsam, mit stetigem Druck nach unten oder oben, verschieben. Wichtig ist dabei,
daß der Druck möglichst gerade nach unten in die Tiefe gerichtet ist, weil so der
Wirbel am besten in die gewünschte Richtung gedrückt wird. Ein starker zusätzlicher Schub auf den Dornfortsatz des Wirbels ist meist nicht notwendig, da
durch die sich zur Mitte hin verbreiternde Form des Holzes ein automatischer
Druck auf den Dornfortsatz entsteht.

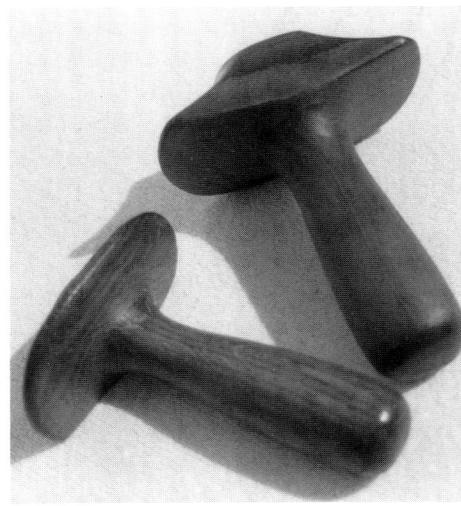

Abb. 58:
Therapieholz. (Foto selbst)

Man kann verschiedene Stärken dieses Therapieholzes herstellen und verwenden. Sie sehen aber sonst im Grunde alle gleich aus, nur die Dicke und
die Breite der halbkreisförmigen
Druckscheibe variiert. Das hat den
Vorteil, daß je nach Wirbelgröße und
erforderlichem Druck in die Tiefe, verschiedene Hölzer gewählt werden
können.

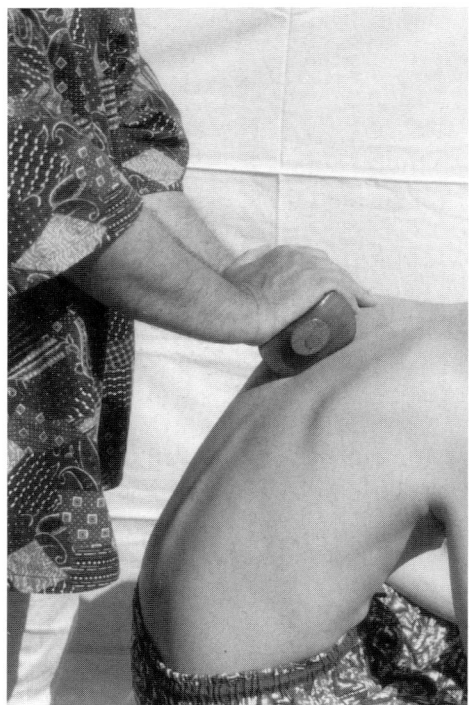

Abb. 59:
Lage der Hand am Handgriff des Therapieholzes. (Foto selbst)

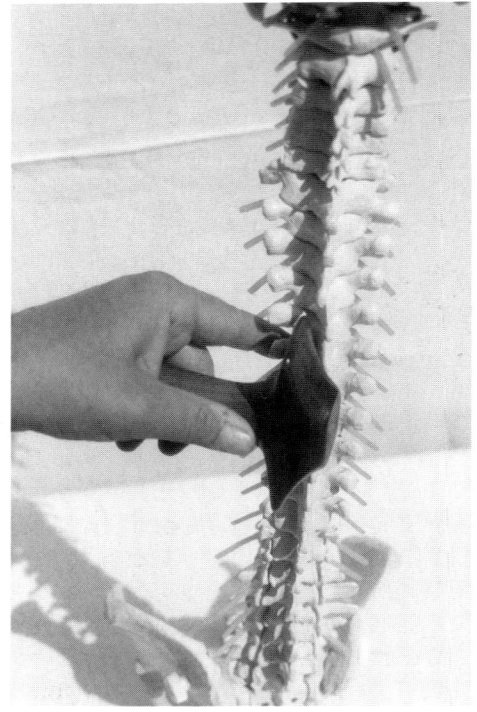

Abb. 60:
Handhaltung beim Gebrauch des Therapieholzes. (Foto selbst)

4.4.13.2 DORNSCHES RÜTTELMASSAGEGERÄT

Als Alternative für die Anwendung des Therapieholzes, die sehr schmerzhaft sein kann, besonders wenn man mit dem Holz an der Wirbelsäule entlang fährt, was nicht von jedem Patienten toleriert wird, existiert seit einiger Zeit ein Druckmassagegerät (siehe Abb. 61 a und b, Seite 147).

In diesem pilzförmigen Gerät ist im Stiel ein exzentrisch schwingender Motor eingebaut, der nicht nur eine Hin- und Herbewegung erlaubt, sondern das Massagegerät schwingt im Kreis um dem Gerätestiel. Die Rüttelfrequenz kann durch ein regulierbares Netzteil stufenlos verstellt werden. Je niedriger die eingestellte Zahl ist, um so niedriger ist auch die Rüttelfrequenz, je höher die Zahl um so höher ist die Rüttelfrequenz. Warum ist das notwendig? Wenn man die Wirbelsäule anschaut, kann man sie mit einem aufrecht stehenden am Boden befestigten Stab vergleichen. Dabei ist praktisch das Kreuzbein der Wirbelsäule der Teil, der bei dem Vergleich mit dem am Boden befestigten Stab oder beim Pflanzenhalm, dem Boden entspricht. Jetzt weiß man aus der Physik, wenn ein solch befestigter Stab in Schwingung gebracht wird, der untere, dem Boden nahe Teil schneller hin- und her schwingt als der obere Anteil. Das ist grundsätzlich an der Wirbelsäule ebenso. Der untere Anteil hat praktisch eine höhere Eigenschwingungsfrequenz als der obere Anteil der Wirbelsäule. Wenn man das auf die Rüttelmassage bei der sanften manuellen Therapie nach Dorn überträgt, so sollte die Rüttelfrequenz, um einen guten Therapieeffekt zu erreichen, im unteren Bereich der Wirbelsäule höher sein als im oberen Bereich. Dies kann man nun mit dem stufenlos verstellbaren Netzteil erreichen. Dabei nimmt man für die Lendenwirbelsäule die Position 2 bis 3. Für den unteren bis mittleren Anteil der Brustwirbelsäule die Position 1,5 bis 2 und für den obersten Anteil der Brustwirbelsäule 1,5. Die Halswirbelsäule therapiert man mit der Positionseinstellung 1. Der Vorteil dieser Möglichkeit ist der, daß je besser die Rüttelfrequenz an die Eigenfrequenz des entsprechenden Wirbelsäulenabschnitts angepaßt ist, desto schmerzärmer die Therapie ist. Im Gegenteil, diese Rüttelmassage wird dann oft, auch bei sehr verspannten Muskeln, als angenehm empfunden. Die Formgebung des Therapiekopfes ist den Bedürfnissen für die Anwendung bei der sanften manuellen Therapie nach Dorn bestens angepaßt.

Der Therapiekopf hat einen u-förmigen Massageteil mit zwei seitlichen Therapiebacken. Dieser Teil kann so an der Wirbelsäule angesetzt werden, daß die Dornfortsätze der Wirbel sich dabei in der Vertiefung zwischen den beiden seitlichen Therapieholzbacken befinden. Die Therapieholzbacken sitzen dabei auf den Querfortsätzen der Wirbel. Durch die Rüttelbewegung wird so der Wirbel langsam, schonend und vor allem schmerzfrei in die richtige Position gebracht. Aber bitte, es darf nicht so sein, daß nicht mehr getastet wird, daß sofort das Rüttelgerät angesetzt wird, nach dem Motto „durch die beidseitige Behandlung des Wirbels mit dem Gerät, wird dieser (der Wirbel) automatisch in der Mitte zu stehen kommen". Diese Vorgehensweise ist absolut verboten, denn wenn Sie den Wirbelsäulenbefund nicht exakt ertastet haben, können Sie dem Patienten auch nach der Behandlung nicht sagen, wie sein Wirbelsäulenschaden ausgesehen hat und wie er sich entsprechend zu verhalten hat. So genial und hilfreich dieses Gerät ist, soll es doch nur eine Therapiehilfe sein, die dazu da ist, dem Therapeuten Kraft und dem Patienten Schmerzen zu ersparen.

Der ganze Therapiekopf hat aber noch einen geschwungenen länglichen Teil, der hinter dem gerade beschriebenen u-förmigen Frontanteil sitzt und nach hinten relativ spitz ausläuft. Mit diesem seitlichen, leicht geschwungenen und länglichen Anteil des Therapieholzes arbeite ich, wenn überhaupt, am liebsten. Zum Gebrauch dieses Teils des Therapiekopfes ist es unerläßlich, daß man den Wirbelsäulenbefund genauestens erhebt. Man sollte zuerst und grundsätzlich mit den Händen behandeln. Erst wenn man mit den Händen keinen Erfolg hat, sollte man zum Therapierüttelgerät greifen. Dieses wird bei der Anwendung des seitlichen Kopfteils in die Rille zwischen Dorn- und Querfortsatz der Wirbel angesetzt und in die Tiefe gedrückt.

Sie brauchen keinen Schub auf den Dornfortsatz geben. Wenn sich die Muskulatur seitlich der Wirbelsäule lockert, rutscht der Wirbel bei einem leichten Nachfahren mit den Fingern ganz leicht in die richtige Position, wenn dieses nicht schon vorher automatisch bei der Rüttelmassage geschehen ist.

Wollen Sie hingegen nur einen widerspenstigen Wirbel behandeln, dann bietet sich der hinter Anteil des Massagekopfes an, weil man mit diesem etwa 3 bis 4 cm langen senkrechten Teil in der Rille zwischen Dorn- und Querfortsatz eines einzelnen Wirbels therapieren kann.

Mit diesem Hilfsmittel ersparen Sie dem Patienten, so denn Sie es richtig und sinnvoll einsetzen, viele Schmerzen bei der sonst bei älteren Schäden eventuell sehr schmerzhaften Behandlung. Das heißt nicht, daß Sie auf den Gebrauch Ihrer Hände und Finger verzichten sollen, das wäre der größte Fehler, aber bei Blockaden und Skoliosen, die um keinen Preis nachgeben wollen, ist dieses Gerät ein Segen.

4.4.13.3 THERAPIESTANDGERÄT

Das Therapiestandgerät ist sicherlich die größte Erleichterung für unsere Therapie. Früher stellte der Patient sich zur Dornschen Therapie an eine Stuhllehne oder an einen Tisch oder an ein Möbel ähnlicher Höhe und stützte sich mit den Händen auf. Da unsere Therapie ja nicht ganz schmerzfrei ist, versuchen viele Patienten, dem Druck durch Ausweichbewegungen des Körpers zu entgehen. Dadurch war der Therapeut gezwungen, den Körper des Patienten, mit der Hand, die nicht drückte, zu umfassen und festzuhalten.

Das erfordert natürlich zum Kraftaufwand für die Therapie einen zusätzlichen Kraftaufwand, um den Patienten zu halten. Der Therapeut ist gezwungen, dadurch, daß er den Oberkörper des Patienten mit der nicht drückenden Hand halten muß, immer von der Seite zu arbeiten. Das hatte zur Folge, daß man oh-

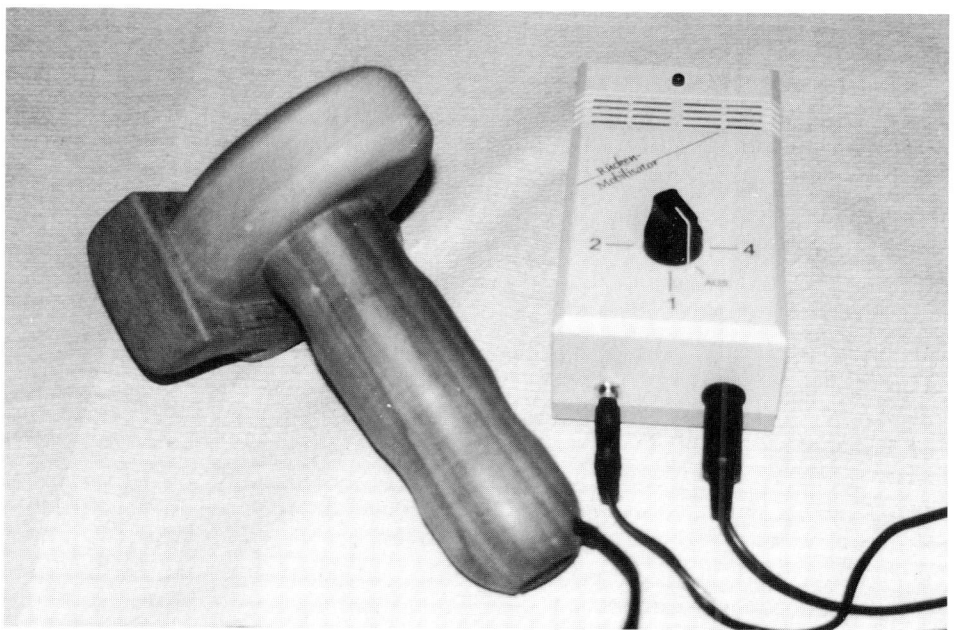

Abb. 61 a: Das von Herrn Panek entwickelte Druckmassagegerät. (Foto selbst)

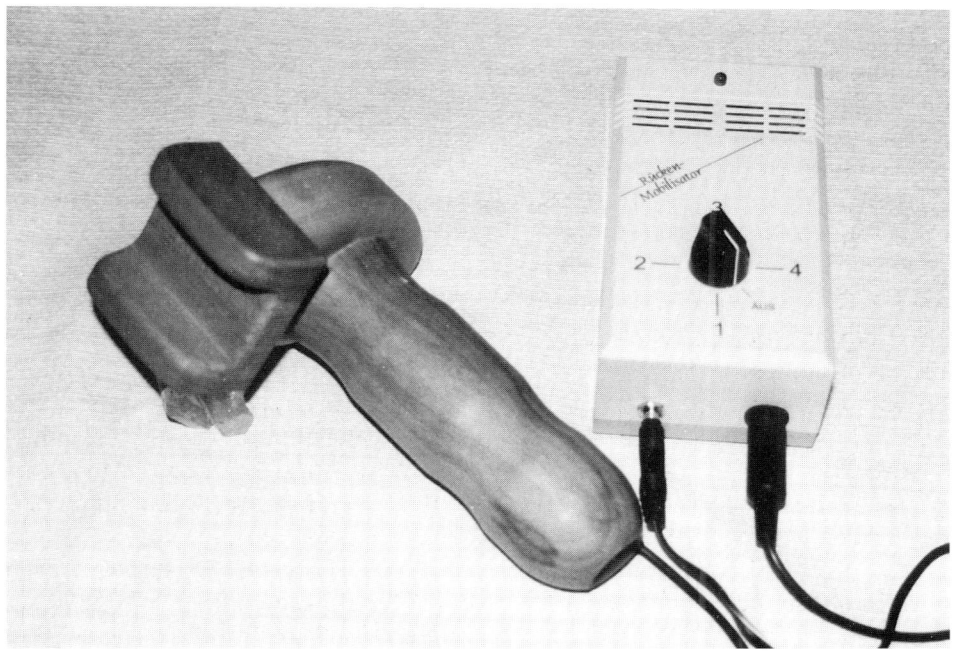

Abb. 61b: U-förmiger Massageteil des Dornschen Therapiegerätes. (Foto selbst)

ne Therapiestandgerät immer verdreht und gebeugt arbeitet, somit nicht gleichmäßig und gerade arbeiten kann, was letztlich dazu führt, daß der Therapeut mit der Zeit selbst Wirbelsäulenprobleme bekommt.

Dieses Therapiestandgerät existiert in mehreren Ausführungen, vom einfachen zerlegbaren Metallgerät bis hin zu wirklich schönen Modellen aus Holz oder holzverkleidet, die an der Wand oder im Boden festgemacht sind. Die Funktion aller Modelle ist im Prinzip gleich und es bleibt den Anforderungen, dem Geschmack und nicht zuletzt dem Geldbeutel überlassen, welches Modell man für seine Zwecke wählt.

Das zerlegbare Gerät wird an einem Tisch oder Fensterbrett festgeschraubt. Der Standfuß besteht aus einer Platte, die der Patient und der Therapeut mit ihrem Gewicht bei der Untersuchung und Therapie beschweren, so daß das Gerät einen festen Stand hat und nicht umkippt. Die anderen Standgeräte sind entweder an der Wand befestigt oder freistehend am Boden. Das freistehende, am Boden angeschraubte Modell sieht nicht nur elegant aus, sondern hat den Vorteil, daß der Patient die Arme und Beine ohne an der Wand anzustoßen frei schwingen kann.

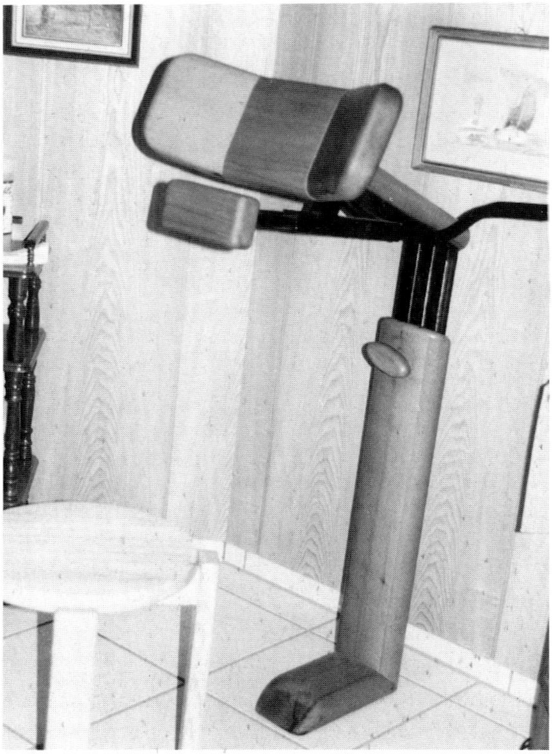

Alle Geräte haben eine schalenförmige Auflagefläche, an die sich der Patient bei der Untersuchung und Therapie mit dem Bauch anlehnen kann. Bei den preiswerteren Modellen besteht diese Auflagefläche aus einem schwarzen Schaumstoff und bei den teureren Geräten ist diese aus Holz gefertigt. Der Schaumstoff ist angenehm weich, hat aber den Nachteil, daß er bei einer großen Anzahl von Patienten schnell verschleißt. Die Holzauflage ist natürlich nicht so angenehm weich, aber dafür sehr haltbar.

Die Auflagefläche ist in der Regel mittels einer eingebauten Gasfeder problemlos höhenverstellbar, so daß sie jeder Patientengröße angepaßt werden kann. Grundsätzlich sollte der Patient sich im Stehen so

Abb. 63
Standgerät mit Zusatz für den Oberkörper.
(Foto selbst)

anlehnen, daß er das bei der Therapie zu schwenkende Bein leicht unter der Auflage vor und zurück schwingen kann, ohne dabei am Holz anzustoßen. Schwangere lehnen sich besser mit der unteren Rippenregion an die Auflagefläche. Der betreffende Patient sollte sich dabei nicht zu weit vornüber beugen, da sonst die meist schon verspannte Rückenmuskulatur zusätzlich angespannt wird, was die Untersuchung und Therapie noch schmerzhafter machen kann. Wenn der Patient zu aufrecht steht, haben Sie gerade im Bereich der Lendenwirbelsäule Schwierigkeiten mit dem Tasten, weil Sie in der zum Bauch hin gerichteten Wölbung der Lendenwirbelsäule den Daumenstand nur schwer beurteilen können.

Alle Therapiemodelle haben eine Haltestange, die einem Fahrradlenker ähnlich ist, auf die sich der Patient aufstützen und festhalten kann, damit er zur Therapie auf einem Bein stehen und das zur Behandlungsseite gegenseitige Bein frei schwingen kann.

Zur Behandlung der Brust- und Halswirbelsäule wurde ein kleiner Zusatz entwickelt, ebenfalls aus Schaumstoff oder aus Holz, den man ganz schnell und leicht, mittels einer Federhalterung, herausziehen und auch wieder versenken kann. Der Patient sitzt dabei auf einem freistehenden Hocker und lehnt sich mit seinem Brustbein an diese Bruststütze an.

Das Dornsche Massagerüttelgerät und das Therapiestandgerät sind sicher nicht die letzten Hilfsmittel, die entwickelt werden, um die Arbeit zu erleichtern und die Therapie weniger schmerzhaft zu machen. Die Bezugsadresse für die erwähnten Hilfsmittel finden Sie am Ende des Buches nach dem Literaturverzeichnis.

4.4.14 VORTEILE DER SANFTEN MANUELLEN THERAPIE NACH DORN

Die Dornsche sanfte manuelle Wirbelsäulentherapie hat viele Vorteile und Vorzüge. Der erste ist der, daß Verletzungen durch die Therapie ausgeschlossen sind. Ich persönlich wage es heute auch, natürlich mit der entsprechenden Vorsicht, Marcumarpatienten zu behandeln. Sicher sollte sich jeder Anfänger oder nicht sehr erfahrene Therapeut tunlichst hüten, Gleiches zu versuchen. Bei unsachgemäßer Behandlung durch zu starkes Drücken können bei diesen Patienten riesige Blutergüsse entstehen. Diese Blutergüsse können ein solches Ausmaß annehmen, daß Bluttransfusionen notwendig werden können. Wenn man aber mit der entsprechenden Erfahrung und Vorsicht an den Marcumarpatienten herangeht, kann man auch solchen Menschen helfen.

Ein weiterer wichtiger Aspekt ist die Behandlung von Schwangeren. Gerade in der Schwangerschaft leiden viele Frauen an zum Teil sehr starken Wirbelsäulen- und Kreuzbeinbeschwerden mit oder ohne Ischiassymptomen. Solchen Frauen kann man mit der Dornschen Therapie sehr gut helfen. Da bei der Behandlung nicht gezogen und gerissen wird, ist eine Lösung des Mutterkuchens durch Einreißen und damit verbundenem Fruchtabgang nicht möglich. Im Gegenteil, man sollte schwangere Frauen regelmäßig mit der Dornschen Therapie manuell überwachen und behandeln, da durch Blockierungen der Lendenwirbelsäule und der unteren Brustwirbelsäule die Durchblutung des Mutterkuchens und dadurch die Ernährung des Kindes stark in Mitleidenschaft gezogen werden können.

Die ausgeschlossene Verletzungsgefahr bei der Dornschen Therapie spielt auch an der Halswirbelsäule eine entscheidende Rolle. In der Halswirbelsäule läuft, wie in dem Kapitel Anatomie schon erklärt, rechts und links eine Arterie zum Gehirn und versorgt neben anderen Gefäßen zu einem wesentlichen Teil das Gehirn mit Sauerstoff. Bei Verletzungen, durch Reißen und Zerren an der Halswirbelsäule, können diese Gefäße einreißen und einen Schlaganfall auslösen. Diese Verletzungsgefahr ist bei der sanften manuellen Therapie nach Dorn nicht möglich.

Auch das Auslösen oder die Verschlechterung eventuell schon vorhandener Bandscheibenvorfälle ist nicht möglich. Die zur Behandlung nötige Mobilisation der Wirbelsäule wird bei der Dornschen Therapie, durch Pendeln der Arme oder der Beine, verbunden mit einer Druckmassage der Wirbelsäule, erreicht. So können keine Schäden entstehen. Sonst dürften Patienten auch keine Massagen und keine Krankengymnastik mehr bekommen. Auch hierbei wird gedrückt.

Ein weiterer wesentlicher Vorteil der Dornschen Therapie ist der, daß man in der Lage ist, dem Patienten zu versichern, daß, wenn er bereit ist, eine konsequente Mitarbeit zu leisten, seine Wirbelsäulenverbiegungen (Skoliosen) mit der Zeit verschwinden. Mit der Dornschen Therapie ist eine echte heilende Skoliosebehandlung möglich. Der Patient muß dazu viel Geduld mitbringen, muß die therapeutischen Anweisungen, so schwer sie sein mögen, strikt und ausnahmslos befolgen. Er muß Ernährungs- und Verhaltensanweisungen für die tägliche Bewegungsweise und Schlafhaltung beachten. Hüftgelenks- und sonstige Gelenkübungen müssen zuverlässig und ausreichend oft gemacht werden. Und jetzt kommt das Entscheidende: Der Patient sollte, nach Anweisung, täglich mindestens einmal seine Türkanten- und eventuell, wenn notwendig, auch seine Türrahmenübungen machen. Hier muß er sich, wie ich gesagt habe, plagen und schinden. Wenn er dazu bereit ist, kann man ihm versichern, daß seine Wirbelsäule wieder gerade wird, das Alter spielt dabei nur in soweit eine Rolle, als der Patient körperlich dazu in der Lage sein muß.

Jetzt kommt der letzte und wichtigste Punkt der Dornschen Therapie. Man kann über die Behandlung der Wirbelsäule Einfluß auf die inneren Organe nehmen und so helfen, Krankheiten der Organe zu heilen. Darüber soll in aller Ausführlichkeit in den nächsten Kapiteln gesprochen werden.

5.0 WIRBELSÄULE UND INNERE ORGANE

Diese Gesichtspunkte sind fast die wichtigsten des Dornschen Therapiekonzeptes. Alles, was ich Ihnen in den vorangegangenen Kapiteln über die orthopädischen Zusammenhänge der Dornschen Therapie erläutert habe, mag für viele Leser nach einiger Überlegung doch erachtenswert sein, sonst hätten Sie auch nicht bis zu diesem Kapitel durchgehalten, sondern das Buch schon längst zur Seite gelegt.

Jetzt verlange ich von Ihnen, besonders von den klassischen Schulmedizinern, einen großen Schritt des Querdenkens. Aber nicht nur von den Schulmedizinern sollte man das Querdenken in eine neue Richtung verlangen, sondern auch von den nicht schulmedizinisch ausgebildeten Heilberufen verlange ich, einen solchen Schritt in Richtung Schulmedizin zu tun. Leider ist mein Eindruck, wenn man diese beiden medizinischen Weltanschauungen betrachtet, daß zwischen den beiden Lagern eine unversöhnliche Antipathie besteht, weil jeder den Anderen für beschränkt ansieht. Da schließe ich die Heilpraktiker in der Ablehnung der Schulmedizin ebensowenig aus, wie die Schulmedizin in der Ablehnung vieler Heilpraktikermethoden. Bei den Schulmedizinern setzt in letzter Zeit ein Umdenkungsprozeß hin zur sogenannten Naturheilkunde ein, den ich persönlich sehr begrüße. Aber vielleicht könnte auch die andere Seite einmal darüber nachdenken, daß die Schulmediziner nicht nur akademisch verbildete Idioten sind. Ohne die Erfolge der Schulmedizin gäbe es wahrscheinlich heute kein Übervölkerungsproblem auf dieser Erde. Bei etwas gutem Willen und einer Dialogbereitschaft könnten beide Seiten profitieren. Jede Art von Fundamentalismus und Intoleranz lehne ich aus tiefstem Herzen ab.

In den folgenden Kapiteln begebe ich mich mit meinen Schilderungen und Erklärungen auf ein Gebiet, bei dem der klassische Schulmediziner vielleicht spontan mit Ablehnung reagieren wird, weil solche Gesichtspunkte für ihn, das ist schon in seiner Ausbildung begründet, völlig fremd und ungewöhnlich sind. Wie können Organerkrankungen mit der Wirbelsäule und deren Blockierungen und Skoliosen zusammenhängen? Sie werden sehen, daß die Schulmedizin bisher durchaus bekannte Tatsachen und Zusammenhänge nicht entsprechend zur Kenntnis genommen und gewertet hat.

Für mich steht, bei aller Liebe und Begeisterung für die Dornsche Therapie, die schulmedizinische Diagnostik im Vordergrund. Bedenken Sie, daß sich hinter so einem banalen Krankheitszeichen wie einem Oberbauchschmerz die verschiedensten, zum Teil sogar lebensbedrohliche Erkrankungen verbergen können. Es kann sich z. B. um eine Dickdarmerkrankung entzündlicher Natur oder einen beginnenden Darmverschluß handeln. Weiterhin müssen Sie an eine Gallenkolik denken. Aber auch der Magen kann die Beschwerden auslösen, mit den verschiedensten Ursachen hin bis zum Magendurchbruch. Wir haben in dieser Region noch andere Organe, wie die Bauchspeicheldrüse mit einer möglichen Entzündung, die Leber mit Tumoren oder Entzündungen. Auch Organe, die sich im Brustraum befinden, können Oberbauchbeschwerden hervorrufen, wie z.B. der Herzinfarkt der Hinterwand, der schon einmal mit einer Gallenkolik verwechselt werden kann.

Aber auch ganz einfache Dinge wie das Einklemmen eines Spinalnervs durch eine Blockierung an der Wirbelsäule kann einen Oberbauchschmerz verursachen. Bei weitem nicht alle möglichen Ursachen eines Oberbauchschmerzes wurden jetzt aufgelistet, aber diese Beispiele sollten genügen, um Sie auf die diagnostische Problematik aufmerksam zu machen. Ohne eine gute, breitgefächerte schulmedizinische Untersuchung geht es meiner Meinung einfach nicht. Natürlich kann man, wenn die Erkrankung einem Zeit dazu läßt, nach der Wirbelsäule schauen, aber aus einer alleinigen Wirbelsäulenuntersuchung eine Diagnose und eine Therapie abzuleiten, halte ich nicht für richtig.

Ich bin sicher einer der eifrigsten Verfechter der Dornschen Therapie, aber solch ein Verfahren würde ich doch als Kunstfehler betrachten. Auch muß bei schweren bedrohlichen Erkrankungen die Diagnostik und Therapie zur Lebenserhaltung oder gar Lebensrettung vorrangig schulmedizinisch sein. Eine Herzkranzgefäßverengung mit entsprechenden Herzkrämpfen, ohne schulmedizinische Untersuchung und Behandlung, nur durch Manipulation der entsprechenden Wirbel behandeln zu wollen, ist mehr als fahrlässig. Hier muß ich mich leider von den anderen Heilberufen, bei allem Verständnis für deren Ansichten, etwas abgrenzen. Deshalb habe ich anfangs von jenen das Querdenken in Richtung Schulmedizin gefordert.

Ist der Patient untersucht und es hat sich keine schwere akute lebensbedrohliche Erkrankung herausgestellt, sieht die Sache ganz anders aus. Wenn der Patient es wünscht, kann man versuchen, seine Erkrankung mit der Dornschen Therapie zu behandeln. Man kann ihn dann vollständig oder nur begleitend mit der Dornschen Therapie behandeln. Diese Entscheidung fällt bei nicht lebensbedrohlichen Leiden um so leichter, wenn ein Heilerfolg nur durch Medikamente mit starken oder stärksten Nebenwirkungen zu erzielen ist. Oder aber auch, wenn der Patient von der Schulmedizin austherapiert ist, wie man so schön zu sagen pflegt.

Grundsätzlich rate ich allen Patienten, die an einem Tumor operiert und behandelt wurden, zu einer begleitenden Therapie nach Dorn, weil ich glaube, daß die Wirbelsäule in der Tumorentstehung eine entscheidende Rolle spielt. Durch die Behandlung kann womöglich ein Rückfall verhindert werden. Ich betrachte die Therapie als notwendige Ergänzung zur schulmedizinischen Tumortherapie. Und solange die Hoffnung auf eine Heilung besteht, akzeptiere ich auch die Chemotherapie mit all ihren kurz- und langzeitigen Problemen. Ob eine Chemotherapie bei einer nur kurzfristigen Lerbensverlängerung eingesetzt wird, muß jeder Patient und sein Arzt für sich und seinen konkreten Fall entscheiden. Hier spielen sicher auch das Alter des Patienten und viele andere Faktoren eine Rolle.

Aber es muß ja nicht immer eine so schwerwiegende Erkrankung wie eine Krebserkrankung sein. Denkt man z. B. nur an eine so einfache oder banale Erkrankung wie das Zungenbrennen oder die Migräne. Bei beiden Krankheiten, weitere Beispiel gäbe es unendlich viele, tut sich die Schulmedizin mit der Behandlung sehr schwer. Oft ist es doch so, daß die Patienten in ihrem Leidensdruck, Hilfe suchend, Dutzende von Ärzten konsultieren. Weil ihre Beschwerden schulmedizinisch nicht zu bessern sind, wird die betreffende Person als eingebildeter Kranker hingestellt, indem man feststellt, ihre Beschwerden seien nervlicher Natur.

Natürlich sind die meisten solcher Patienten psychisch sehr auffällig. Das kann man erst richtig verstehen, wenn man selbst einmal in solch einer Lage gewesen ist. Zu dem Leiden kommt noch der Unglaube und das Unverständnis vieler Ärzte hinzu. Meist sagt man ihnen, sie seien organisch gesund. Das ist so nach meiner Auffassung nicht richtig. Man müßte dem Patienten sagen, daß man mit den bisherigen schulmedizinischen Methoden keine auslösende Krankheitursache an ihren Organen gefunden hat. Das ist etwas ganz anderes. Etwas nicht zu finden, heißt noch lange nicht, daß da wirklich nichts zu finden ist. Wenn man am falschen Ort sucht, kann man nicht fündig werden. Die Ursache vieler organischer Störungen sind eine Spinalnervenstörung, deren Auslöser eine Blockierung oder Skoliose der Wirbelsäule ist.

5.1 BEZIEHUNG ZWISCHEN SPINALNERV UND INNEREM ORGAN

Wir erinnern uns an das Kapitel, welches das Rückenmark und den Spinalnerv mit seinen drei größten Ästen behandelt. Einen kleinen, aber sehr wichtigen, vierten Ast, den Ramus meningeus, möchte ich hier noch zusätzlich erwähnen, weil er vielleicht maßgeblich an Entzündungsprozessen des Rückenmarks beteiligt sein könnte.

Der allgemein bekannteste und größte Ast ist der Ramus ventralis, der in den Körper zieht und für die Bewegung und die Gefühlsempfindungen verantwortlich ist. Der Ramus dorsalis inerviert die Rückenmuskulatur. Ein weiterer Ast, der vom Hauptnerv abzweigt, ist der Ramus communicans, der über das Grenzstrangganglion zu den inneren Organen zieht und diese inerviert.

Dieser Ramus communikans des Spinalnervs ist der Schulmedizin bestens bekannt, man billigt ihm nur nicht den Stellenwert zu, der ihm eigentlich zukäme. Die Ramii ventralis und dorsalis machen sich durch körperliche Beschwerden bemerkbar, die man auch leicht als wirbelsäulenabhängig zuordnen kann. Nicht so bei den Ramii communicans und meningeus, deren Folgeerkrankungen bei Blockierungen und Skoliosen der Wirbelsäule an den inneren Organen zu suchen sind. Man sucht die Krankheitsursachen in der Regel im Blut und an den Organen selbst, eben den Stellen, die unserer schulmedizinischen Diagnostik am leichtesten zugänglich sind. Das ist auch bedingt richtig, nur wenn man immer wieder und hartnäckiger nach dem Warum einer Krankheitsentstehung fragt, bleibt die Schulmedizin in den meisten Fällen eine Antwort schuldig. Leider hat die Schulmedizin überhaupt verlernt, bei Respektierung aller notwendiger apparativer Diagnostik und Therapie, mit den einfachsten ärztlichen Diagnose- und Therapiehilfsmitteln, die uns die Natur gegeben hat, zu arbeiten. Wir haben nämlich unsere Hände zum Tasten, unsere Augen zum Sehen, unsere Ohren zum Hören bekommen. Man hat heute oft den Eindruck, der Patient brauche oder solle kaum angefaßt werden, dazu seien die Apparate da. Auf diese Weise könne man viel besser in den Körper hineinsehen. Diese Anschauung trägt dazu bei, daß die Patienten sich von der Schulmedizin abwenden.

Wir müssen wieder lernen, am Patienten selbst tätig zu werden und den Patienten nicht nur mit Apparaten zu untersuchen und zu behandeln. Gerade für die Wirbelsäulenuntersuchung sind unsere Hände viel genauer als es das beste Röntgenbild je sein kann. Das Röntgenbild ist nur sinnvoll, um Erkrankungen im Wirbel, die von außen nicht zu ertasten sind, zu erkennen, wie z. B. Knochentumoren oder Frakturen (Knochenbrüche).

Solange die Wirbelsäule nicht mit den Händen untersucht wird, kann auch kein Zusammenhang mit den inneren Erkrankungen hergestellt werden. Denn erst wenn man bei regelmäßiger Untersuchung feststellt, daß bei bestimmten Erkrankungen bestimmte Wirbel blockiert sind, lassen sich solche Zusammenhänge erkennen. Aus dieser Erkenntnis entwickelt sich dann eben die therapeutische Konsequenz, daß man diese Erkrankungen auch durch eine Behandlung der Wirbelsäule therapieren kann.

An dieser Stelle möchte ich Ihnen einen Fall aus meiner Praxis schildern. Ein Patient, der bisher nie eine Zuckerkrankheit hatte, mußte plötzlich operiert werden. Im Krankenhaus wurden Zuckerwerte über 400mg% gemessen. Nach Entlassung waren die Zuckerwerte immer noch stark erhöht. Auch das HbA1 war deutlich erhöht, was bedeutet, daß der Zucker über längere Zeit hoch gewesen sein mußte. Die körperliche Untersuchung erbrachte keinen krankhaften Befund, der Ultraschall und das CT der Bauchspeicheldrüse waren in Ordnung. Blutwerte bis auf Cholesterin und Neutralfette waren in Ordnung. Auch hatte der Patient in der letzten Zeit keinen Virusinfekt durchgemacht. Als Therapie wurde eine entsprechende Diät und Zuckertabletten (Ascarbose) verordnet. Nachdem keine zuckerauslösende Ursache, sei es in Form eines Virusinfektes oder einer Organveränderung an der Bauchspeicheldrüse gefunden wurde, habe ich den Patienten an der Wirbelsäule untersucht und habe am Wirbel der Bauchspeicheldrüse eine Blockierung gefunden. Nach der Behebung des Schadens verschwand die Zuckererkrankung nach einem Tag. Ich muß zugeben, daß dieser Fall für mich bisher der erste in dieser Art ist. Kritiker mögen mir vorhalten, daß ich hier Verknüpfungen erstellt habe, die letztlich doch nur zufällig etwas miteinander zu tun haben könnten. Später möchte ich mich noch ausführlicher mit dem Thema Zuckerkrankheit und Wirbelsäule auseinandersetzen.

Rückenmark, Gehirn und Sympathikus

mit denen die chinesischen Meridiane eng verbunden sind

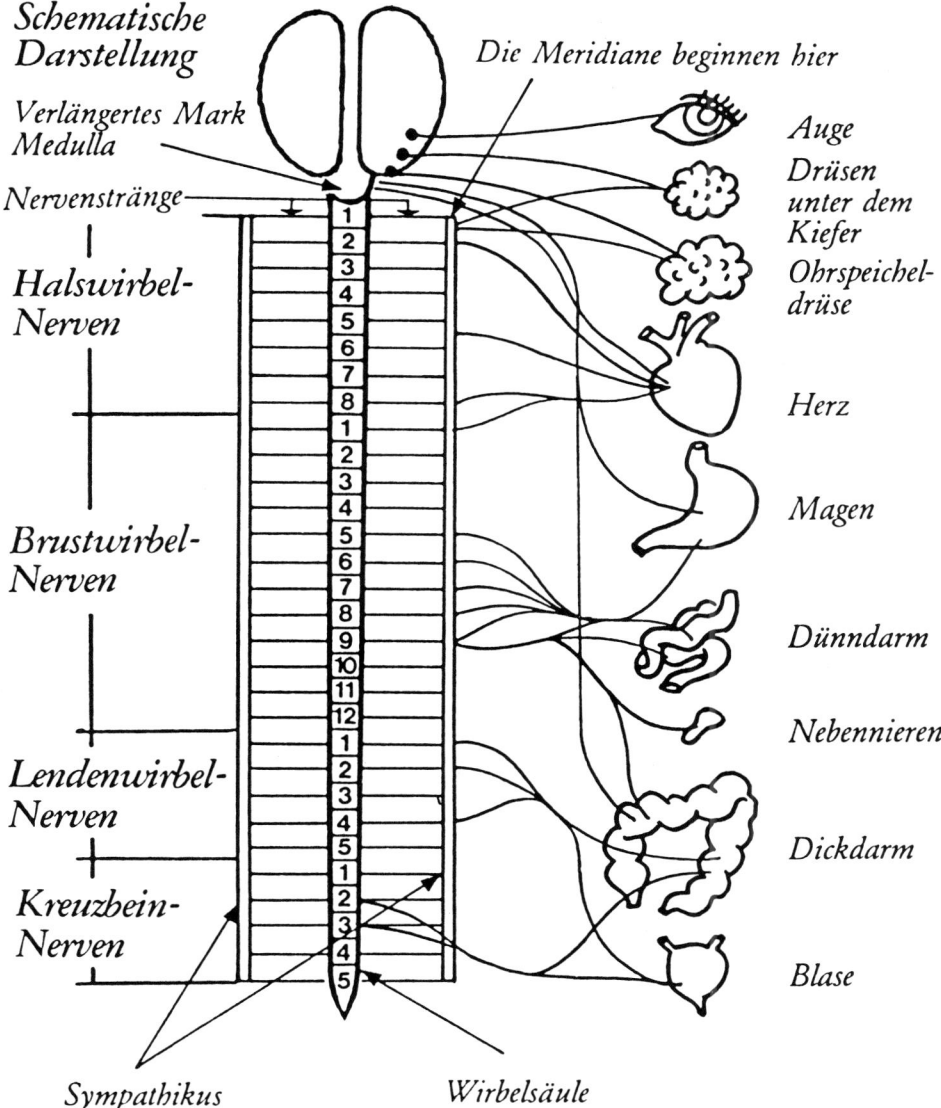

Schematische Darstellung

Die Meridiane beginnen hier

Verlängertes Mark
Medulla

Nervenstränge

Halswirbel-
Nerven

Brustwirbel-
Nerven

Lendenwirbel-
Nerven

Kreuzbein-
Nerven

Sympathikus

Wirbelsäule

Auge

Drüsen
unter dem
Kiefer

Ohrspeichel-
drüse

Herz

Magen

Dünndarm

Nebennieren

Dickdarm

Blase

Abb. 64:
Schulmedizinisches Konzept Spinalnerv und Organe. (Akupunktur ohne Nadel. J. V. Cerney, Verl. Hermann Bauer, Freiburg 1974)

Auch der Schulmedizin sind die Zusammenhänge zwischen Spinalnerv und inneren Organen bekannt, die bildliche Darstellung der bisherigen Zusammenhänge ersehen Sie in Abbildung 64 (Seite 155). Diese Abbildung der Zusammenhänge ist viel zu ungenau und ist für das Verständnis der Dornschen Therapie nicht geeignet.

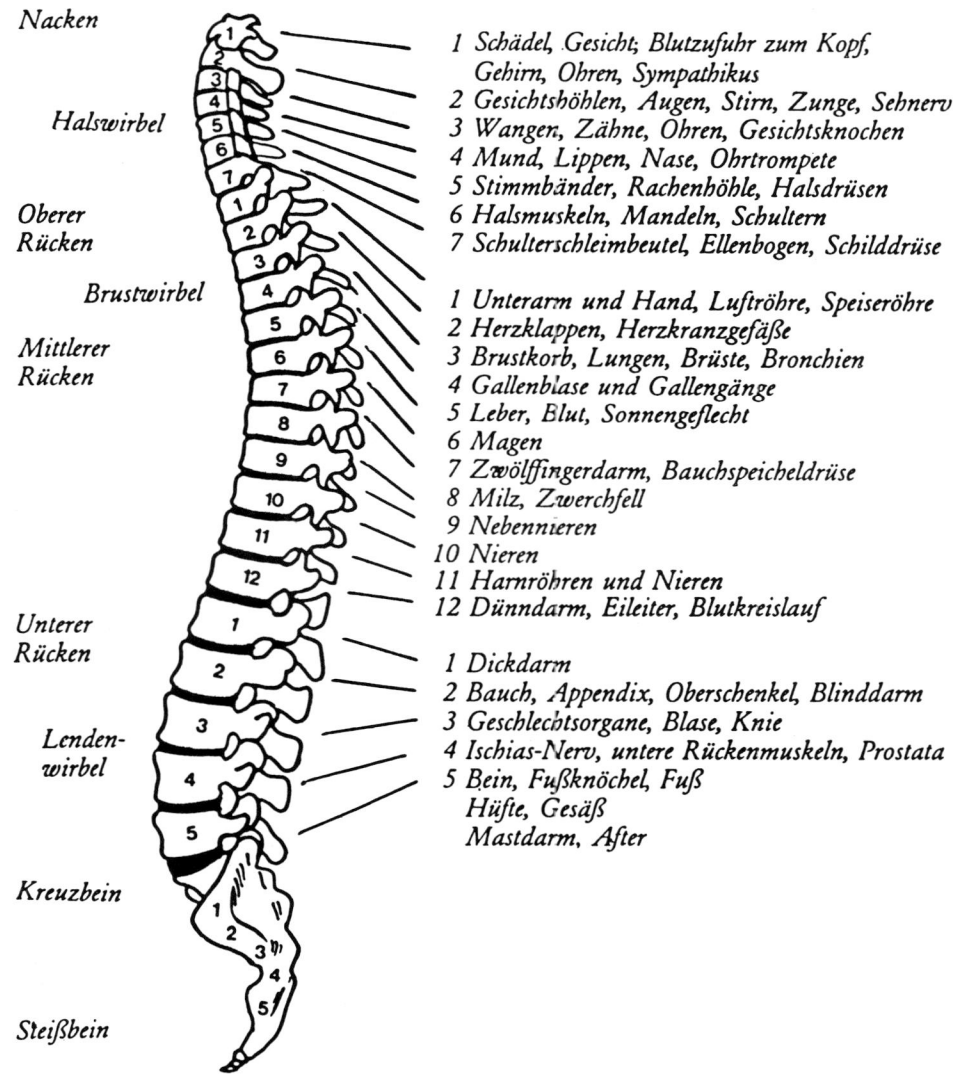

Nacken

Halswirbel

Oberer
Rücken

Brustwirbel

Mittlerer
Rücken

Unterer
Rücken

Lenden-
wirbel

Kreuzbein

Steißbein

1 Schädel, Gesicht, Blutzufuhr zum Kopf,
  Gehirn, Ohren, Sympathikus
2 Gesichtshöhlen, Augen, Stirn, Zunge, Sehnerv
3 Wangen, Zähne, Ohren, Gesichtsknochen
4 Mund, Lippen, Nase, Ohrtrompete
5 Stimmbänder, Rachenhöhle, Halsdrüsen
6 Halsmuskeln, Mandeln, Schultern
7 Schulterschleimbeutel, Ellenbogen, Schilddrüse

1 Unterarm und Hand, Luftröhre, Speiseröhre
2 Herzklappen, Herzkranzgefäße
3 Brustkorb, Lungen, Brüste, Bronchien
4 Gallenblase und Gallengänge
5 Leber, Blut, Sonnengeflecht
6 Magen
7 Zwölffingerdarm, Bauchspeicheldrüse
8 Milz, Zwerchfell
9 Nebennieren
10 Nieren
11 Harnröhren und Nieren
12 Dünndarm, Eileiter, Blutkreislauf

1 Dickdarm
2 Bauch, Appendix, Oberschenkel, Blinddarm
3 Geschlechtsorgane, Blase, Knie
4 Ischias-Nerv, untere Rückenmuskeln, Prostata
5 Bein, Fußknöchel, Fuß
  Hüfte, Gesäß
  Mastdarm, After

Abb. 65:
Zusammenhang von Wirbeln und Organen nach Cerney. (Akupunktur ohne Nadel. J. V. Cerney, Verl. Hermann Bauer, Freiburg, 1974)

Übersicht: Auswirkungen von Wirbelverschiebungen

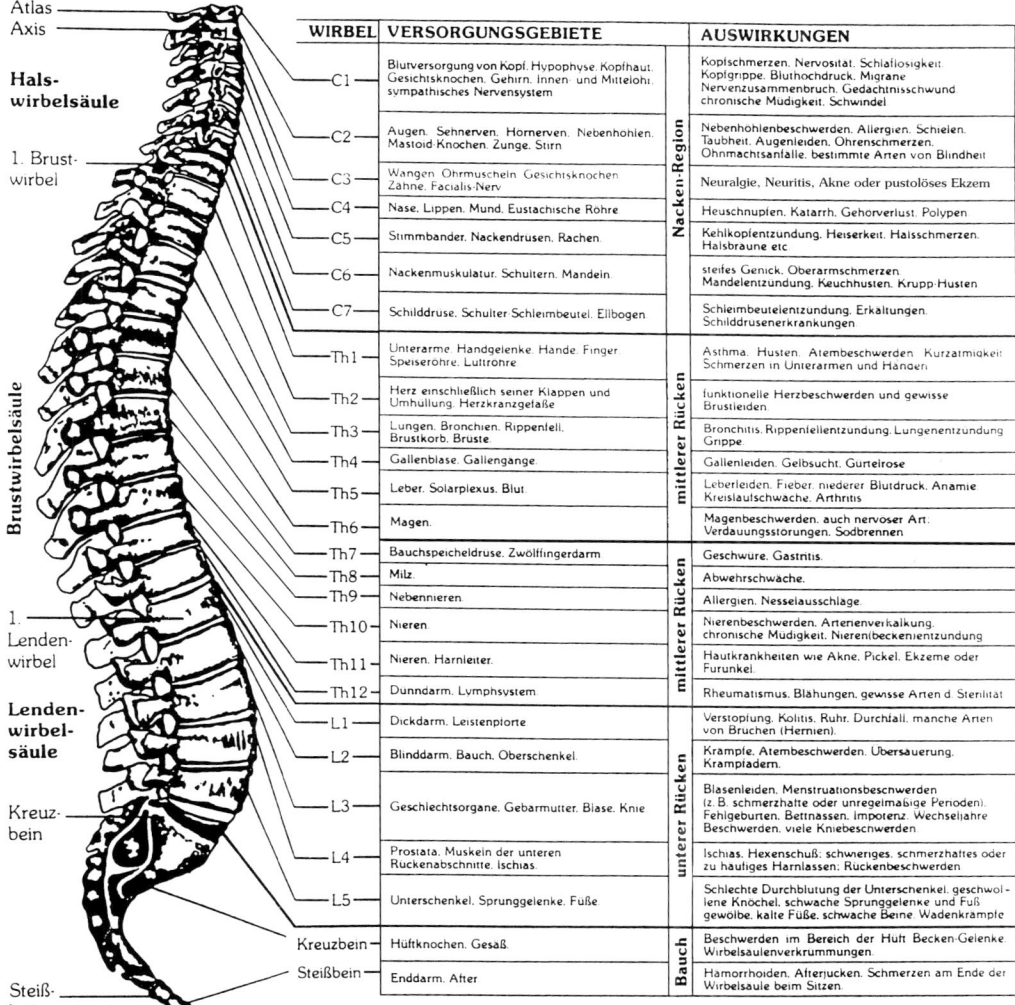

	WIRBEL	VERSORGUNGSGEBIETE		AUSWIRKUNGEN
Atlas Axis **Hals- wirbelsäule** 1. Brust- wirbel	C1	Blutversorgung von Kopf, Hypophyse, Kopfhaut, Gesichtsknochen, Gehirn, Innen- und Mittelohr, sympathisches Nervensystem	Nacken-Region	Kopfschmerzen, Nervosität, Schlaflosigkeit, Kopfgrippe, Bluthochdruck, Migräne, Nervenzusammenbruch, Gedächtnisschwund, chronische Müdigkeit, Schwindel
	C2	Augen, Sehnerven, Hörnerven, Nebenhöhlen, Mastoid-Knochen, Zunge, Stirn		Nebenhöhlenbeschwerden, Allergien, Schielen, Taubheit, Augenleiden, Ohrenschmerzen, Ohnmachtsanfälle, bestimmte Arten von Blindheit
	C3	Wangen, Ohrmuschein, Gesichtsknochen, Zähne, Facialis-Nerv		Neuralgie, Neuritis, Akne oder pustulöses Ekzem
	C4	Nase, Lippen, Mund, Eustachische Röhre		Heuschnupfen, Katarrh, Gehörverlust, Polypen
	C5	Stimmbänder, Nackendrüsen, Rachen		Kehlkopfentzündung, Heiserkeit, Halsschmerzen, Halsbräune etc
	C6	Nackenmuskulatur, Schultern, Mandeln		steifes Genick, Oberarmschmerzen, Mandelentzündung, Keuchhusten, Krupp-Husten
	C7	Schilddrüse, Schulter-Schleimbeutel, Ellbogen		Schleimbeutelentzündung, Erkältungen, Schilddrüsenerkrankungen
Brustwirbelsäule	Th1	Unterarme, Handgelenke, Hände, Finger, Speiseröhre, Luftröhre	mittlerer Rücken	Asthma, Husten, Atembeschwerden, Kurzatmigkeit, Schmerzen in Unterarmen und Händen
	Th2	Herz einschließlich seiner Klappen und Umhüllung, Herzkranzgefäße		funktionelle Herzbeschwerden und gewisse Brustleiden
	Th3	Lungen, Bronchien, Rippenfell, Brustkorb, Brüste		Bronchitis, Rippenfellentzündung, Lungenentzündung, Grippe
	Th4	Gallenblase, Gallengänge		Gallenleiden, Gelbsucht, Gürtelrose
	Th5	Leber, Solarplexus, Blut		Leberleiden, Fieber, niederer Blutdruck, Anämie, Kreislaufschwäche, Arthritis
	Th6	Magen		Magenbeschwerden, auch nervöser Art, Verdauungsstörungen, Sodbrennen
	Th7	Bauchspeicheldrüse, Zwölffingerdarm	mittlerer Rücken	Geschwüre, Gastritis
1. Lenden- wirbel	Th8	Milz		Abwehrschwäche
	Th9	Nebennieren		Allergien, Nesselausschläge
	Th10	Nieren		Nierenbeschwerden, Arterienverkalkung, chronische Müdigkeit, Nierenbeckenentzündung
	Th11	Nieren, Harnleiter		Hautkrankheiten wie Akne, Pickel, Ekzeme oder Furunkel
	Th12	Dünndarm, Lymphsystem		Rheumatismus, Blähungen, gewisse Arten d. Sterilität
Lenden- wirbel- säule	L1	Dickdarm, Leistenpforte	unterer Rücken	Verstopfung, Kolitis, Ruhr, Durchfall, manche Arten von Brüchen (Hernien)
	L2	Blinddarm, Bauch, Oberschenkel		Krämpfe, Atembeschwerden, Übersäuerung, Krampfadern
	L3	Geschlechtsorgane, Gebärmutter, Blase, Knie		Blasenleiden, Menstruationsbeschwerden (z. B. schmerzhafte oder unregelmäßige Perioden), Fehlgeburten, Bettnässen, Impotenz, Wechseljahre Beschwerden, viele Kniebeschwerden
Kreuz- bein	L4	Prostata, Muskeln der unteren Rückenabschnitte, Ischias		Ischias, Hexenschuß; schwieriges, schmerzhaftes oder zu häufiges Harnlassen; Rückenbeschwerden
	L5	Unterschenkel, Sprunggelenke, Füße		Schlechte Durchblutung der Unterschenkel, geschwollene Knöchel, schwache Sprunggelenke und Fußgewölbe, kalte Füße, schwache Beine, Wadenkrämpfe
Steiß- bein	Kreuzbein	Hüftknochen, Gesäß	Bauch	Beschwerden im Bereich der Hüft-Becken-Gelenke, Wirbelsäulenverkrümmungen
	Steißbein	Enddarm, After		Hämorrhoiden, Afterjucken, Schmerzen am Ende der Wirbelsäule beim Sitzen

© Copyright Parker Chiropractic Research Foundation, 1975

Verschiebungen von Wirbeln und Bandscheiben können Reizungen des Nervensystems verursachen und die Strukturen, Organe und Funktionen beeinträchtigen, was zu den in dieser Liste angegebenen Beschwerden führen kann.

Abb. 65a:
Aufstellung der Zusammenhänge zwischen Wirbeln und inneren Organen und deren Erkrankungen aus der Sicht der Osteopathen. (Copyright Parker Chiropractic Research Foundation, 1975)

Eine viel bessere Übersicht gibt die von Dorn gefundene Tabelle und Abbildung aus dem Buch „Akpunktur ohne Nadel" von J. V. Cerney wieder, die sich genau mit den Erkenntnissen der Osteopathie decken (siehe Abb. 65, Seite 156 und Abb. 65 a, Seite 157).

Die Osteopathen, eine amerikanische Variante der Chirotherapie, die sanfter arbeitet als die klassische, schulmedizinische Chirotherapie, kennt diese Zusammenhänge schon lange. Hier hat Cerney sicher die Zusammenhänge zwischen Wirbeln und inneren Organen gefunden. Diese deckten sich, wie schon gesagt, mit den Erfahrungen des Herrn Dorn bei seiner täglichen Beschäftigung mit der Wirbelsäule.

Man kann und muß diese Zusammenhänge aber noch insofern erweitern, als man zugeben muß, daß bei einer Wirbelblockierung nicht nur ein Spinalnerv betroffen ist. Der Spinalnerv des Nachbarwirbels wird ebenfalls eingeklemmt. Dabei ist der Spinalnerv, welcher oberhalb des Wirbels austritt, der zum Wirbel gehörige. Der unterhalb des Wirbels austretende Spinalnerv gehört also schon zum nächsten Wirbel. Diese Mitbeeinflussung des Spinalnervs des benachbarten Wirbels spielt nur eine untergeordnete Rolle. Für die Krankheitsentstehung an einem Organ ist ganz spezifisch der zum Wirbel gehörende oberhalb austretende Spinalnerv verantwortlich. Eine Mitbeeinflussung des Spinalnervs des Nachbarwirbels mag auch dessen Organ mitbetreffen. Das entspricht auch den Verhältnissen in unserem Körper, wo die Organe, wie die Wirbel an der Wirbelsäule, sich auch in Nachbarschaft befinden. Bei der Erkrankung eines Organs werden auch in unserem Körper in der Regel die Nachbarorgane in Mitleidenschaft gezogen.

Auch die seelische Komponente vieler innerer Erkrankungen (Psychosomatik) kann an Hand der Spinalnerven und seines Ramus communicans leicht erklärt werden. Der Ramus communicans zieht von seiner Abzweigung vom Hauptast des Spinalnervs zu einem Gebilde, das man Grenzstrangganglion nennt. Diese Grenzstrangganglien sind ebenso wie das Rückenmark segmental gegliedert und von oben nach unten miteinander verbunden. Das Grenzstrangganglion ist eine Verschaltungsstelle zwischen Rückenmark und Spinalnerv mit dem unbewußten, nicht der willentlichen Kontrolle unterworfenen, autonomen Nervensystem, dem Sympatikus. Der Sympatikus, ebenso wie sein Gegenspieler, der N. vagus, der auch zum autonomen Nervensystem gehört, wird stark durch unseren seelischen Zustand gesteuert. Das bedeutet, einmal auf einen ganz einfachen Nenner gebracht, positive oder negative Impulse des Spinalnervs werden vom Grenzstrang getriggert, das heißt verstärkt oder abgeschwächt, ganz nach dessen positiver oder negativer Information.

Damit läßt sich einfach erklären, wieso trotz einer Blockierung mit Einengung des Ramus communicans eines Spinalnervs ein Organ gesund bleiben kann. Die Störung durch die Blockierung des Spinalnervs wird durch die dazugeschalteten Informationen aus dem Grenzstrang nicht verschlechtert oder gar aufgehoben. Die Folge ist, daß das zum Spinalnerv gehörende Organ gesund bleibt. Verändert sich die positive Grenzstranginformation, auf Grund seelischer Belastung, in das Negative, so addieren sich die negativen Informationen aus Spinalnerv und Grenzstrang und das dazugehörige Folgeorgan erkrankt.

In unsere Überlegung ist aber noch nicht die Stärke der Blockierung und der Grenzstrangstörung mit eingegangen. Auch der Einfluß des Nervus vagus als Gegenspieler des Grenzstrangs ist in die Überlegungen mit einzubeziehen. Es wird somit klar, daß die Interaktionen sehr vielfältig sind und daß sich so eigentlich kein Fall genau mit einem anderen vergleichen läßt.

Wenn der Ramus communicans durch eine Blockierung gestört und diese Störung durch eine negative Grenzstranginformation verstärkt wird, so treten eben an dem zu dem entsprechenden Spinalnerv gehörenden Organ Veränderungen auf, die das Entstehen einer Krankheit ermöglichen. Solche Veränderungen sind vor allem Störungen der örtlichen Immunitätslage. Dieser Faktor ist hauptsächlich dafür verantwortlich, daß sich Infektionen, durch Viren oder Bakterien hervorgerufen, in diesem betroffenen Organ festsetzen und zu einer Krankheit führen können, die dann all diese schulmedizinischen Befunde liefert, mit denen wir täglich umgehen.

Eine Veränderung der normalen Inervation hat neben der örtlichen Immunstörung gleichzeitig auch eine Änderung der Durchblutungsverhältnisse zur Folge. Durch die Störung der örtlichen Immunitätslage und die schlechte Sauerstoffversorgung des Organs können sich nicht nur virale oder bakterielle Infektionen festsetzen, sondern es können auch Prozesse eingeleitet werden, die sich wiederum im Immunsystem abspielen und die man in der Schulmedizin Autoimmunerkrankungen nennt. D. h. der Körper kann körpereigenes Eiweiß, welches normalerweise vom Immunsystem toleriert wird, nicht mehr als eigen erkennen. Er bildet Abwehrstoffe, die wiederum einen Entzündungprozess in Gang setzen, der letztlich auf das ganze menschliche Immunsystem übergreifen kann.

Warum ein bestimmter Patient die eine, seine spezifische und keine andere Organerkrankung oder Autoimmunerkrankung bekommt, liegt für mein Dafürhalten im wesentlichen, neben anderen zweitrangigen Faktoren, an der Wirbelsäule begründet. Das beste Beispiel dafür ist der Herpes zoster, oder auch die Gürtelrose genannt.

Die Gürtelrose ist eine Virusinfektion, eine Zweitinfektion mit dem Windpockenerreger bei Teilimmunität. Sie ist durch zwei Krankheitserscheinungen im wesentlichen charakterisiert. Die Gürtelrose breitet sich immer im Bereich eines Spinalnervs, in der Regel rechts- oder linksseitig auf eine Körperhälfte beschränkt, aus, und ist häufig von mehr oder weniger starken, manchmal zermürbenden Schmerzen begleitet, die auch nach dem Abklingen der akuten Infektion noch lange bestehenbleiben können. Die Ausbreitungsform der Erkrankung liegt darin, daß sich der Virus im Bereich eines Spinalnervs ansiedelt und ausdehnt. Die Ursache aber, warum der eine Patient den Zoster im Brustbereich und der andere ihn im Bereich des Unterkörpers bekommt, liegt in der Wirbelsäule begründet. Die Infektion setzt sich immer an einem Spinalnerv eines stark blockierten Wirbelkörpers fest. Hierin ist auch der Grund zu sehen, warum viele Patienten einen starken Nervenschmerz zurückbehalten, auch wenn die Infektion schon abgeklungen ist. Der Zosterschmerz ist immer, neben der akuten Entzündung, die immer nach einigen Tagen abheilt, ein durch Wirbelblockierung ausgelöster Spinalnervenschmerz. Chronische Zosterschmerzen sind ein sehr dankbares Gebiet der Dornschen manuellen Therapie.

5.2 WIRBEL MIT IHREN BEZUGSORGANEN UND SPEZIFISCHEN ERKRANKUNGEN

5.2.1 ERSTER HALSWIRBEL

Der 1. Halswirbel, der sogenannte Atlas, ist ein sehr wichtiger Wirbel, da hier die Gefäße für das Gehirn mit einem Bogen in die hintere Schädelgrube eindringen. Eine starke Verlagerung dieses Wirbels führt im Extremfall dazu, daß die Arteria basilaris zu einer Seite hin, nämlich der der stärksten Blockierung, verzogen werden kann. Damit steht das Gefäß unter großer Spannung und kann besonders bei älteren Menschen mit etwas spröden Gefäßen leicht einreißen. Eine Blockierung dieses Wirbels beeinflußt nicht nur das Allgemeinbefinden sehr stark, indem es einen benommenen Kopf macht, sondern vor allem zusammen mit dem zweiten Halswirbel das Sehen. Patienten, die hier behandelt werden, sagen oft, der Kopf würde klarer und das Sehen besser.

5.2.2 ZWEITER HALSWIRBEL

Der 2. Halswirbel ist in erster Linie, neben dem 1. Halswirbel, der Augenwirbel. Die Patienten klagen oft über eine Unschärfe beim Sehen und gelegentlich auch über ein Druckgefühl in den Augen. Interessant wären Untersuchungen, ob man mit der manuellen Behandlung dieses Wirbels auch regulierend in den Augeninnendruck eingreifen kann. Sogar eine Behandlung von Entzündungen in den Augen selbst sind für mich denkbar. Neben den Augen lassen sich Stirnhöhlenerkrankungen, besonders die mit einem chronischen Verlauf, bei denen immer wieder Allergien als auslösende Ursache vermutet werden, gut und zuverlässig behandeln. Die Allergie, die zweifelsfrei häufig bei solchen Erkrankungen gefunden wird, ist nicht der Auslöser der Erkrankung, sondern eine Folge der durch die Blockierung des Spinalnervs entstandenen Entzündung. Es macht daher wenig Sinn und die Erfolge sind ja auch durchaus bescheiden, dem Patienten eine antiallergische Behandlung zu empfehlen.
Die Zunge ist ebenfalls ein Organ, das vom 2. Halswirbel mit beeinflußt wird. Eine sehr häufige Erkrankung der Zunge ist das Zungenbrennen, das die Pati-

enten zur Verzweiflung bringen kann. Aber auch Geschmacksstörungen können hier ihre Ursache haben.

5.2.3 DRITTER HALSWIRBEL

Der 3. Halswirbel hat als wichtigstes Bezugsorgan das Hör- und Gleichgewichtsorgan. Ohrgeräusche und Schwindel haben hier ihre Ursache. Gerade die Ohrgeräusche (Tinnitus), die eine weitverbreitete Volkskrankheit sind, quälen sehr viele Menschen, einige werden sogar in den Selbstmord getrieben. Sie stellen in der Schulmedizin eine Erkrankung dar, der wir in den meisten Fällen hilflos gegenüberstehen. Eine sinnvolle und wirkungsvolle Therapie wurde bis jetzt noch nicht gefunden, wenn es auch bei einzelnen Patienten gelegentlich Erfolge der klassischen Medizin gibt. Es verbreitet sich immer mehr die Einsicht, daß die Ohrgeräusche doch etwas mit der Halswirbelsäule und deren Veränderungen zu tun haben. Aber wie Sie in dem speziellen Kapitel über Tinnitus (Ohrgeräusche) sehen werden, haben auch Wirbel der Lenden- und Brustwirbelsäule viel mit den Ohrgeräuschen zu tun (siehe Kapitel 9.46, Seite 221).

Die Vorstellungen, daß Schwindelsymptome etwas mit der Halswirbelsäule zu tun haben, ist noch weniger verbreitet. Gerade junge Personen, bei denen noch keine Gefäßverkalkung vorliegen kann, sprechen gut auf die Behandlung der Halswirbelsäule an. Auch Erkrankungen wie der immer wieder auftretende anfallsartige Schwindel, der Morbus Menière, sind meiner Ansicht nach Folgen einer Halswirbelsäulenblockierung. Der dritte Halswirbel ist aber nicht der einzige Wirbel, der Schwindel auslösen kann, mehr dazu später.

Zahnschmerzen, sehr oft in Form von ziehenden Nervenschmerzen, die durch den Zahnarzt nicht erklärbar sind, bei denen auch keine Kieferhöhlenerkrankung vorliegt, lassen sich über diesen dritten Halswirbel behandeln.

5.2.4 VIERTER HALSWIRBEL

Der 4. Halswirbel kann bei einer Blockierung schädigend auf Lippen und Mundhöhle Einfluß nehmen. Die häufigen Faulecken sind oft eine Folge einer solchen Blockierung. Aber auch die immer wieder auftretenden Lippenbläschen, der Herpes labialis, hat durch die blockierungsbedingte Immunstörung etwas mit der Halswirbelsäule zu tun.

Nasenentzündungen, die sich auch oft durch eine verstopfte Nase bemerkbar machen, und manches als Allergie bezeichnete chronische wäßrige Nasenlaufen sowie das Nasenjucken kann über eine Blockierungsbehandlung gebessert werden. Beim Schlucken können knackende Ohrgeräusche auftreten, weil die Ohrtrompete, eine normalerweise offene Verbindung zwischen Rachen und Mittelohr, zuschwillt. Beim Schluckakt wird die Ohrtrompete aufgedehnt und fällt nach dem Schlucken mit einem hörbaren Geräusch wieder zu. Dieses sehr störende und belastende Geräusch kann, ebenso wie das Kiefergelenksknacken, über die Halswirbelsäule behandelt werden.

Eine Behandlung des Schnarchens kann durchaus über eine Behandlung der Halswirbelsäule erfolgen. Die Zusammenhänge könnten so sein, daß durch die Blockierung des vierten Halswirbels die Inervation des Gaumensegels gestört wird, das Segel im Schlaf nicht ausreichend angespannt ist und so das Schnarchen hervorgerufen wird.

5.2.5 FÜNFTER HALSWIRBEL

Der 5. Halswirbel nimmt Einfluß auf Stimmbänder, Rachenhöhle, Halsdrüsen und Halslymphknoten. Dieser Halswirbel und seine Nachbarwirbel haben etwas mit der Entstehung von Halsinfekten zu tun. Ich erlebe es immer wieder, daß Patienten mit Halsschmerzen zu mir kommen. Bei der klinischen Untersuchung ergibt sich kein sichtbarer pathologischer Befund im Rachen, an den Ohren, im Nasenbereich, an den Halsdrüsen und im Kieferhöhlenbereich. Nach Behandlung der Halswirbelsäule verschwinden die Beschwerden meist sofort, zumindest aber in einigen Stunden. Zusätzlich kann man die Beobachtung machen, daß, wenn die vorangegangene Beschwerdezeit zu lange ist, z. B. mehr als sechs bis zwölf Stunden beträgt, die Schmerzen zwar kurzzeitig zu bessern sind, die Infektion letztlich aber nicht aufzuhalten ist. Die Blockierung bereitet dem infektiösen Agens durch die Einklemmung des Ramus communikans des betroffenen Spinalnervs den Weg. In der Regel handelt es sich um Grippeviren, von denen es etwas über tausend verschiedene gibt. Darum sind solche Erkältungserkrankungen auch bei Kälte, Nässe und Zugluft, sowie bei seelischer Belastung häufiger, da hier, durch eine Muskelverspannung, eine Halswirbelsäulenblockierung ausgelöst oder verschlechtert werden kann.
Aber nicht nur akute Infektionen haben etwas mit der Halswirbelsäule zu tun, sondern auch chronische Entzündungen im Rachen, in den Halslymphknoten, sowie an den Stimmbändern. Chronische Heiserkeit hat sehr häufig ihre Ursache in Halswirbelsäulenblockierungen.

5.2.6 SECHSTER HALSWIRBEL

Der 6. Halswirbel hat als Zielorgan unter anderem die Mandeln, wobei hier die gleichen Überlegungen zutreffen wie bei den viralen Erkältungserkrankungen. Wichtiger ist beim sechsten Halswirbel der Einfluß auf die Muskeln des Halses. Das bekannteste Krankheitsbild ist das Kloßgefühl im Hals. Viele Menschen bekommen besonders in Stressituationen, oder wenn sie sich unwohl fühlen, ein Druckgefühl im Hals, das oft als Zumachen oder Krampf beschrieben wird. Hier ist für die Entstehung dieses Krankheitsbildes, das in der Schulmedizin nur schwer therapierbar ist, eine Blockierung besonders des 6. Halswirbels verantwortlich. Diese Blockierung nimmt bei seelischer oder sonstiger Anspannung durch eine zunehmende Muskelverspannung zu. Es ist schon richtig, daß solche Patienten oft psychisch überlagert und auffällig sind, man kann diese Auffälligkeiten aber in vielen Fällen den oft langen Krankheitsverläufen, den frustranen

Therapieversuchen und der Angst der Patienten, zu ersticken oder tumorkrank zu sein, zuschreiben.

Das Schultergelenk, hier vornehmlich das Schulterblatt-Schlüsselbeingelenk, reagieren mit Entzündungen und Schmerzen bei Blockierungen des 6. Halswirbels. Aber auch das Schlüsselbein-Brustbeingelenk kann sich entzünden.

5.2.7 SIEBENTER HALSWIRBEL

Der 7. Halswirbel hat in der Hauptsache als Bezugsorgan nur die Schilddrüse und die Nebenschilddrüse. Störungen der Schilddrüsenfunktion im Sinne einer Überfunktion sind Folge der Blockierung des 7. Halswirbels, besonders möchte ich den Morbus Basedow und das Hervortreten der Augen (Exophthalmus), als Ausdruck eines Autoimmunprozesses, anführen. Aber auch die anderen Schilddrüsenentzündungen wie Hashimoto und Riedel, ebenso organische Schilddrüsenveränderungen wie Cysten (flüssigkeitsgefüllte Hohlräume) oder feste Knoten werden von Blockierungen des siebenten Halswirbels beeinflußt.

Neben den Schilddrüsenerkrankungen beeinflußt der 7. Halswirbel den Schlaf. Viele Patienten mit einer Blockierung dieses Wirbels klagen über Schlafstörungen. Als weitere Zielorgane hat der 7. Halswirbel hauptsächlich Gelenke und Muskeln der Schulter und des Oberarms. Bei seiner Blockierung klagen die Patienten über Schmerzen im Oberarm bis Ellenbogen. Der Tennisellenbogen ist eine Folge einer Blockierung des 7. Halswirbels. Es kann aber durchaus sein, daß, wie bei allen durch Blockierungen ausgelösten Extremitätenbeschwerden auch, der Nervenschmerz nicht immer direkt vom Wirbel ausgehend und ausstrahlend empfunden wird. Es ist häufig so, daß der Schmerz oft an einer Stelle, weitab von der Wirbelsäule am Körper, verspürt wird. Diese Beschwerden lassen einen nicht gleich an eine Verbindung mit der Wirbelsäule denken.

5.2.8 ERSTER BRUSTWIRBEL

Der 1. Brustwirbel beeinflußt fast auschließlich den Arm- und Handbereich. Eine sehr verbreitete Erkrankung, die von Blockierungen des ersten Brustwirbels ausgeht, ist die Sehnenscheidenentzündung des Unterarms und der Hände. Allgemein wird immer behauptet, die Sehnenscheidenentzündung sei eine Überanstrengungsreaktion. Dies ist für die Mehrzahl der Fälle nur bedingt richtig, da durch die meist oben arbeitende Gebrauchshand die dazugehörigen Brustwirbel stärker zur Seite der oben beschäftigten Hand hinausgezogen werden. Das führt zu einer zunehmenden Blockierung mit Nerveneinklemmung. Eine Sehnenscheidenentzündung kann erst dann wieder abheilen, wenn sich die Blockierung des Wirbels spontan löst, oder wenn sie manuell beseitigt wird.

Andere Erkrankungen wie der schnellende Daumen und die Sehnenverhärtung der Handflächensehnen (Dupuytren) haben als letztliche Ursache ebenfalls eine Wirbelblockierung. Auch das Entstehen von Warzen als Viruserkrankung ist genauso wie die Pilznagelentstehung Folge einer Blockierung besonders des 1. Brustwirbels mit entsprechender lokaler Immunschwäche. Löst sich die Wirbelsäulenblockierung, können die Warzen abheilen, da die örtliche Immunstörung verschwindet.

5.2.9 ZWEITER BRUSTWIRBEL

Den 2. Brustwirbel nennt man einfach den Herzwirbel, weil sein Zielorgan des Herz ist. Dieser Wirbel ist sehr wichtig, da er das Herz und dessen Kranzgefäße direkt negativ beeinflussen kann. Die Folge sind besonders Herzunregelmäßigkeiten (Extrasystolen) in der Schlagfolge. Diese Unregelmäßigkeiten nennt man Rhythmusstörungen. Deren Auftreten am Herzen kann neben Wirbelsäulenblockierungen bei herzkranken Patienten auch organische Ursachen haben, sie können z. B. durch eine Schilddrüsenstörung ausgelöst werden. Kommt zu diesen organischen Veränderungen noch eine Blockierung mit all ihren Folgen hinzu, können solche Beschwerden noch zusätzlich verschlechtert werden. Oft haben schon sehr junge, gesunde Personen Rhythmusstörungen, die sehr störend und beängstigend sein können. Bei herzkranken Patienten können diese Rhythmusstörungen ein sehr hohes Sterberisiko sein und man sollte versuchen, sie zu behandeln. Man hat aber bei der Behandlung mit den dafür vorgesehenen Medikamenten (Antiarrhythmika) gesehen, daß diese Medikamente selbst wieder Rhythmusstörungen auslösen können. Daher ist man heute mit dem Einsatz solcher Medikamente sehr zurückhaltend. Besonders für junge, herzgesunde Personen wird eine Behandlung abgelehnt. Nun kann man den Patienten doch nicht mit seinen, für ihn sehr unangenehmen, Beschwerden alleine lassen. Neben einer Magnesiumgabe als biologischem Kalziumantagonisten und als ein die Muskeln entspannendes Medikament von hoher Wirksamkeit bringt einen zuverlässigeren Erfolg, auch bei herzkranken Personen, die manuelle Behandlung des Herzwirbels.
Gerade die Entstehung von vielen Rhythmusstörungen und das spontane Aufhören sind heute noch nicht geklärt. Könnte es nicht an dem Grad der augenblicklichen Herzwirbelblockierung liegen, die das Auftreten und die spontane Beendigung solcher Phänomene verursacht?
Aber nicht nur Rhythmusstörungen können eine Folge einer Herzwirbelblockierung sein, sondern der Herzwirbel nimmt direkten Einfluß auf den Herzmuskel mit Herzhäuten, Herzklappen und Herzkranzgefäßen. Es ist eigentlich nicht verständlich, warum der eine Patient durch eine Viruserkrankung eine Herzmuskel- oder Herzhautentzündung bekommt, der andere Patient eine Herzklappenentzündung durch ein Bakterium erleidet, und wieder andere Personen, die an dem gleichen Erreger erkranken, in dieser Hinsicht unversehrt bleiben. Könnten diese Umstände in vielen Fällen nicht in einer Blockierung des Herzwirbels zu suchen sein?
Ein bekanntes Phänomen sind die stummen Durchblutungsstörungen der Herzkranzgefäße (stumme Myokardischämien durch Koronarspasmen). Also

Durchblutungsstörungen, die keine Schmerzen wie Herzkrämpfe (Angina pectoris) auslösen. Heute weiß man, daß solche Durchblutungsstörungen so stark werden können, daß ein Herzinfarkt entstehen kann. Man hat herausgefunden, daß die Herzkranzgefäße sich dabei verkrampfen und der Blutdurchfluß stark gemindert oder gar unterbunden wird. Ganz kritisch werden solche Verengungen der Gefäße, wenn noch zusätzlich eine Verkalkung der Herzkranzgefäße vorliegt, die das Gefäß schon vorher einengen. Kommt jetzt noch ein Koronarspasmus hinzu, kann sehr leicht ein Herzinfarkt auftreten. Ich sehe die Ursache für solche Koronarspasmen mit und ohne Verkalkung der Herzkranzgefäße in Blockierungen des zweiten Brustwirbels.

Viele Patienten haben über lange Zeit eine Herzkranzgefäßverengung, die zwar langsam fortschreitet, aber lange Zeit unbemerkt bleiben kann, da sie anfangs keine Beschwerden macht. Wenn sie Beschwerden macht, sind in der Regel mindestens ⅔ des Herzkranzgefäßes verschlossen. Unter körperlicher oder seelischer Belastung, wenn der Körper mehr Sauerstoff wegen des erhöhten Energiebedarfs braucht und das Herz schneller und stärker pumpen muß, treten Herzschmerzen auf. Nun ist es aber sehr häufig so, daß die meisten Herzinfarkte in der Nacht im letzten Drittel, also frühmorgens, auftreten. Übrigens ist das bei Asthmaanfällen ganz ähnlich, wobei hier das mittlere Drittel der Nacht der Zeitpunkt des gehäuften Auftretens ist. Es gibt keine ausreichende Erklärung für dieses Phänomen, auch wenn man berücksichtigt, daß der Blutdruck in den Nachtstunden, gegen Morgen hin, ansteigt. Eine Möglichkeit der Erklärung für die Koronarspasmen und für das nächtlich gehäufte Auftreten von Herzinfarkten liegt für mich in der Wirbelsäule und deren Blockierungen begründet.

Leidet der Patient an einer Verengung der Herzkranzgefäße und hat er z.B. eine Linksblockierung seines Herzwirbels, so dürfte er nicht auf der linken Seite liegen, da sonst seine Blockierung, durch das Durchhängen des Wirbels nach links zunimmt. Der Herznerv wird dabei stärker eingeklemmt, so daß es, zusätzlich zu seiner schon bestehenden Herzkranzgefäßverengung, zu einem Koronarspasmus führen kann. Die Folge kann ein Herzinfarkt sein. Hier liegt das Haupteinsatzgebiet der Dornschen manuellen Therapie.

Bitte verstehen Sie diese Erläuterungen nicht so, daß Sie zu dem Schluß kommen, man könne eine verkalkende, koronare Herzerkrankung mit der manuellen Therapie heilen. Grundvoraussetzung ist und bleibt eine gute, möglichst invasive Diagnostik, mittels eines Herzkatheters. Findet man dabei Verengungen der Herzkranzgefäße, die ein bestimmtes kritisches Maß übersteigen, ist die Therapie der Wahl die Aufdehnung oder Operation. Bis der Patient zur Operation kommt, was ja bekanntlich unterschiedlich lange dauern kann, ist, neben der unbedingt nötigen medikamentösen Therapie, eine manuelle Diagnostik und Therapie meiner Ansicht nach erlaubt, besonders um dem Patienten Anweisungen geben zu können, wie er sich im Bett lagern soll und welche Hand er oben oder unten benutzen soll. Man sollte auch eine manuelle Deblockierungsbehandlung einleiten, um zusätzliche Koronarspasmen mit einer Erhöhung des Infarktrisikos zu vermindern.

5.2.10 DRITTER BRUSTWIRBEL

Der 3. Brustwirbel ist mit dem Herzwirbel zusammen ein sehr wichtiger Wirbel, weil er auch Erkrankungen beeinflußt, die akut lebensbedrohlich sein können. Der dritte Brustwirbel hat als Hauptzielorgan die Lunge. Er kann Atembeschwerden bis zum Asthma hin auslösen. Und ebenso wie eine Wirbelblockierung, die über Nacht durch falsches Liegen zunimmt und am Herzen durch Koronarspasmen einen Herzinfarkt auslösen können, so können bei einer Blockierung des dritten Brustwirbels Asthmaanfälle ausgelöst werden. Aber auch hier gilt, bei akuten und lebensbedrohlichen Asthmaanfällen, bitte zuerst die lebensrettende medikamentöse Therapie und, nur als Begleitung, eine manuelle Therapie einzusetzen. Unter dem Eindruck der Lebensbedrohung durch die Atemnot verspannt sich der Patient zusätzlich. Die zunehmende Verspannung hat eine noch stärkere Wirbelblockierung zur Folge, die den Asthmaanfall zusätzlich verstärken kann. Es ist, wenn die akute Lebensbedrohung vorüber ist, ebenso wie bei leichteren Atemstörungen, sinnvoll, manuell am dritten Brustwirbel tätig zu werden, da leichtere Störungen ohne Medikamente verschwinden können. Bei den schwereren Fällen kann nach der medikamentösen Akutbehandlung eine Rückfallgefahr vermindert werden.
Entzündungen der Lunge sind hinlänglich bekannt, nicht nur infektions-, sondern auch allergie- und autoimmunbedingt. Hier spielen Blockierungen des dritten Brustwirbels ebenfalls eine große, entscheidende Rolle.
Als weiteres Organ, das mit dem dritten Brustwirbel verbunden ist, ist die Brustdrüse bei Mann und Frau. Ich habe eine junge Patientin behandelt, bei der die rechte Brust nur halb so groß entwickelt war wie die linke Brust. Bei dieser jungen Frau fand sich eine extrem starke Blockierung im Rahmen einer Skoliose, wobei der Scheitelpunkt am dritten Brustwirbel zu finden war. Leider hat die Patientin die manuelle Therapie nach Dorn abgebrochen. Ich bin aber überzeugt, daß sich die rechte Brust im Laufe der Zeit noch richtig entwickelt hätte, wenn die junge Frau Ausdauer bewiesen hätte.

5.2.11 VIERTER BRUSTWIRBEL

Den 4. Brustwirbel bezeichnen wir als Gallenwirbel. Diese Bezeichnung bezieht sich direkt auf das Erfolgsorgan, die Galle und die Gallengänge. Die Gallensteinentstehung ist immer noch ein ungelöstes Rätsel. Sie hat sicher etwas mit einer Ausscheidungs- und Funktionsstörung der Gallenblase für das Gallensekret zu tun. Aber der Grund, warum es an der Gallenblase zu solchen Ausscheidungsstörungen kommen kann, ist für mich am vierten Brustwirbel zu suchen. Die Inervationsstörung verursacht durch eine Störung der Gallenblasenfunktion einen Gallensekretstau in der Gallenblase. Das Sekret dickt mit der Zeit ein und die Steinbildung kann beginnen, wobei als Kristallisationspunkt Cholesterinkristalle fungieren können.

5.2.12 FÜNFTER BRUSTWIRBEL

Der 5. Brustwirbel hat als Bezugsorgan die Leber. Die Leber ist ein sehr wichtiges Stoffwechselorgan, dessen Funktion an der Verdauung, an der Bereitstellung von Eiweißen, Hormonen und Gerinnungsstoffen beteiligt ist. Störungen des allgemeinen Immunsystems hängen oft mit einer Blockierung des 5. Brustwirbels, des Leberwirbels, zusammen. Dies könnte mit der gestörten Synthese (Herstellung) von Eiweißstoffen zusammenhängen. Aber die Aufgaben der Leber sind so vielfältig, daß sicher noch andere Faktoren eine Rolle spielen können. Eine weitere Erkrankung, bei der eine Blockierung des Leberwirbels eine große Rolle spielt, ist die Multiple Sklerose.
Die Funktionen der Leber sind so vielseitig, daß ich hier nur noch die Auscheidungsfunktion und die Beteiligung beim Zuckerstoffwechsel hinweisen möchte. Eine Blockierung des fünften Brustwirbels kann für sehr viele Funktionsstörungen und auch Entzündungen der Leber verantwortlich sein.
Z. B. das Auftreten von viralen Infektionen an der Leber wird durch eine Blockierung des fünften Brustwirbels sicherlich erleichtert oder erst gar möglich. Aber auch die Entstehung von gutartigen Leberveränderungen wie Blutschwämme o. a. mag durch eine Blockierung dieses Brustwirbels mitbedingt sein.

5.2.13 SECHSTER BRUSTWIRBEL

Der 6. Brustwirbel hat wiederum nur ein Zielorgan, nämlich den Magen. Deshalb hat er auch die Bezeichnung Magenwirbel. Die häufigsten und bekanntesten Magenerkrankungen sind das Magengeschwür, die Magenschleimhautentzündung und die Magenübersäuerung mit Sodbrennen. Bei Sodbrennen fließt der saure Mageninhalt in die Speiseröhre zurück, die keinen Säureschutz mehr hat wie der Magen. Dadurch kommt es zu einer Entzündung der Speiseröhre, die dann Schmerzen bereitet. Der Magen selbst besitzt Schleimzellen, die einen Schutz vor dem sauren und sehr aggressiven Magensaft bilden.
Der Magen ist eigentlich das Organ, wo die Zusammenhänge zwischen Wirbel, Seele oder Psyche und Organ am besten sichtbar werden. Es ist allgemein bekannt, daß viele Menschen bei psychischen Problemen Magenbeschwerden bis hin zum Magengeschwür bekommen. Aus meiner Erfahrung heraus möchte ich den Zusammenhang folgendermaßen darstellen: Die betreffende Person hat ein größeres Problem. Gleichzeitig hat sie aber auch eine Blockierung des 6. Brustwirbels. Die Blockierung löst im Magen des Patienten eine Fehlinervation mit einer örtlichen Änderung von Durchblutung und Immunsituation aus. Diese Fehlinervation des Magens durch den blockierten Spinalnerv wird durch

diese psychische Belastung, die über den Grenzstrang geleitet wird, noch verstärkt. Damit wird der Säureschutz des Magens verringert und eine Magenschleimhautentzündung oder gar ein Magengeschwür können entstehen. Auch die Neigung zum Sodbrennen wird so ausgelöst, nur liegt hier die Funktionsstörung im Mageneingang, in dessen Verschlußmuskel.

5.2.14 SIEBENTER BRUSTWIRBEL

Die Blockierung des 7. Brustwirbels kann Erkrankungen des Zwölffingerdarms und der Bauchspeicheldrüse hervorrufen. Die häufigste Störung des Zwölffingerdarms ist des Zwölffingerdarmgeschwür. Für diese Erkrankung gelten die gleichen Umstände und Zusammenhänge wie bei den Magengeschwüren.

Die Bauchspeicheldrüse reguliert den Zuckerstoffwechsel und die Verdauung. Der Zuckerstoffwechsel wird reguliert, indem sie einen Eiweißkörper (Insulin) in bestimmten Zellen des Organs produziert. Es gibt beim Menschen zwei Arten der Zuckerkrankheit.

Erstens der Insulinmangel, durch verminderte bis aufgehobene Produktion dieses Stoffes in den insulinproduzierenden Zellen, den Langerhansschen Zellen. Diese Form nennt man Typ I Diabetes mellitus. Die Schädigung der insulinproduzierenden Zellen kann durch bestimmte Virusinfektionen oder durch ein Autoimmungeschehen entstehen. Die Ursachenverknüpfung mit Spinalnerveinklemmung und lokaler Immunstörung wurde schon mehrmals erklärt und trifft möglicherweise auch hier zu.

Die zweite Form der Zuckerkrankheit ist der Typ II Diabetes mellitus, oder auch Alterszucker genannt. Diese Art der Zuckererkrankung scheint weniger ein Problem der Bauchspeicheldrüse und des Insulinmangels zu sein. Im Gegenteil, die Insulinkonzentration im Körper ist oft über die Maßen erhöht, nur kann dieses Hormon nicht ausreichend wirken. Für die Entstehung des Typ II Diabetes ist sicher eine Blockierung des 7. Brustwirbels mitverantwortlich. Ich konnte bei zwei Patienten eine Besserung des Diabetes durch die Behandlung dieses Wirbels erreichen.

Ein anderes Problem sind die Bauchspeicheldrüsenentzündungen, die gelegentlich, auch ohne Auslöser wie Alkohol, übergroße, fettreiche Mahlzeiten oder Virusinfekte, entstehen können. Hier könnte eine Wirbelsäulenblockierung des siebenten Brustwirbels der Auslöser oder Katalysator sein.

5.2.15 ACHTER BRUSTWIRBEL

Der 8. Brustwirbel beeinflußt das Zwerchfell und die Milz. Das Entstehen eines Schluckaufs hätte unter anderem hier eine Erklärung.

Die Milz hat die Aufgabe, Blut und Blutbestandteile abzubauen. Vor allem hat sie dabei die Verantwortung für die Erkennung von entarteten Blutzellen. Diese aus der Blutbahn zu eliminieren dient zur Verhütung von Blutkrebs. Wenn durch eine blockierungsbedingte Störung diese Aufgabe nicht mehr voll ausgeführt werden kann, ist das sicherlich ein Faktor zur Blutkrebsentstehung. Häufig ist bei einer Blutkrebsentstehung auch der Leberwirbel (B 5) beteiligt.

5.2.16 NEUNTER BRUSTWIRBEL

Der 9. Brustwirbel ist für die Nebennieren verantwortlich. Die Nebenniere ist ein sehr vielschichtiges Organ, weil hier viele Hormone produziert und gesteuert werden. Die wichtigsten Hormone sind das Cortison, das Adrenalin und das Noradrenalin. Die Störungen dieses Organs können eine Vielzahl kompliziert zu erklärender Tumor- und Stoffwechselerkrankungen hervorrufen, deren Abhandlung den Rahmen dieses Buches sprengen würde.

5.2.17 ZEHNTER UND ELFTER BRUSTWIRBEL

Der 10. und 11. Brustwirbel haben wieder einen bezeichnenden Namen, sie heißen nämlich die Nierenwirbel. Das sagt schon aus, daß sie beide das gleiche Organ beeinflussen, wobei diese Brustwirbel noch die Harnleiter inervieren. Diese zwei Wirbel sind für unsere Gesundheit von extremer Wichtigkeit. Wenn man Wichtigkeit meint, so ist damit gemeint, daß eine Störung dieser Organe, neben ihren lokalen Erkrankungen und Entzündungen, einen allgemein schwächenden Einfluß auf alle anderen Organsysteme des Körpers hat. Im Grunde genommen ist aber jedes Organ für den Gesamtorganismus gleich wichtig.
Die Nieren sind mit der Blase, neben der Lunge, dem Dünn- und Dickdarm, ein Ausscheidungsorgan. Für die Flüssigkeit das wichtigste Ausscheidungsorgan. Eine Blockierung des zehnten und elften Brustwirbels verursacht also eine Ausscheidungsstörung. Diese Ausscheidungsstörung für Wasser aber auch für Stoffwechselschlacken ist für viele Erkrankungen mitverantwortlich. Mit unseren schulmedizinischen Methoden sind diese Störungen nicht meßbar. Es ist aber in der Tat so, daß solche Patienten über Wassereinlagerungen, die gerne über Nacht entstehen, klagen. Vor allem eine Anschwellung im Augenlidbereich ist dafür symptomatisch. Auch können Hände und Füße anschwellen. Bei diesen Erscheinungen muß man jedoch eine genaue körperliche Untersuchung durchführen, da das Anschwellen der Hände auch mit der oberen Brustwirbelsäule, das Anschwellen der Beine etwas mit dem Herzen, mit der Leber oder mit Krampfadern zu tun haben kann. Wenn man solche Patienten untersucht, stellt man fest, daß sie oft ein sehr wabbeliges, weiches und überwässertes Bindegewebe haben. Wenn man auf das Gewebe an den Hüften klopft, schwingt es wie ein Wasserbett.
Daß es verschiedene Arten von Fettgewebsfestigkeit gibt, kennen wir aus der Schweinemast (nehmen Sie mir den Vergleich bitte nicht übel), wo je nach Ernährung die Konsistenz des Fettgewebes von fest bis weich bis wäßrig variieren kann.

Aber nicht nur das Körperwasser wird unzureichend ausgeschieden, sondern auch andere Abfallprodukte des Stoffwechsels. Die Leistungsminderung der Nieren hat weitere, weitreichende Folgen. Durch die verminderte Ausscheidung der Schlacken, Säuren und Salze und anderer über die Nieren ausscheidungspflichtiger Stoffe reichern sich diese im Gewebe an und werden auch in den Gelenken abgelagert. Dieses kann, in Kombination mit einer örtlichen Immunschwäche, die durch Wirbelblockierungen ausgelöst sein kann, zur Einleitung von rheumatischen Prozessen führen. Entweder geschieht das durch direkte entzündliche Einwirkung der schädigenden Schlackenstoffe, oder es kann im Sinne eines Autoimmunprozesses geschehen. Dabei wirkt die Schlacke als Auslöser oder Reaktionsverstärker.

In anderen Fällen werden nicht nur die Stoffwechselabfallprodukte im Körper angereichert, sondern sie werden vermehrt über die Haut ausgeschieden. Diese Tatsache, in Kombination mit den mannigfaltigen Umweltgiften, die ebenfalls unsere Haut erreichen, führt zum Entstehen von allergischen Erkrankungen der Haut, wie z. B. der Neurodermitis. Aber auch wenn keine Allergie entsteht, so reicht doch eine Abwehrschwäche der Haut aus, um sich gegen eindringende Erreger wie Viren, Bakterien oder Pilze nicht mehr ausreichend gut wehren zu können, so daß es dann zu den verschiedensten Hauterkrankungen kommen kann.

Eine Blockierung der beiden Nierenwirbel nimmt auch wesentlichen Einfluß auf die Entstehung eines hohen Blutdrucks. Allein die Ausscheidungsstörung für Wasser und Körpersalze könnte dafür die Ursache sein.

Werden die Schlacken vermehrt über die Lunge ausgeschieden, kann ein allergisches Asthma bronchiale entstehen.

Welche Form der Ausscheidung mit all ihren krankmachenden Folgen auftritt, mag an den entsprechenden Wirbelblockierungen liegen. Sind z. B. Nieren- und Lungenwirbel blockiert, ist das eine Konstellation für ein allergisches Asthma.

5.2.18 ZWÖLFTER BRUSTWIRBEL

Der 12. Brustwirbel beeinflußt den Dünndarm, die Eierstöcke der Frau und die Hoden beim Mann. Man nennt ihn auch den Kreislaufwirbel.

Die Wirkung auf den Kreislauf ist frappierend. Die Patienten klagen über Mattigkeit, Abgeschlagenheit und ein unklares Gefühl, als würde man gleich zusammenbrechen. Oft verschwinden diese Symptome schlagartig, wenn man die Blockierung des zwölften Brustwirbels löst. Es gibt, was ich früher nie geglaubt hätte, einen feinen Unterschied zwischen Kreislaufstörungen, Blutdruckstörungen, die auch Kreislaufbeschwerden auslösen können aber nicht müssen, und Durchblutungsbeschwerden. Man kann durchaus einen normalen Blutdruck haben und doch an erheblichen Kreislaufbeschwerden, in der oben beschriebenen Form, leiden. Warum gerade der Dünndarmwirbel auch der Kreislaufwirbel ist, versuche ich mir dadurch zu erklären, daß der Dünndarm, mit seiner riesigen Oberfläche und seinem wäßrigen Darminhalt, ganz entscheidend für die Flüssigkeitsaufnahme und Flüssigkeitsregulierung des Organismus verantwortlich ist. Kommt es hier zu Störungen, wird die Körperflüssigkeit nicht mehr richtig reguliert. Die Folgen sind eher diffuse, aber sehr belastende Krankheitssymptome.

Viele Ehepaare haben einen unerfüllten Kinderwunsch. Manchmal gibt es organische Ursachen wie z. B. verschlossene Eileiter. Hier ist die manuelle Therapie relativ machtlos. Aber häufig kommen Frauen, die vom Frauenarzt als organisch gesund bezeichnet werden, deren Männer zeugungsfähig sind, und die dennoch nicht schwanger werden. Oft haben diese Frauen keinen Eisprung mehr, eventuell schon über viele Jahre. Aber auch Frauen, die einen normalen Eisprung haben, haben manchmal große Schwierigkeiten, schwanger zu werden. Hierfür kann es mehrere Ursachen geben. Frauen ohne Eisprung, die organisch gesund erscheinen, haben oft eine Blockierung des zwölften Brustwirbels. Wenn man diese Blockierung löst und dafür sorgt, daß er nicht sofort reblockiert, bekommen diese Frauen in der Regel in Kürze wieder einen Eisprung und werden auch schwanger. Bei Frauen, die einen Eisprung haben, gibt es, um es vorwegzunehmen, als Schwangerschaftshindernis oft noch eine andere Ursache. Diese Frauen haben eine Blockierung des dritten Lendenwirbels. Manchmal sind auch beide Ursachen kombiniert. Der dritte Lendenwirbel wirkt unter anderem auf die Gebärmutter. Die Ursache für ein Schwangerschaftshindernis ist darin zu sehen, daß das befruchtete Ei sich nicht in der Gebärmutterschleimhaut einnisten kann und abgeht. Aber nicht nur bei der Frau ist nach einem möglichen Schwangerschaftshindernis zu suchen, sondern auch beim Mann. Der zwölfte Brustwirbel beeinflußt die Hoden und damit die Samenproduktion und die Zeugungsfähigkeit des Mannes.

Herr Dorn hat die Erfahrung gemacht, daß bei Kindern mit einer Blockierung des 12. Brustwirbels ein verzögertes oder vermindertes Wachstum auftritt. Das ist verständlich, wenn man weiß, daß im Dünndarm die Nährstoffe aufgenommen werden, die der Körper zum Wachstum braucht.

5.2.19 ERSTER LENDENWIRBEL

Den 1. Lendenwirbel nennt man Dickdarmwirbel. Er hat auch nur Einfluß auf dieses Organ. Störungen wie ein nervöser Darm und Darmentzündungen und viele andere Dickdarmerkrankungen mehr, einschließlich solch schwerer Erkrankungen wie die Colitis und den Morbus Crohn, können in der Blockierung dieses Wirbels ihre Ursache haben.

5.2.20 ZWEITER LENDENWIRBEL

Der 2. Lendenwirbel ist über den Spinalnerv mit dem Blinddarm verschaltet. Weiterhin können seine Blockierungen Schmerzen und Gefühlsstörungen im Oberschenkel machen. Blinddarmentzündungen werden unter anderem sehr häufig von Blockierungen des zweiten Lendenwirbels ausgelöst. Bitte kommen Sie aber nicht auf den Gedanken, eine akute Blinddarmentzündung mit der manuellen Therapie behandeln zu wollen. Bei chronischen Blinddarmbeschwerden, die nicht akut zur Operation anstehen – das sind meistens Kinder mit chronischen, unspezifischen, immer wieder auftretenden Bauchschmerzen, kann man eine manuelle Therapie verantworten, besonders wenn der Chirurg eine momentane Operation ablehnt.

5.2.21 DRITTER LENDENWIRBEL

Der 3. Lendenwirbel beeinflußt das Knie. Bei den inneren Organen sind hier die Gebärmutter bei der Frau, wie schon besprochen, und die Blase bei Mann und Frau zu nennen. Die Probleme des dritten Lendenwirbels und der Schwangerschaft haben wir schon im Kapitel des zwölften Brustwirbels besprochen.

Aber auch in der Schwangerschaft selbst ist der dritte Lendenwirbel von eminenter Bedeutung. Störungen der Fruchtentwicklung in Form einer Blasenmole, wie ich es schon erlebt habe, können auftreten. Aber auch bei einer intakten Schwangerschaft können, durch Entzündungen oder Organschwächen, Probleme, z. B. Blutungen oder drohender Fruchtabgang, entstehen. Eine Kontrolle und Behandlung des dritten Lendenwirbels in der Schwangerschaft halte ich daher für sehr wichtig und notwendig.

Ein weit verbreitetes Krankheitsbild sind akute und chronische Entzündungen der Blase. Eine Behandlung der Wirbelsäule führt zu einer Reduktion der Krankheitshäufigkeit, bis hin zur Gesundung.

Inkontinenzprobleme der Frau, d. h. sie kann den Urin nicht mehr halten, ist bei älteren Frauen eine Volkskrankheit, die für die betroffenen Personen extrem unangenehm ist. Natürlich spielen in dieser Problematik Faktoren wie eine Senkung der Gebärmutter oder Östrogenmangel eine Rolle. Aber mit der manuellen Therapie läßt sich meist eine deutliche Verbesserung der Beschwerden erreichen.

Bei Kindern und auch bei einigen Erwachsenen ist das Bettnässen eine sehr störende Erkrankung, die um so schlimmer empfunden wird, je älter die Patienten sind. Eine Behandlung des dritten Lendenwirbels schafft hier in 80 bis 90% eine zuverlässige Abhilfe. Man muß jedoch eingestehen, daß je älter der Patient ist, die Therapie um so länger dauert.

5.2.22 VIERTER LENDENWIRBEL

Der 4. Lendenwirbel hat nach Ansicht der Osteopathen als Zielorgan die Prostata des Mannes. Wobei ich selbst eher zu der Ansicht neige, daß der 3. Lendenwirbel der Prostatawirbel ist und nicht der vierte, wie es in der Cerneyschen Tabelle und der der Osteopathen dargestellt ist. Die Entstehung von Prostataentzündungen haben hier ihre Ursache, aber eventuell auch die altersbedingte Vergrößerung der Prostata, die ein solches Ausmaß annehmen kann, daß eine

Operation nötig wird. Natürlich gibt es Hormonstörungen, die dafür verantwortlich sind, daß die Prostata im Alter an Größe zunimmt. Ich stelle mir vor, daß eine Blockierung des Prostatawirbels letztlich für die Entgleisung der hormonalen Steuerung verantwortlich ist, die dann das Einsetzen und das Ausmaß der Störung bestimmt. Freilich nehmen im Laufe des Älterwerdens die Zahl der Erkrankungen und deren Schweregrad zu, wie auch die Wirbelsäulenveränderungen und deren Schwere im Alter zunehmen.

5.2.23 FÜNFTER LENDENWIRBEL

Der 5. Lendenwirbel beeinflußt Enddarm und After. Hier sind als Folgeerkrankungen neben Entzündungen vor allem die Hämorrhoidenentstehung und Einrisse der Schleimhaut im Bereich des Enddarms (Fissuren) zu nennen.

Damit möchte ich den groben Überblick über die einzelnen Wirbel und deren Spinalnerven und die durch sie mögliche Beeinflussung der inneren Organe beenden. Diese Auflistung erhebt keinen Anspruch auf Vollständigkeit. Jedem Leser werden sicher noch unzählige andere Erkrankungsbeispiele in diesem Zusammenhang einfallen. Einige weitere Erkrankungen werde ich noch in dem Kapitel der Fallbeispiele abhandeln.

5.3 AKUPUNKTUR IM ZUSAMMENHANG MIT DER DORNSCHEN THERAPIE

Die Akupunktur ist eine uralte Medizin, die aus dem fernen Osten aus China zu uns gekommen ist. Sie geht davon aus, daß es auf, in und unter der Haut Reaktionspunkte gibt, durch deren Reizung, mit Nadeln oder durch Temperatureinwirkung, sich Krankheiten und Störungen im Organismus beeinflussen, sprich heilen lassen. Diese Reaktionspunkte oder auch Akupunkturpunkte können sehr oberflächlich auf der Haut, aber auch tiefer, bis sehr weit unter der Haut, im Gewebe, gelegen sein. In der Regel werden sie genadelt, d. h. man sticht eine, je nach Bedarf kürzere oder längere Nadel, nach dem Aufsuchen des Akupunkturpunktes, senkrecht unter die Haut, manchmal bis in das Muskelgewebe. Beim Einstich oder auch danach wird die Nadel leicht hin und her gedreht, was den Reiz auf den Akupunkturpunkt erhöhen soll, wodurch man die Wirkung verstärken möchte.
Manchmal nimmt man als Reiz auch Wärme oder Hitze, dieses Verfahren nennt man dann Moxen. Dabei braucht man eine Stange aus Papier, die mit den verschiedensten Kräutern gefüllt ist, ähnlich einer Zigarre, zündet sie an der Spitze an und setzt die Zigarre auf die Haut. Die Wärme dringt durch den Moxastab in die Haut. Durch die übertragene Wärme wird der Akupunkturpunkt gereizt. Nun gibt es an unserm Körper eine für den Anfänger verwirrend große Zahl von Akupunkturpunkten. Im Laufe der Jahrtausende hat man herausgefunden, daß die Behandlung bestimmter Akupunkturpunkte bestimmte Körperorgane

beeinflußt. Nun hat man zur didaktischen Vereinfachung alle Punkte, die einem bestimmten Organ zuzuordnen sind, mit einer gedanklichen Hilfslinie verbunden, die man Meridiane nennt. Die Ausbreitung eines Meridians reicht in der Regel von einer Extremität, sei es nun Arm oder Bein, über den Unter- beziehungsweise Oberkörper und Kopf. Die Länge der Meridiane ist sehr unterschiedlich, ebenso die Anzahl der dazugehörenden Akupunkturpunkte.

Es wird seit langem überlegt und spekuliert, ob es im Körper des Menschen bis heute unentdeckte Strukturen gibt, die den Akupunkturreiz weiterleiten. Viele glauben auch, der Meridian und sein Abbild auf der Haut sei eine wirklich existierende Struktur in unserem Körper. Ich halte das für sehr unwahrscheinlich, ja sogar für ausgeschlossen. Die Nadelung und Reizung eines Akupunkturpunktes wird über die in unserem Körper vorhandenen Nervenstrukturen weitergeleitet. Unser Nervensystem, bestehend aus Nervenzellen, -fasern und vor allem Nervenvernetzungspunkten, ist ein Netzwerk mit Millionen und Abermillionen solcher Schaltstellen. Bei einem so komplexen Gebilde wie unserem Nervensystem braucht es vermutlich keine zusätzlichen Strukturen, um die Wirkung der Akupunktur zu erklären. Die Vernetzung unserer Nerven im Körper mit Spinalnerven, Grenzstrang und N. Vagus ist so unendlich groß, daß wir diese Tatsache nur zur Kenntnis nehmen können, wie die Existenz des Sternenhimmels, dessen Gesamtheit die Menschheit wahrscheinlich auch nie ganz erfassen wird.

Die modernen Chinesen gehen von der Vorstellung aus, daß der durch eine Nadel gesetzte Reiz über den Gefäßnervenstrang weitergeleitet würde, was durchaus möglich ist. Nur kann ich Ihnen nicht genau die Verknüpfung von Meridian und entsprechendem Wirbel erklären. Die Erklärung durch den Gefäßnervenstrang, der ja auch segmental gegliedert sein muß, wie alles in unserem Körper, wäre eine gute und logische. Aber auch wenn der Gefäßnervenstrang für die Weiterleitung eines Akupunkturreizes verantwortlich ist, so läßt sich damit der Zusammenhang zwischen Meridian und entsprechendem Wirbel nicht völlig logisch deutlich machen. Betrachtet man z. B. den Gallenblasenmeridian (siehe Abb. 66), so stellt man fest, daß dieser Meridian über den ganzen Körper zieht und zwangsläufig viele Segmente unseres Körpers berührt. So kommen z. B. die verschiedenen Akupunkturpunkte des Gallenblasenmeridians auf verschiedene Köpersegmente zu liegen.

Jahrelange Studien von König und Wancura an der Universität von Peking, des bis 1974 zugänglichen Materials über die Akupunktur erbrachte die Erkenntnisse, daß:

I.: der Akupunktur zum überwiegenden Teil nervale, und zwar segmental- und vegetativ-reflektorische Beziehungen zwischen Körperinnerem und Körperoberfläche zu Grunde liegen.

II.: die lokalen Akupunkturpunkte zum großen Teil in den Projektionszonen der algetischen (algetisch = eine Erkrankung eines inneren Organs), über rückenmarksgeleitete Reflexe in dem zugeordneten segmentalen Haut-, Muskel- und Knochenabschnitt an der Körperoberfläche Schmerzen auslösen können. Diese Schmerzareale sind sogenannte algetische Zeichen. Schon lange vor Auftreten der Schmerzen existieren Frühzeichen, das sind vegetativ reflektorische Erscheinungen, die in den, dem sympatischen Nervensystem zugeordneten Arealen, veränderte Schweißsekretion, Durchblutungsänderungen meist in Form einer Minderdurchblutung durch eine Gefäßverengung, Aufstellen der Hauthäarchen mit Überempfindlichkeit bei Berührung und vieles andere, verursachen. Untersuchungen von Head, Förster, Schliack, Mummenthaler u. a. weisen darauf ebenfalls hin.

III.: die Fernakupunkturpunkte zum großen Teil in den Projektionsarealen der vegetativen-reflektorischen Krankheitzeichen liegen.

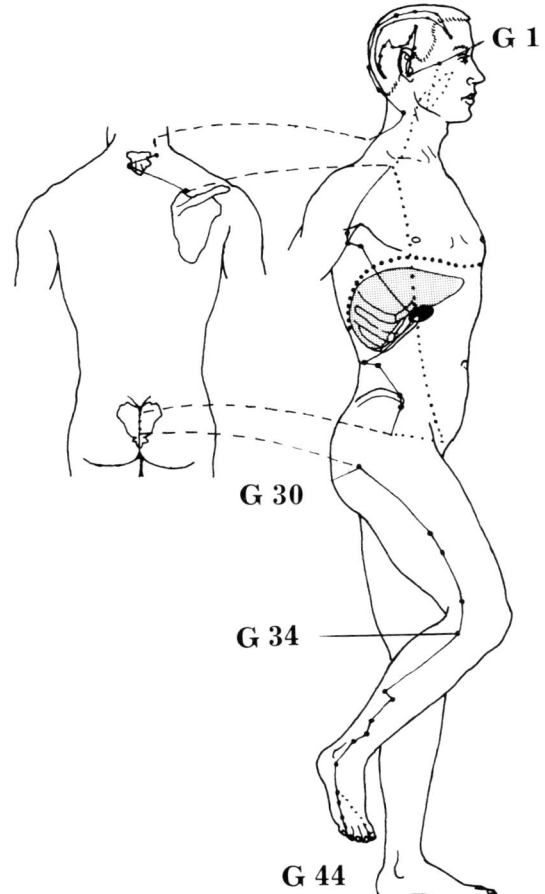

G 1

G 30

G 34

G 44

Abb. 66:
Darstellung des Verlaufs des Gallenblasenmeridians. (Praxis und Theorie der Neuen chinesischen Akupunktur Band 1 und 2, G. König und J Wancura, Verl. Wilhelm Maudrich, Wien 1979).

IV.: der Meridianverlauf an den Extremitäten deutlich segmental gegliedert ist.
V.: die wichtigsten Akupunkturpunkte an den Grenzen der Segmente liegen.
Es ist also nach der teilweise fast wörtlichen Wiedergabe der Überlegungen zu
dem Grundverständnis der Akupunkturwirkung aus ihrem Buch „Praxis und
Theorie der Neuen Chinesische Akupunktur" wahrscheinlich, daß der Meridianverlauf keine bisher unbekannten Strukturen in unserem Körper braucht.
Die bekannten und vorhandenen Nervenstrukturen reichen völlig aus, um die
Wirkung und Funktion der Akupunktur zu erklären. Sicher scheint es auch zu
sein, daß die Meridiane, speziell was ihren Verlauf auf den Extremitäten betrifft, segmental gegliedert sind.
Ein Beweis dafür, daß die Weiterleitung des Akupunkturreizes etwas mit unserem Nervensystem zu tun haben muß, mögen tierexperimentelle Untersuchungen aus China belegen. König und Wancura schreiben in ihrem Buch „Praxis und Theorie der Neuen Chinesischen Akupunktur", daß für die Wirkung der
Akupunktur ein intaktes sympathisches Nervensystem (sympatisch = nicht
dem Willen des Menschen unterworfen) notwendig sei. Wenn die von unten
noch oben gerichtete suprasegmentale Leitung des Rückenmarks (mit supra-
segmental ist hier der alle Segmente verbindende Grenzstrang gemeint, der
zum sympathischen Nervensystem gehört) zum Gehirn unterbrochen ist, so
kommt keine oder nur eine sehr geringe Akupunkturwirkung zustande. Als ein
Beweis für diese Tatsache führt König und Wancura an, daß bei Patienten mit
Tabes dorsalis (Tabes dorsalis im Volksmund Rückenmarksschwindsucht, das
ist eine Erkrankung, die eine Spätfolge der Syphilis darstellt und bei der
hauptsächlich die hintere Wurzel des Spinalnervs am Rückenmark geschädigt
wird) eine normale Akupunkturwirkung eintritt. Dagegen trete bei Syrin-
gomyeliepatienten, bei denen es neben einer Schädigung der grauen Substanz
gleichfalls zu einer Schädigung des Grenzstrangs kommt, keine Akupunkturwirkung ein. Also ist für die Wirkung der Akupunktur eine intakte Verbindung
vom Reizungspunkt zu den höhergelegenen vegetativen Steuerungszentren
notwendig. Die Beteiligung der Steuerzentren sei theoretisch anzunehmen. Im
ganzen sei der genaue Schaltplan der Reizwege wegen seiner unendlichen Vielfalt unerforscht. Wenn wir noch nicht einmal wissen, wie Akupunktur genau
wirkt, wenn wir nur wissen, daß mit großer Wahrscheinlichkeit unsere vorhandenen Nervenstrukturen zur Erklärung der Akupunkturwirkung ausreichen
und eine segmentale Gliederung vorliegt, so mag man es mir nachsehen, wenn
ich den Zusammenhang zwischen Meridian und seinem entsprechenden Wirbel und Rückenmarkssegment als gegeben ansehe, Ihnen aber die genaue Erklärung des Zusammenhangs schuldig bleiben möchte.
J. V. Cerney, ein Amerikaner, der lange in China die Akupunktur erlernt und
sich damit beschäftigt hat, zeigte in seinem Buch „Akupunktur ohne Nadel" eine Verbindung zwischen den verschiedenen Wirbeln und bestimmten inneren
Organen auf. Diese Zusammenhänge sind, wie in dem Kapitel 1.0 (Geschichte

der manuellen Therapie) schon erläutert, nicht unbekannt und besonders die anglosächsischen Therapeuten haben sich damit ausführlich beschäftigt. Die Verbindungen von Wirbel und innerem Organ wurden von Cerney sicher von den Osteopathen übernommen. (Siehe Abb. 65 a, Seite 157). Diese Tabelle zeigt den Zusammenhang zwischen Spinalnerv und inneren Organen auf. Die einzelnen Meridiane sind ebenfalls bestimmten Organen zugeordnet. So kann man problemlos die Verknüpfung herstellen, daß jeder Meridian auch einem bestimmten Spinalnerv und Rückenmarkssegment zugeordnet ist. Da jeder Spinalnerv auch einen segmentalen Bezug zu den Wirbeln hat, folgt daraus, daß zu jedem Wirbel auch ein entsprechender Meridian existiert. Wenn man beide Theorien verbindet, könnte man sagen, die Meridiane mit ihren verschiedenen Akupunkturpunkten, wo sie auch immer am und im Körper liegen mögen, sind mit den Spinalnerven und damit mit bestimmten Rückenmarkssegmenten verbunden. Ich persönlich glaube, daß diese Beziehung nicht nur theoretisch vorhanden ist, sondern daß hier der Weg der Akupunkturwirkung aufgezeigt wurde. Es reichen also die in unserm Körper vorhandenen und bekannten Strukturen durchaus aus, um die Wirkung der Akupunktur zu erklären.

Bei der Behandlung mit der Akupunktur ist es aber meist nicht so, daß ein Leiden oder eine bestimmte Organerkrankung allein mit den Akupunkturpunkten nur eines Meridians zu heilen ist. Zur Heilung von bestimmten Erkrankungen ist oft eine Vielzahl der verschiedensten Akupunkturpunkte, die den unterschiedlichsten Meridianen angehören, vonnöten. Bei z. B. Magen- oder Zwölffingerdarmgeschwüren sollen nach G. König und I. Wankura die Nadelung der Punkte Lunge Nr. 5, Blase Nr. 54 und 17, Milz-, Pankreas Nr. 10, Konzeptionsgefäß 12 und noch eventuell Blase Nr. 21 von heilender Wirkung sein. Solche Behandlungsbeispiele könnte man beliebig aufzählen.

Der Zusammenhang mit der Dornschen manuellen Therapie ist meiner Ansicht nach darin zu sehen, daß man mit Dorn einen direkteren und unmittelbaren Zugang, über die Spinalnerv- und Grenzstrangverbindung, zum inneren Organ hat. Die Akupunktur schlägt einen indirekten Weg, vom Akupunkturpunkt über Nervenvernetzung zum Spinalnerv und von da den bekannten Weg zum inneren Organ ein.

Somit kann man postulieren, daß beide Therapien, die Akupunktur und die manuelle Therapie nach Dorn, sehr verwandt sind und sich nur durch verschiedene Ausgangspunkte unterscheiden. Die manuelle Therapie nach Dorn hat dabei sicher den direkteren Weg zum Organ, weil er nicht den Umweg über die Nadelung der Akupunkturpunkte geht, sondern direkt am Segmentwirbel angreift.

Wenn man aber einwendet, daß zur Behandlung einer bestimmten Erkrankung Akupunkturpunkte verschiedenster Meridiane herangezogen werden, die je nach Beschwerde- und Zustandsbild des Patienten variieren können und unterschiedliche Wertigkeiten aufweisen, so muß man sagen, daß auch die manuelle Therapie nach Dorn sich nicht nur auf die Behandlung eines einzelnen Wirbels, der vornehmlich mit der Erkrankung zusammenhängen könnte, beschränkt. Sondern auch hier, im Zuge einer Ganzheitsbehandlung, alle Gelenke und die gesamte Wirbelsäule untersucht und behandelt werden. Dabei therapiert man sicherlich kleinere Blockierungsschäden mit, die durchaus auch einen Einfluß auf das Krankheitgeschehen haben könnten. Die Untersuchung wäre sicher von Interesse, ob und in wieweit sich diese zusätzlichen Wirbelsäulenbefunde eventuell mit den bekannten Organmeridianpunkten der Akupunktur decken.

Die chinesische Medizin geht von ganz anderen Voraussetzungen in der Betrachtung und Erfassung von Krankheitsbildern aus. Der größte Unterschied ist der, daß die chinesische Medizin die meßbaren und naturwissenschaftlichen Gesichtspunkte als absolut zweitrangig betrachtet. Wichtig ist viel mehr der die Krankheit erlebende und ertragende Patient. Zur Beurteilung des Krankheitsgeschehens werden die menschlichen Sinne des Therapeuten in Anspruch genommen, das Sehen, das Tasten und Fühlen und das Gespräch. Als letztes Beurteilungskriterium kommen sogenannte naturwissenschaftliche Befunde. Aus diesen Punkten setzt sich eine Diagnose zusammen und daraus ergibt sich schließlich auch die Therapie der so diagnostizierten Erkrankung.

Es fällt uns Europäern nicht leicht, mit unserer fast gänzlich naturwissenschaftlich ausgerichteten Krankheitsbeurteilung, bei der das Messen und das Wägen im Vordergrund aller Betrachtungen steht, uns in die Vorstellungen der chinesischen Medizin hineinzudenken. Diese Medizin ist gänzlich auf die Persönlichkeit des Patienten bezogen und wird als Interaktion zwischen Patient und Therapeut gesehen.

Diese Tatsachen kommen in der westlichen Medizin, wie schon besprochen, wesentlich zu kurz. Eine sinnvolle Synthese beider Aspekte, der der Naturwissenschaft und der auf die Persönlichkeit bezogenen Diagnostik und Therapie, würde unsere Medizin menschlicher und auch sicher wirkungsvoller machen. Ich bin überzeugt, daß die naturwissenschaftliche Medizin nicht an der Grenze des Machbaren, sondern an der Grenze des ethisch und des finanziell Vertretbaren angelangt ist. Auf Grund dessen, daß wir mit unseren naturwissenschaftlichen Betrachtungsweisen maximal nur die Hälfte des Krankheitsgeschehens betrachten, haben wir auch nur maximal die Hälfte Erfolg in der Therapie.

Dazu kommt, daß der Patient die rein naturwissenschaftliche Medizin mit ihren Apparaten als bedrohlich und menschenfeindlich empfindet. Das hat oft eine teilweise oder gar völlige Abkehr von der naturwissenschaftlichen Medizin zur Folge, mit gelegentlich schon religiösen und fanatischen Zügen. Diese gänzliche Ablehnung, im Sinne eines Alles oder Nichts, ist sicherlich auch nicht der richtige Weg zum Erfolg. Ich möchte für eine Symbiose beider Richtungen plädieren, so daß der Patient nicht nur als Organträger, sondern als ein Wesen mit Körper und Seele betrachtet und behandelt wird. Ich bin auch grundsätzlich dagegen, daß bestimmte Therapeuten nur bestimmte Organe des Patienten behandeln, der Herzspezialist kümmert sich um das Herz und der seelische Aspekt muß von einem Psychologen oder sonstigen Therapeuten behandelt werden. Solange wir an diesem Spezialistentum festhalten, solange wird sich in der Schulmedizin nichts ändern.

Es ist heute schon so weit, daß der aufgeklärte Patient, vertrauend auf dieses Spezialistentum, entscheidet, welchen Spezialisten er für seine Beschwerden konsultiert. Dieser stellt dann fest, daß die Erkrankung mit seinem Fachgebiet nichts zu tun hat und überweist zu einem anderen Spezialisten u.s.w. Dieses Prinzip führt oft dazu, daß Patienten letztlich mehrere Fachärzte aufsuchen müssen, und am Ende keiner der Fachärzte weiß, was bisher untersucht, gefunden und therapiert wurde. Natürlich muß es für Spezialprobleme Spezialisten geben, aber das Wichtigste sind doch Ärzte, die den Patienten als Ganzes annehmen, untersuchen und behandeln.

Wer sich mit der klassischen Akupunktur beschäftigt, findet hier Zusammenhänge, die für die manuelle Therapie nach Dorn ein Eldorado an Erkenntnissen darstellen und die einen wesentlichen Einfluß auf unsere Behandlung haben. Betrachtet man z. B. den Gallenblasenmeridian, so verbindet die chinesische Vorstellung damit einen Bezug auf Körper, Seele und Umwelt. Der sogenannte Funktionskreis der Galle und dessen Meridians ist natürlich die Galle selbst und dessen Bezugsorgan, die Leber. Weiterhin werden mit dem Begriff Galle Beziehung zu dem Körpergewebe der Sehnen hergestellt. Ein Einfluß der Galle auf die Augen wird postuliert. Die Hauptfunktion der Galle ist der Stoffwechsel. Der zur Galle gehörende seelische Faktor ist der Zorn. Die Assoziation zu den Jahreszeiten ist der Frühling, das Bezugselement ist nach chinesischer Vorstellung das Holz. Eine Verbindung zu den Farben grün bis blaugrün wird erwähnt, ebenso wie ein Bezug zu dem Aroma sauer. Äußere Faktoren, die eine Beziehung zur Galle haben, sind Zugluft und Wind, die Wandlungsphase und das Entstehen.

Wenn auch viele der Überlegungen und Verbindungen zuerst fremd für uns erscheinen, so kann man doch sagen, auch in unseren westlichen Vorstellungen und Sprachassoziationen gibt es solche Zusammenhänge, die sich durchaus mit den chinesischen Vorstellungen decken. Wir sagen zum Beispiel auch, wenn jemand sehr zornig wird, ihm laufe die Galle über.

Was für die manuelle Therapie nach Dorn in erster Linie wichtig ist, ist die Beziehung zwischen Galle als Hauptorgan, Leber als Bezugsorgan und vor allem Augen als Verbindungsorgan. Das heißt also, wenn jemand mit den Augen Probleme hat, reicht es nicht, den Augenwirbel alleine zu behandeln, sondern man muß ebenso den Gallen- und Leberwirbel untersuchen und gegebenenfalls behandeln.

Solche Zusammenhänge gibt es für jedes Organ, beziehungsweise für jeden Meridian. Ich möchte jetzt nicht in allen Einzelheiten darauf eingehen, sondern mehr tabellarisch solche gefundenen Zusammenhänge einfach darstellen.

Die Zuordnung einer Körperschicht zu einem Bezugsorgan im Körperinneren und dessen Funktion:

- Die Haut entspricht dem Organ Lunge.
- Das Unter- und Bindehautgewebe mit Gefäßen entspricht dem Organ Herz.
- Die Muskeln entsprechen dem Organ Milz.
- Die Sehnen entsprechen dem Organ Leber.
- Die Knochen entsprechen dem Organ Niere.

Zu jedem dieser Organe gibt es nach chinesischer Theorie der Bipolarität ein Bezugsorgan:

- Zur Lunge ist das Bezugsorgan der Dickdarm.
- Zum Herz ist das Bezugsorgan der Dünndarm.
- Zur Milz ist das Bezugsorgan der Magen.
- Zur Leber ist das Bezugsorgan die Galle.
- Zur Niere ist das Bezugsorgan die Blase.

Diese Beziehungen gelten in wechselseitiger Richtung ebenso.

Zu jedem Bezugsorganpaar existiert nun noch eine Verbindung zu einem Sinnesorgan, bzw. zu einer Körperöffnung:

- Das Bezugspaar Herz, Dünndarm zu der Zunge.
- Das Bezugspaar Lunge, Dickdarm zu der Nase.
- Das Bezugspaar Milz, Magen zu dem Mund.
- Das Bezugspaar Leber, Galle zu den Augen.
- Das Bezugspaar Niere, Blase zu den Ohren.

Seelische Faktoren stehen in folgender Verbindung mit den Organen:

- Das Bezugspaar Leber, Galle wird mit dem Zorn verbunden.
- Das Bezugspaar Herz, Dünndarm wird mit der Freude verbunden.
- Das Bezugspaar Milz, Magen wird mit der Sorge verbunden.
- Das Bezugspaar Lunge, Dickdarm wird mit der Trauer verbunden.
- Das Bezugspaar Niere, Blase wird mit der Angst verbunden.

So lassen sich durchaus auch seelische Störungen mit der manuellen Therapie behandeln. Es ist mir nicht nur einmal passiert, daß nach einer Wirbelsäulenbehandlung, z.B. wegen eines orthopädischen Problems, der Patient nebenbei bemerkte, daß seine Depressionen, wie er es bezeichnete, auch besser geworden seien. Alle diese oben genannten Zusammenhänge bezogen sich auf den inneren Zustand des Patienten.

Aber auch äußere Faktoren nehmen auf unser Befinden Einfluß und können für die manuelle Therapie nach Dorn als diagnostische Hilfe herangezogen werden. Da die Umwelt auch auf unsere Erkrankungen und auf die Krankheitsentstehung Einfluß nimmt, bestehen hier Beziehungssysteme, die ich der Vollständigkeit halber auch noch aufführen möchte. Die fünf Jahreszeiten nehmen Einfluß auf die Häufigkeitsverteilung bestimmter Erkrankungen. Die Chinesen haben den Spätsommer als eine eigene Jahreszeit definiert. Beziehungen bestehen aber nicht nur zu den Jahreszeiten, sondern auch zu den Wetterverhältnissen und Temperaturen, die zu dieser Zeit vorherrschen.

- Die Jahreszeit Frühling hat Bezug zu Zugluft und Wind, das Bezugsorgansystem ist Leber, Galle und Augen.
- Der Sommer hat Bezug zu Wärme und Hitze, das Bezugsorgansystem ist Herz, Dünndarm und Zunge.
- Der Spätsommer hat Bezug zu Feuchtigkeit, und das Bezugsorgansystem ist Milz, Magen und Mund.
- Der Herbst hat Bezug zur Trockenheit und das Bezugsorgansystem ist Lunge, Dickdarm und Nase.
- Der Winter hat Bezug zur Kälte und das Bezugsorgansystem ist Niere, Blase und das Ohr.

Die Wandlungsphasen mit Wandlungsphasen des menschlichen Lebenslaufs:

- Frühling - entstehen,
- Sommer - wachsen,
- Spätsommer - umwandeln,
- Herbst - aufnehmen, ernten,
- Winter - bewahren.

Es gibt noch Beziehungen zu Aroma oder Geschmacksrichtungen, zu Farben und zu den fünf chinesischen Elementen. Diese Zusammenhänge entnehmen Sie bitte der nächsten Abbildung.

Himmel	Klima	Jahreszeit	Farbe	Geschmack	Elemente	Speicherorg.	Hohlorg.	Körperöffnung	Gewebe	Gemüt	Wandlung
Osten	Wind	Frühling	blau	sauer	Holz	Leber	Galle	Augen	Sehnen	Zorn	entstehen
Süden	Wärme	Sommer	rot	bitter	Feuer	Herz	Dü-Darm	Zunge	Gefäße	Freude	wachsen
Mitte	Nässe	Nachsom.	gelb	süß	Erde	Milz	Magen	Mund	Muskel	Sorge	wandeln
Westen	Trockenh.	Herbst	weiß	herb	Metall	Lunge	Di-Darm	Nase	Haut	Trauer	aufnehmen
Norden	Kälte	Winter	schwa.	Salzig	Wasser	Niere	Blase	Ohren	Knochen	Angst	bewahren

Abb. 67:
Gesamtaufstellung von Beziehungssystemen

Wenn man sich die Zeit nimmt und gedanklich mit den eben aufgeführten Zusammenhängen zwischen Innenleben des Körpers und der Einbettung des menschlichen Organismus in die Umwelt spielt, geht einem doch auf, wieviel Wahres in diesen Zusammenhängen steckt.

Wenn Sie nun Patienten haben, bei denen Sie mit den bisherigen Untersuchungsmethoden und der Behandlung der entsprechenden Wirbel nicht zum Erfolg kommen, gibt es noch eine Möglichkeit, die ebenfalls mit der Akupunktur zusammenhängt. Bestimmen Sie die Körperregion oder das erkrankte Gelenk und schauen, welcher Meridian durch das erkrankte Gebiet zieht. Haben Sie den betreffenden Meridian gefunden, prüft man an der Wirbelsäule, ob nicht hier noch zusätzlich eine Blockierung vorliegt, die den Erfolg der bisherigen Therapie unmöglich macht.

Aber nicht nur die Meridiane, die durch ein erkranktes Gebiet laufen, sind von Interesse, sondern auch der Verlauf der Meridiane, die zu einem zu behandelnden Organwirbel gehören. Der Verlauf dieser Meridiane muß deshalb berücksichtigt werden, da Narben oder Gelenkssubluxationen, die von ihnen berührt werden, die Meridiane so stark irritieren können, daß die entsprechenden Organe erkranken können. Die Beeinflussung geschieht bei einer Narbe durch die Durchtrennung des Gefäßnervenstrangs. Bei einer Gelenkssubluxation wird der Gefäßnervenstrang gedehnt und gereizt. Dabei mag es dahingestellt sein, ob die Störung des Meridians zu einer Bindegewebsschwäche an seinem entsprechenden Wirbel führt, so daß dieser leicht blockieren kann und so das Organ in Mitleidenschaft gezogen wird, oder ob der gestörte Meridian auch direkt ohne Wirbelblockierung auf das Organ einen negativen Einfluß haben kann.

Außer den bekannten Meridianverläufen sind auch die nicht sichtbaren und direkt zugänglichen, sogenannten inneren Meridianverläufe von großem Interesse. Sie spiegeln vor allem den Bezug zu den korrespondierenden Meridianen wieder.

Ich möchte an dieser Stelle nur ein Beispiel eines Meridainverlaufs und dessen Gelenkskontakte darstellen. Eine ausführliche Gesamtaufzählung aller Meridiane und deren Gelenksberührung soll zu einem anderen Zeitpunkt und an anderer Stelle geschehen. Sie ist auch nicht zwingend erforderlich, da man an Hand eines Akupunkturmodells oder der entsprechenden Meridiantafeln selbst die betreffenden Gelenke anschauen kann.

Dünndarmmeridian:

Zeigefingergelenke - Handgelenk - Ellenbogengelenk - Schultergelenk hinten bis zum 7. Halswirbel - weiterhin über den seitlichen Hals - Kiefergelenk!

Das bedeutet, daß all diese Gelenke über eine Meridianirritation den Dünndarmmeridian stören können. Wenn man nun akzeptiert, daß der Dünndarmmeridian in direkter Beziehung zum Dünndarmwirbel steht, wird über den dazugehörigen Spinalnerv das Organ des Dünndarms in Mitleidenschaft gezogen und kann durch die am Organ auftretenden Veränderungen, der Durchblutung und der örtlichen Immunabwehr, erkranken. Das bedeutet in seiner letzten Konsequenz, daß nicht zuletzt eine Kiefergelenkssubluxation Auswirkung auf den Dünndarm und dessen Funktion haben kann.

Nun ist der Meridian wie auch die Nervenversorgung eines Organs keine Einbahnstraße, sondern die Nervenstörung kann auch den umgekehrten Weg nehmen. Wenn nämlich ein Organ erkrankt, was für mich ursächlich auf jeden Fall mit der Wirbelsäule zusammenhängt, kann das ebenso eine retrograde Störung seines ihn versorgenden Nervs auslösen. Diese Störung kann wiederum spinalnerven- oder vielleicht auch meridianabhängig zu einer Erkrankung in einem von diesem Meridian berührten Gelenk führen. Diese Gelenkserkrankung macht sich in der Regel durch eine Entzündung mit Schmerzen bemerkbar.

Mir wurde kürzlich von einem Fall berichtet, bei dem der betreffende Patient über Monate Schmerzen in einem Knieglenk hatte. Alle Untersuchungen erbrachten kein Ergebnis. Nach einiger Zeit stellte sich nun heraus, daß der Patient einen Prostatakrebs hatte. Ich bin überzeugt, daß die Erkrankung der Prostata dieses Patienten, in diesem Falle spinalnervenabhängig, die Schmerzen und die Entzündung in dem betreffenden Kniegelenk ausgelöst hat. Nicht zuletzt hat mich diese Fallschilderung überzeugt, daß der 3. Lendenwirbel der eigentliche Prostatawirbel ist und nicht wie in der Cerneyschen Tabelle der 4. Lendenwirbel. Wenn man nun berücksichtigt, daß der 3. Lendenwirbel auch gleichzeitig der Kniewirbel ist, werden die Zusammenhänge deutlich. Ob solche Zusammenhänge auch meridianvermittelt auftreten können, wage ich mir vorzustellen, Untersuchungen müßten dies aber erst beweisen.

Nun haben die Meridiane nicht nur einen sogenannten äußeren Verlauf, der uns durch die zu nadelnden Akupunkturpunkte zugänglich ist, sondern auch innere Verläufe. Diese stellen z. B. den Zusammenhang zu den gekoppelten oder korrespondierenden Meridianen her. Es gibt darüber hinaus aber noch innere Verläufe des Meridians, die nichts mit den gekoppelten Meridianen zu tun haben. Diese Zusammenhänge sind noch viel interessanter als der äußerliche direkte Meridianverlauf. Durch das Studium der inneren Meridianverläufe wird vieles klarer, als wenn man nur den äußerlichen Verlauf betrachtet.

Betrachtet man den inneren Verlauf des Nierenmeridians, so ist der wichtigste Ast der zu dem Organ Blase. Aber ebenso zieht ein weiterer Ast nach hinten in die Wirbelsäule und von dort in das Kreuz- und Steißbein. Also kann sich eine Veränderung an Lendenwirbelsäule und Kreuzbein meridianvermittelt auf Niere und Blase auswirken. Mag hierin der Grund zu sehen sein, daß viele Nieren- und Blasenkranke gleichzeitig über starke Kreuzschmerzen klagen? Ebenso interessant ist, daß aus der Niere ein inner Meridianzweig nach oben durch Zwerchfell, Lunge und am Hals entlang bis zur Zungenwurzel zieht. Ein weiterer kleiner Ast zweigt von diesem inneren Nierenmeridiananteil zum Herz hin ab, um hier Verbindung mit dem Herzmeridian einzugehen. Aber auch der Kontakt mit Zwerchfell und Lunge darf nicht übersehen werden.

Wenn man nun zum Nierenmeridian den inneren Verlauf des gekoppelten Blasenmeridians hinzunimmt, wird die Angelegenheit scheinbar unübersichtlich.
Trotzdem sollte man es nicht scheuen, sich mit diesen Zusammenhängen ausführlich auseinanderzusetzen. Der Blasenmeridian hat außer seinem inneren
Ast zur Niere einen inneren Ast zum Kopf hin, der um das Ohr herum zieht.
Jetzt ist es auch verständlich, warum die Nieren- und Blasenwirbel so viel mit
den Ohrgeräuschen zu tun haben. Durch eine Blockierung dieser beiden Wirbel wird die Inervationsstörung über Nieren- und Blasenmeridian auf das Ohr
übertragen.
Solche Beispiele gibt es noch viele und wie gesagt, zu anderer Zeit und an anderer Stelle werde ich ausführlicher darüber sprechen.

6.0 ÜBER DIE WAHRNEHMUNG VON SCHMERZ UND KRANKHEIT

Man kann das Phänomen Schmerz grundsätzlich, nach dem bisher Gesagten, aus zwei verschiedenen Perspektiven betrachten. Diese Gesichtspunkte schließen sich aber nicht gegenseitig aus, sondern sie ergänzen sich. Der eine Gesichtspunkt ist der rein naturwissenschaftliche, und der andere ist der, der sich mit den seelischen Gesichtspunkten und den Aspekten des Schmerzes beschäftigt.

Rein wissenschaftlich gesehen gibt es zwei Grundtypen der Schmerzempfindung. Zu diesen Qualitäten der Schmerzempfindung gehören spezifische Schmerzleitungen durch bestimmte Nervenfasern. Von der feingeweblichen Untersuchung kennt man die A- und die C-Nervenfasern, die sich durch die Nervenfaserdicke unterscheiden.

Schmerzen aus dem Inneren des Körpers, besonders aus den inneren Organen, also ein Tiefenschmerz, werden von den mehr zum adrenalingesteuerten Nervensystem gehörenden C-Fasern geleitet. Dieser Tiefenschmerz ist oft nicht genau zu lokalisieren, in seiner Ausbreitung unscharf, der Schmerzcharakter ist eher dumpf, bohrend und wird oft als sehr quälend und lebensbedrohlich empfunden. Diese Schmerzempfindungen beeinträchtigen den ganzen Organismus, man spricht von einem globalen Schmerzerlebnis.

Schmerzen von der Körperoberfläche werden über die A-Fasern, aber auch über C-Fasern fortgeleitet. Die A-Fasern sind schnell leitend und vom Umfang her dick. Das Schmerzempfinden ist gut lokalisierbar, eine genaue, bewußte Wahrnehmung ist möglich. Die Schmerzqualität ist eher schneidend, brennend. Schmerzen von den inneren Organen, z. B. Herz, Darm, Bauchfell und Galle sind immer C-Faserschmerzen mit langsamer Nervenleitung. Die schnelle Nervenleitung des Oberfächenschmerzes durch die A-Fasern ist deshalb notwendig, weil der Körper auf Verletzungen schnell mit Ausweichreaktionen regieren muß, um eventuell stärkere Schäden durch Gewalteinwirkungen zu vermeiden. Der andere Aspekt der Schmerzempfindung ist ganz unabhängig von der Nervenleitung durch A- und C-Fasern und spielt sich in der Psyche oder Seele des Patienten ab. Ein Schmerz, sei es nun ein Tiefen- oder Oberflächenschmerz, hat zuerst die Aufgabe, den Menschen zu warnen, daß der Organismus erkrankt oder geschädigt ist. Das kann eine Gewalteinwirkung von außen durch eine Kraft- oder eine thermische Einwirkung, aber auch eine Entzündung im Organismus selbst sein. Dieser Schmerz hat eine lebenserhaltende Funktion.

Wenn der Schmerz aber seinen warnenden Charakter erfüllt hat und nicht verschwindet, weil die Ursache nicht beseitigt werden konnte, so wird er chronisch. Damit für den Menschen schädigend. Man kann viel aushalten, sagt man im Volksmund, und das ist durchaus richtig, aber nicht jeder Mensch kann gleich viel und gleich lange aushalten. Es gibt für Schmerzen, aber auch für andere körperliche Störungen, eine Wahrnehmungsschwelle, die nicht nur von der Intensität der Beschwerden abhängt. Wird diese Wahrnehmungsschwelle kurzzeitig überschritten, ist das für die betreffende Person schmerzhaft und unangenehm, aber der Mensch leidet nur kurzzeitig und nimmt keinen seelischen Schaden. Wird die Wahrnehmungsschwelle für längere Zeit überschritten, nimmt der Patient mit der Zeit auch seelischen Schaden, und es ist oft so, daß der gleiche Schmerz im Laufe der Zeit dadurch als immer stärker und unangenehmer empfunden wird. Die Höhe der Wahrnehmungsschwelle ist bei den einzelnen Menschen sehr unterschiedlich, was für den einen schon als unerträglich empfunden wird, muß für einen anderen Menschen durchaus noch nicht schlimm sein.

Der Unterschied der Schmerzempfindung zum einen ist in der Persönlichkeit und dem Charakter des Patienten begründet. Es gibt Menschen mit einer guten Selbstwahrnehmung, was Störungen des Befindens und Beschwerden betrifft, und Personen, die sich selbst schlecht wahrnehmen, oder diese Wahrnehmungen verdrängen. Zum anderen ist ein weiterer Faktor die seelische Verfassung eines Menschen. Je schlechter der psychische Zustand eines Patienten ist, um so niedriger ist die Wahrnehmungsschwelle für einen Schmerz. Personen, die seelisch stabil sind, empfinden einen Schmerz oft nicht so intensiv wie Patienten, die psychische Probleme haben. Ein weiterer Faktor ist oft die Dauer des Schmerzes. Steter Tropfen höhlt den Stein, oder wie es in einer bekannten Ballade heißt: „Ich hab es getragen sieben Jahr und kann es tragen nimmer mehr....". Wenn Menschen Schmerzen haben, aber grundsätzlich gelten diese Zusammenhänge natürlich für alle Leiden und Gebrechen, und es besteht keine Hoffnung auf eine Besserung oder Heilung, kann die Seele das Leiden nicht mehr kompensieren. Die Seele wird wund. Plötzlich werden vom Patienten die gleichen Beschwerden als immer unerträglicher empfunden. Diese Tatsachen weisen schon darauf hin, daß Krankheit und Schmerz nicht nur ein naturwissenschaftliches, sondern ein menschliches Problem ist.

In seinem „Buch Praxis und Theorie der neuen chinesischen Akupunktur" setzten sich die Autoren G. König und I. Wancura, ausgehend von den alten chinesischen Vorstellungen von Krankheit und Kranksein, mit diesen Phänomenen auseinander, und man sieht, daß diese Vorstellungen gar nicht so weit von manchen Ansichten der heutigen Medizin entfernt sind. Wenn die chinesische Medizin davon ausging und heute noch ausgeht, daß die sinnliche Wahrnehmung des Krankheitserlebnisses eine größere Bedeutung hat als die Krankheit selbst, so geht die westliche Medizin genau vom Gegenteil aus. Nämlich, daß die Krankheit im Vordergrund der Bemühungen des Therapeuten stehen muß, und die Person des Kranken zweitrangig ist. Beide Ansichten haben ihre Berechtigung, eine Synthese wäre optimal.

Die moderne Schmerzforschung geht ebenso wie die alte chinesische Medizin von vier Fragestellungen aus.

1. Die Lokalzeichen, für welche die Fragestellung „wo" gilt.
2. Die Temporalzeichen, für welche die Frage „wie lange" gilt.
3. Ein quantitativer Anteil, für den die Frage „wie stark" gilt.
4. Ein qualitativer Anteil, für den die Frage „welcher Art" gilt.

Diese vier Empfindungsparameter entsprechen den vier menschlichen Grundfunktionen:
- Der Verstand entspricht den Lokalzeichen,
- die Empfindung entspricht den Temporalzeichen,
- das Gefühl entspricht dem quantitativen Anteil,
- die Intuition entspricht dem qualitativen Anteil.

Wenn ein Arzt ganzheitsmedizinisch denkt, wird er immer Verstand, Empfindung, Gefühl und Intuition anwenden, um durch das Erkennen dieser vier Empfindungsparameter die Krankheit, durch die Fragen wo, wie lange, wie stark und von welcher Art zu definieren.

Ein kranker Mensch mit seinem Leiden ist nur so als Ganzes zu erfassen und zu verstehen. Man beobachtet doch in der täglichen Praxis sehr häufig Fälle, bei denen Patienten mit sehr schlechter Prognose ihre Krankheit in den Griff bekommen und trotzdem noch lange leben oder gar geheilt werden. Auf der anderen Seite findet man immer wieder Fälle, bei denen der Patient, von den schulmedizinischen Fakten her gesehen, sehr gute Aussichten auf Überleben und Heilung hat, und trotzdem an seiner Krankheit stirbt.

Für die naturwissenschaftliche Betrachtung reduziert sich der Patient auf objektivierbare Befunde, wie Blutwerte, Ultraschallbilder, CT-Befunde, Röntgenbilder und manches mehr. Es wird oft über den weiteren Verlauf einer Erkrankung entschieden, ohne daß der Patient selbst noch in Erscheinung treten muß, er wird auf ein Aktenbündel reduziert. Zum Teil sind Ärzte an solchen Entscheidungsprozessen beteiligt, die den kranken Menschen nie gesehen haben. Das mag ja auch für die rein schulmedizinischen Belange einer Erkrankung ausreichend und praktikabel sein. Aber diese Betrachtungsweise reicht zur Erfassung eines kranken Menschen nicht aus. Der Patient braucht unbedingt einen diagnostischen und therapeutischen Begleiter, der, gleichzeitig mit der Schulmedizin, die restlichen drei Grundfunktionen des ganzheitlichen Denkens, Empfindung, Gefühl und Intuition abdeckt.

Diese Entwicklung hat meiner Meinung nach damit angefangen, daß durch die rein geistig ausgerichtete katholische Kirche die alten bodenständigen Mythen und Lebensvorstellungen der uralten Stammvölker in Europa unterdrückt und ausgerottet wurden. Als Ersatz bot man eine ins Jenseits gerichtete Lebensphilosophie an, die aber die menschlichen Bedürfnisse auf dieser Welt nicht ausreichend berücksichtigte, ja sogar negierte. Als Gegenreaktion zu dem rein religiös geprägten Weltbild kam es dann in der Aufklärung zu einer scheinbaren

Abkehr von dieser Vorstellung, die in dem Satz von Descartes gipfelte „Ich denke, also bin ich". Eigentlich hatte sich nichts geändert. Die Ratio, der Verstand, wurde wieder in den Vordergrund gestellt. Die Konsequenz war, daß die Naturwissenschaften, mit ihren rein intellektuellen Vorstellungen, in den Vordergrund traten. Das führte konsequenterweise zu der Schulmedizin, wie wir sie heute haben, die aber durchaus nicht so schlecht ist wie ihr Ruf. Sie ist jedoch unvollständig wie ein Single im täglichen Leben, dem der Partner als Antipode fehlt. Wir hätten solche Probleme möglicherweise nicht, wenn Descartes formuliert hätte: „Ich denke und fühle, also bin ich".

Der reine Verstand ist, wie wir es auch täglich in unserer Rechtsprechung, die nur das Gesetz als alleiniges Richtmaß betrachtet, erleben, oft kalt und unpersönlich. Diese Unpersönlichkeit macht vielen Menschen, weil sie es auch nicht ausreichend verstehen, Angst. Sie fühlen sich unverstanden, nicht angenommen und wenden sich ab, hin zu den sogenannten alternativen Sparten des Heilwesens. Diese Angst kann manchmal groteske und hysterische Züge annehmen, indem Eltern ihren Kindern in falsch verstandener Liebe und Sorge lebensrettende Therapien der Schulmedizin verweigern

Ihre Aufgabe als Therapeut ist es, neben den lebenserhaltenden diagnostischen und therapeutischen Maßnahmen, dem Patienten das Gefühl zu vermitteln, er kann Hoffnung schöpfen. Das ist für die sanfte manuelle Therapie nach Dorn im Augenblick noch sehr schwer, da es sich um keine schulmedizinisch anerkannte Methode handelt. Wenn Sie nun im Verlauf der Behandlung dem Patienten Ihre Vorstellungen von der Ursache und der Behandlung seines Leidens vermittelt haben, ist es sehr häufig so, daß vom Patienten zusätzlich befragte Personen, in Unkenntnis der Behandlungsweise, abraten, mit der Therapie fortzufahren, da „zu häufiges Einrenken schädlich sei". Es bedarf oft großer Überzeugungsarbeit, den Patienten bei der Stange zu halten, besonders dann, wenn es sich um einen langen Heilungsverlauf mit vielen Aufs und Abs handelt.

7.0 WIRBELSÄULE UND KREBSGESCHEHEN

Dieses Kapitel gehört sicher, neben meinen Überlegungen zur MS, zu den provokantesten dieses Buches, sind aber nach dem bisher Gesagten nur logisch. Was hat die Krebsentstehung mit der Wirbelsäule zu tun? Es ist so, daß die Krebsentstehung ein Vorgang mit sehr vielen Ursachen und Auslösern ist. Es gibt nicht die Krebsentstehungsursache schlechthin, sondern es müssen die verschiedensten Umstände körperlicher, umweltbedingter und seelischer Art eintreten, daß ein Krebs entstehen kann.

Es gibt zu dieser Problematik und zu den einzelnen Krebsarten unzählige Untersuchungen und Statistiken, die versuchen, den verschiedenen Ursachen auf den Grund zu gehen. Gerade kürzlich wurde eine Studie einer Universität veröffentlicht, in der untersucht wurde, ob etwa eine Persönlichkeitsstruktur existiere, die, aus einer eher depressiven Grundhaltung heraus, mehr zu einem Krebsleiden neigt als andere Menschen. In dieser Studie wurde kein entsprechender Zusammenhang gefunden. Diese Fragestellung aber ist typisch für unsere Schulmedizin, die glaubt, Seele und Körper voneinander trennen zu können. Hier offenbart sich, nochmals gesagt, ein Hauptproblem der ganzen Schulmedizin, was darin zu sehen ist, daß die Schulmedizin den Menschen nicht als Ganzes ansieht, sondern als eine Ansammlung von Organen, die man isoliert betrachtet und behandelt.

Natürlich geht die seelische Verfassung als eine der drei wesentlichen Faktoren in die Krebsentstehung ein. Diese seelische oder psychische Verfassung setzt sich aus der seelischen Grundhaltung des Menschen und dem Bezug der Seele zur Umwelt, sei es in Familie oder Beruf, zusammen. Eine schlechte seelische Verfassung gibt sicher, über den Nervus Vagus und vor allem über den Grenzstrang, Störimpulse in unseren Körper, die letztlich das ganze Immunsystem schwächen können. Ein seelisch ausgeglichener Patient leidet nicht so sehr unter solchen Störimpulsen. Er hat natürlich ein besser arbeitendes Immunsystem und erkrankt nicht so leicht an einem Krebsleiden oder sonstigen Krankheiten. Umweltbedingte Faktoren wie Krankheitserreger, die in unseren Körper eindringen, Umweltgifte, denen wir ausgesetzt sind und viele andere Umstände tun natürlich ihr Übriges, daß in unserem Körper ein Krebs, aber ebenso beliebige andere Krankheiten entstehen können. Es mag im Einzelfall unmöglich sein, den Stellenwert der verschiedenen Krebsentstehungsursachen genau festzulegen. Aber es muß doch die Empfindung vorhanden sein, daß es so etwas wie eine „Krebspersönlichkeit" gibt, sonst wäre die oben genannte Untersuchung in bezug auf Krebsentstehung und Persönlichkeit nicht gemacht worden.

Neu sind sicherlich die Überlegungen zur Krebsentstehung und deren Zusammenhang mit Blockierungen der Wirbelsäule als ein sehr wichtiger auslösender Faktor. Solange die Schulmedizin einem großen Teil der verschiedenen Krebsarten hilflos gegenübersteht und keine bessere Alternative hat, solange sollte man sich mit diesen Zusammenhängen beschäftigen.

Die Frage, wieso ein Patient z. B. einen Darmkrebs und der andere einen Bauchspeicheldrüsenkrebs bekommt, ist bis heute nicht geklärt. Ich möchte hier behaupten, daß dafür die Ursache an der Wirbelsäule zu suchen ist. Letztlich mache ich für diese Umstände der Krebsentstehung die Wirbelsäulenblockierungen verantwortlich. Durch Wirbelsäulenverbiegungen und Wirbelsäulenblockierungen werden über den geschädigten Spinalnerv und seiner nervlichen Verbindung über den Grenzstrang zu den inneren Organen additive Störimpulse abgegeben, die zu einer zusätzlichen Schwächung des schon durch eine seelische Störung geschwächten Immunsystems führen. Die Schädigung des allgemeinen und des örtlichen Immunsystems addieren sich, und ein Krebsgeschehen, bei jeder denkbaren Begleitursache, kann seinen Lauf nehmen. Für mich ist es einfach so, daß ein Mensch mit einer Blockierung des Dickdarmwirbels, bei entsprechenden zusätzlichen Faktoren, an einem Dickdarmkrebs erkranken wird und nicht an einer anderen Krebsform. Ein seelisch gesunder, positiv eingestellter Mensch wird bei gleichen Dickdarmkrebs erzeugenden Faktoren eben nicht so leicht an diesem Leiden erkranken, auch wenn er möglicherweise eine Blockierung in demselben Bereich hat wie ein Patient, der psychisch unausgeglichen ist.

Wenn jetzt ein Krebsgeschehen aufgetreten ist, muß es zuerst, nach allen Regeln der Kunst, schulmedizinisch untersucht und therapiert werden. Wenn gesichert ist, daß eine Operation, Bestrahlung oder Chemotherapie zur Krebsheilung führen kann, muß diese durchgeführt werden. Das mag etwas unsinnig klingen, wenn man von der Überlegung ausgeht, daß ein geschwächtes Immunsystem vorrangig für ein Krebsgeschehen verantwortlich ist. Die Operation, nicht so sehr wie die Bestrahlung und im besonderen die Chemotherapie, schädigen doch noch zusätzlich das schon geschwächte Immunsystem. Treiben wir dabei nicht den Teufel mit dem Beelzebub aus? Diese Überlegung mag etwas Bestechendes haben. Sie führt sicherlich in den nicht schulmedizinischen Sparten des Gesundheitswesens zu der doch sehr verbreiteten Ablehnung dieser therapeutischen Maßnahmen.

Tumore haben eine sehr hohe Stoffwechsel- und Vermehrungsrate, die an die sonst in unserem Körper vorhandenen regulativen Vorgänge nicht mehr gekoppelt sind. Die Bestrahlung, weniger als die Chemotherapie, schädigt sicher auch unsere gesunden Organe. Das Blutsystem mit roten und weißen Blutkörperchen leidet besonders unter einer Chemotherapie. Aber sie erholen sich nach einiger Zeit wieder. Die weißen Blutkörperchen sind zwar in die Immunabwehr einbezogen, deren Schädigung hat jedoch eine vorübergehende allgemeine Immunschwäche zur Folge. Es muß vorrangiges Ziel sein, den sehr anfälligen Tumor so zu schädigen und eventuell zu verkleinern oder gar zu zerstören. Damit die sich wieder erholende körperliche Abwehr mit den Resten des Tumors leichter fertig wird. Man muß diese Maßnahmen auch als zeitlich sehr begrenzte Therapien betrachten, wobei darauf geachtet wird, daß der gesunde Organismus, im Gegensatz zum Tumor, nicht so geschädigt wird, daß eine Erholung und Regeneration nicht mehr möglich ist.

Auch die Überlegung einer Zweittumorerkrankung nach Chemotherapie hat eigentlich in Ermangelung einer besseren Therapieform zweitrangigen Charakter, wenn man von einer primär lebensbedrohlichen Erkrankung ausgeht. Wenn einmal bessere und wirkungsvollere Therapien gefunden werden, kann man sicher anders entscheiden. Ich möchte nicht den Eindruck erwecken, daß mit einer manuellen Therapie allein ein Krebsgeschehen zu heilen sei.

Was meiner Überzeugung nach und aus dem bisher Gesagten eigentlich zwingend logischerweise folgt, ist die Tatsache, daß zur Nachbehandlung, oder schon als begleitende Maßnahme während einer Bestrahlungs- oder Chemotherapie, die manuelle Therapie der Wirbelsäule und ihrer Blockierungen eine sehr wichtige Maßnahme darstellt. Durch die Behandlung der Wirbelsäule wird das Immunsystem gestärkt und funktionsfähiger und leidet nicht so stark unter der Behandlung. Besonders wichtig für sein Immunsystem ist es, wenn es Ihnen gelingt, dem Patienten Hoffnung zu machen und Sie ihn dazu bringen, sein Schicksal nicht hinzunehmen, sondern zu kämpfen.

8.0 SEELE UND WIRBELSÄULE

Die Seele hat nicht nur einen Einfluß auf unser Immunsystem, auf die Schmerz-empfindung, auf die Akzeptanz einer Krankheit, sondern hat auch einen großen Einfluß auf unsere Wirbelsäule. Wenn eine Mensch seelische Probleme hat, ist er nicht entspannt, im Gegenteil, er verspannt sich. Diese Verspannung überträgt sich durch die Muskulatur auf die Wirbelsäule. Es kommt hinzu, daß der seelische Konflikt durch die Körpersprache zu bestimmten körperlichen Haltungsformen führt. So werden nun solche Zwangshaltungen, die durch die Körpersprache bedingt sind, durch die hohe, ebenfalls seelisch bedingte Mus-kelspannung verstärkt. So kann es zu erheblichen Fehlhaltungen der Wirbel-säule kommen. Den Menschen ist das unbewußt schon immer bekannt, denn in unserer Sprache gibt es sehr viele Redewendungen, die auf solche Zusammen-hänge hinweisen. In einem Taschenbuch von Martin J. Waibel, mit dem Titel „Rückenbeschwerden Ganzheitliche Hilfe" habe ich folgende sehr schöne Auf-stellung gefunden, die ich hier, mit kleinen Veränderungen, präsentieren möch-te:

- du kannst mir den Buckel runterrutschen,
- jemanden den Rücken stärken,
- die Angst sitzt mir im Nacken,
- es läuft mir eiskalt den Rücken herunter,
- er kriecht zu Kreuze,
- man hat ihm das Kreuz verbogen,
- etwas auf die leichte Schulter nehmen,
- den Kopf für etwas hinhalten,
- die Nackenschläge des Lebens,
- er steht mit beiden Beinen im Leben,
- dem anderen etwas auf die Schultern laden,
- kein Rückgrat haben,
- kreuzfidel sein,
- jeder hat sein Kreuz zu tragen,
- keinen Standpunkt haben,
- die Stirn bieten,
- die kalte Schulter zeigen,
- gramgebeugt,
- u.s.w.

Aus dieser sicherlich nicht vollständigen Auflistung sehen Sie, daß seelische Probleme des täglichen Lebens sehr wohl etwas mit der Wirbelsäule und deren Form zu tun haben. Der Volksmund charakterisiert sehr treffend, wo die Ursa-che der Beschwerden zu suchen ist. Es ist also nicht so, daß unsere Wirbelsäu-lenverbiegungen und Blockierungen nur eine Folge von falschen Bewegungsmustern sind, sondern ein zusätzlicher, sehr wesentlicher Faktor ist unsere seelische oder psychische Verfassung, die wiederum von Umwelt, Familie und Beruf beeinflußt wird. Natürlich hat auch der Grundcharakter eines Menschen etwas mit der Wirbelsäule zu tun, denn ihrem Charakter entsprechend reagieren die Menschen auf die gleichen Lebenssituationen sehr unterschiedlich. Die Körpersprache kann durchaus Einfluß auf die Form unserer Wirbelsäule nehmen.

Ein Mensch, der sich angegriffen fühlt, geht automatisch mit dem Kopf nach vorne, um dem Gegner die Stirn zu bieten. Wird diese Haltung länger beibehalten, führt das unweigerlich zu einer Steilstellung der Halswirbelsäule und erzeugt Schmerzen. Wenn ein schweres Schicksal auf den Schultern eines Menschen lastet, so wird er nach vorne zu Boden gedrückt. Die Folge ist keine Skoliose, sondern eine Kyphose, d. h. eine Verbiegung der Wirbelsäule nach vorne mit einer Buckelentstehung. Eine Skoliose kann zusätzlich auftreten, wenn Ausweich- oder Abwendbewegungen dazukommen.

An sich sind solche Bewegungsmuster nicht schädlich, wenn sie nur für kurze Zeit auftreten. Da die Menschen aber meist ihre Lebenssituationen nicht ändern können, nehmen sie unbewußt solche gerade beschriebenen Haltungen an, die sich im Laufe der Zeit als permanente Verkrümmungen der Wirbelsäule manifestieren. Aus der Vielzahl der noch möglichen Verhaltensweisen der Menschen in Hinblick auf seelische Belastungen heraus können die eben beschriebenen Fälle nur einen kleinen Einblick in die Problematik geben.

9.0 EINZELNE KRANKHEITSBILDER AUS DER SICHT DER DORNSCHEN THERAPIE

In diesem Kapitel möchte ich einzelne Krankheitsbilder und deren Ursachen im Sinne des Dornschen Diagnose- und Therapiekonzeptes darstellen und erklären. Soweit es nicht ausdrücklich anders erwähnt wird, sind alle Beobachtungen eigene Erfahrungsberichte. Spekulative Überlegungen zu einzelnen Erkrankungen werden deutlich gemacht. Soweit bestimmte Krankheitsbilder in vorangegangenen Kapiteln abgehandelt wurden, werden auf diese mit Kapitel und Seitenzahl hingewiesen. In den nun folgender Fallbeispielen und Überlegungen zu den einzelnen Krankheitsbildern gehe ich noch nicht gezielt auf die inneren Meridianverläufe und die damit auftretenden Zusammenhänge ein, die gekoppelten Meridiane und deren Einfluß auf das Krankheitsgeschehen werden aber schon mitabgehandelt.

9.1 AKNE

Die Ursache der Akne vulgaris ist eine Störung der Ablösung der obersten Hornhautschicht. Dadurch können sich die Talgdrüsen der Haut nicht richtig entleeren, bestimmte Bakterien siedeln sich in den verstopften Talgdrüsen an und sind letztlich für die Entzündung verantwortlich. Soweit der schulmedizinische Aspekt. Bei der manuellen Therapie der Akne werden Sie sehr häufig eine Blockierung der Ausscheidungswirbel finden. Betroffen sind der Blasenwirbel (L 3), der Dickdarmwirbel (L 1), weniger häufig der Dünndarmwirbel (B 12), besonders häufig aber die Nierenwirbel (B 11 und 10). Ein sehr wichtiger Wirbel fehlt noch, dieser leitet sich aus der in der Akupunktur und chinesischen Medizin gefundenen Beziehung zwischen Hauterkrankungen und dem Lungenmeridian ab. In unserem Fall bedeutet das, daß man nach einer Blockierung des Lungenwirbels suchen muß (B 3).

9.2 ALLERGIELEIDEN IM SINNE VON NEURODERMITIS UND ASTHMA BRONCHIALE

Bei den Allergieleiden sind hauptsächlich die für die Ausscheidung verantwortlichen Wirbel blockiert, Blase (L 3), Dickdarm (L 1), Niere (B 11 und 10). Aufgenommene Giftstoffe oder Abfallstoffe unseres Stoffwechsels werden nicht mehr ausreichend gut über die Ausscheidungsorgane entsorgt. Bei der Neurodermitis werden solche Stoffwechselgifte dann vermehrt mit dem Schweiß über die Haut ausgeschieden, reagieren dort mit der Umwelt und rufen so allergische Reaktionen auf der Haut hervor. Da die Chinesen in ihrer Akupunkturtheorie den Lungenmeridian, sprich Lungenwirbel, der Haut zuordnen, ist es in der Tat auch so, daß bei der Neurodermitis der Lungenwirbel (B 3) meist auch blockiert ist. Viele an einer Neurodermitis erkrankte Patienten leiden auch häufig unter asthmatischen Beschwerden und umgekehrt. Oft ist es so, daß bei Besserung der einen Form die andere schlechter wird.

Eine junge Patientin mit einer schweren Neurodermitis des ganzen Körpers wies alle beschriebenen Blockierungen, Blase, Dickdarm, Nieren und Lunge auf. Sie hatte zeitweilig auch Asthmabeschwerden, war von dieser Seite aber zu Beginn der Neurodermitistherapie beschwerdefrei. Nach der Behandlung kam es, wie nicht selten, zuerst zu einer Befundverschlechterung an der Haut. Bei einem Therapieabstand von acht Tagen, mit zwischenzeitlicher Selbstbehandlung an der Kante, wurde der Befund immer besser. Als Begleitmedikation wurde nur eine Harnstoffsalbe verordnet. Nach einem Wohnungsumzug, bei dem sie Hand anlegen mußte, traten wieder schwere Blockierungen der Wirbelsäule auf, was sofort eine Verschlechterung der Haut und sogar asthmatische Symptome nach sich zog. Nach einigen weiteren Behandlungen ist die Patientin beschwerdefrei, kann auf die Harnstoffsalbe weitgehend verzichten. Die bisher extrem trockene Haut bekommt einen normalen Feuchtigkeitsgehalt (Turgor).

9.3 ANFALLSLEIDEN

Hier möchte ich ein sehr heikles Thema anschneiden, dessen Vielschichtigkeit mir durchaus bewußt ist. Es ist auch sicherlich sehr schwer, Beobachtungen zu dem Thema Epilepsie zu verallgemeinern. Es gibt sicher organisch begründete Anfallsleiden, Zustände nach Schädelhirntraumen mit Gehirnnarben, die Alkoholkrankheit im fortgeschrittenen Stadium und viele andere. Aber bei vielen Menschen, insbesondere bei Kindern, die plötzlich an einem Anfallsleiden erkranken, läßt sich eben keine erkennbare Ursache finden.
Bei solchen Patienten sollte man unbedingt die Wirbelsäule nach Dorn untersuchen. Sehr häufig wird man Blockierungen und Verbiegungen der Halswirbelsäule finden. Ich möchte behaupten, daß viele solche Fälle auf eine manuelle Therapie ansprechen. Dabei muß man natürlich gleichzeitig das Gehirn schulmedizinisch untersuchen. Finden sich keine organischen Ursachen, kann man neben einer notwendigen medikamentösen Therapie die manuelle Behandlung einleiten. Vielleicht könnte man so die Medikamente in vielen Fällen niedriger dosieren oder gar einsparen.
Bei der Untersuchung muß man vor allem auf den ersten Halswirbel (H 1), den Altas, achten. Wichtig sind auch noch der zweite (H 2) und der dritte (H 3) Halswirbel. Alle diese Wirbel haben direkten Einfluß auf das Gehirn. Der erste Halswirbel hat Auswirkungen auf das Stammhirn, der zweite auf die dem Sehen zugeordneten Hirnteile und der dritte auf Gleichgewichts- und Gehörregionen.
Aber nicht nur die Wirbel der Halswirbelsäule, sondern auch die Kreislaufwirbel, insbesondere der Herzwirbel (B 2) und der Dünndarmwirbel (B 12) können Einfluß auf ein Anfallsleiden nehmen. Wenn diese beiden Wirbel hier nur kurz erwähnt werden, so darf man deren Wichtigkeit für die Behandlung der Anfallsleiden aber nicht unterschätzen.

9.4 ARTHRITIS

Die Arthritis ist eine Gelenksentzündung. Die Ursache von Gelenksentzündungen kann eine akute Überanstrengung oder ein Unfallgeschehen sein. Es gibt aber viele Gelenksentzündungen, die scheinbar über Nacht ohne erkennbare äußere Ursache auftreten. Es können grundsätzlich alle Körpergelenke betroffen sein, bevorzugt werden aber die Extremitätengelenke befallen. Ist eine Gelenksentzündung durch eine Überanstrengung oder durch einen Unfall verursacht, muß diese Entzündung innerhalb weniger Tage mit einer entsprechenden entzündungshemmenden Therapie, wie z. B. Kälteanwendungen, nicht wärmenden Salbeneinreibungen, wenn erforderlich auch mit Tabletten oder sogar Spritzen, zum Abklingen gebracht werden können. Ist dies nicht der Fall, muß nach Gelenkssubluxationen und Wirbelsäulenblockierungen gesucht werden. Heilt eine Entzündung durch Unfall oder Überanstrengung nicht ab, so ist beim Unfallgeschehen entweder durch ruckartige Ausweichbewegungen oder einen Stoß eine Blockierung an der Lendenwirbelsäule entstanden. An den Gelenken können durch Unfälle Subluxationen entstehen. Bei Gelenksbeschwerden ohne Unfallgeschehen kann durch verstärkten Muskelzug bei einseitigen Tätigkeiten ebenfalls eine Blockierung ausgelöst werden. Aber Blockierungen, Skoliosen und Subluxationen können auch unbemerkt auftreten. Wenn sie nicht rechtzeitig durch einen Zufall entdeckt werden, können so scheinbar über Nacht Gelenksentzündungen entstehen. Die blockierungsbedingte Einengung des Spinalnervs hat eine Fehlinervation zur Folge, welche die Entzündung in einem entsprechenden Gelenk unterhält. Diese Entzündung kann nur dann endgültig abheilen, wenn die Wirbelblockierung beseitigt wird.

Aber auch die Meridiane mit ihren dazugehörigen Wirbeln sollte man nicht aus dem Auge verlieren. Wenn bei einer Behandlung der gewünschte Therapieerfolg ausbleibt, prüfen Sie, welcher Meridian durch das betroffene Gebiet zieht oder über das betroffene Gelenk läuft. Wenn Sie jetzt den entsprechenden, zu dem Meridian gehörigen Wirbel mituntersuchen und behandeln, erreichen Sie oft doch einen Therapiefortschritt.

9.5 ASTHMA BRONCHIALE

Beim Asthma bronchiale findet man regelmäßig eine Blockierung des Lungenwirbels (B 3). Die Blockierung dieses Wirbels mit der dadurch verbundenen Spinalnerveneinklemmung kann eine schwere Entzündung der Lunge auslösen. Diese Entzündung wiederum löst das Asthma bronchiale aus. Es ist oft wirklich erstaunlich, wie gut viele Patienten auf die Behandlung dieses Wirbels mit ihren Asthmabeschwerden ansprechen. Man sollte sich aber nicht mit der alleinigen Behandlung des Lungenwirbels zufrieden geben. Wir wissen nämlich aus der chinesischen Medizin, daß es weitere Beziehungen zwischen dem Lungenwirbel, dem Dickdarmwirbel (L 1) und dem Nasenwirbel (H 4) gibt. Da es bekanntlich verschiedene Grundursachen der Asthmaerkrankung gibt, von denen eine sehr bekannte die allergische ist, muß man auch nach den restlichen Wirbeln für die Ausscheidung schauen, als da sind der Blasenwirbel (L 3) und die Nierenwirbel (B 11 und 12). Für die Dornsche Betrachtung der Asthmaerkrankung ist es nicht sinnvoll, die mögliche schulmedizinische Entstehungsursache zur Einteilung der Asthmaformen zu berücksichtigen. Für die Behandlung spielen solche Unterscheidungen keine Rolle. Wenn man es sich, wie es eigentlich auch sein sollte, zum Grundsatz macht, immer die ganze Wirbelsäule zu untersuchen und zu behandeln, hat man automatisch alle Bezugswirbel mit erfaßt.

Vor einer manuellen Therapie muß aber bei schweren Asthmaanfällen immer die lebensrettende medikamentöse Behandlung stehen. Will man einem immer wieder auftretenden Asthmaanfall vorbeugen, ist die manuelle Behandlung sehr hilfreich. Aber auch während einer akuten medikamentösen Therapie sollte man manuell behandeln, um so Medikamente einsparen zu können.

Wenn sich das Asthma bessern soll, ist die Ausscheidung von Körpergiften, seien sie von außen unserem Körper zugeführt oder erst dort entstanden, wichtig. Diese Ausscheidung muß man durch eine Deblockierungsbehandlung der Ausscheidungswirbel verbessern. Dadurch werden die verschiedensten Stoffe, die bei einem längeren Verweilen in unserem Organismus schädlich sind, wieder, wie es sich gehört, vermehrt über Darm und Niere ausgeschieden. Die Lunge wird entlastet, da die Stoffe nicht mehr über sie ausgeschieden werden müssen. Ist das aber der Fall, reagieren die Körpergifte in der Lunge mit der belasteten Luft unserer Umwelt, und es kommt zwangsläufig zu vermehrter Asthmahäufigkeit durch eine einsetzende Entzündung.

Ein Umstand für vermeintliche asthmatische Beschwerden mit Atembehinderung ist die Blockierung der Hauptäste des Spinalnervs im oberen Brustwirbelsäulenbereich. Durch Verspannungen der Muskulatur zwischen den Rippen können Atembeschwerden hervorgerufen werden, die von den Patienten oft als asthmatische Störung interpretiert werden.

Zu guter Letzt ist es auffällig, daß manche Patienten sagen, nach der Behandlung seien neben den asthmatischen Beschwerden auch ihre Depressionen besser geworden. Das ist nicht verwunderlich, da nämlich die Chinesen die Lunge als den Ort der Traurigkeit bezeichnen und die Behandlung dieser Organpunkte zur Depressionsbehandlung heranziehen.

9.6 AUGENENTZÜNDUNGEN, AKUT UND CHRONISCH

Es gibt eine Vielzahl von Augenentzündungen, von denen die bekannteste die Bindehautentzündung durch einen Virus ist. Aber auch andere viel wichtigere Anteile des Auges können sich entzünden, die Regenbogenhaut, die Netzhaut und nicht zuletzt der Sehnerv, um nur einige Beispiele zu nennen. Die Behandlung dieser Erkrankungen erfordern in der Schulmedizin oft, besonders wenn sie in das chronische Stadium überzugehen drohen, eine längere Behandlung mit Cortison zur Rettung des Augenlichtes, die nicht immer von Erfolg gekrönt ist. Es ist natürlich, besonders wenn das Augenlicht akut bedroht ist, gerechtfertigt, kurzzeitig solche Medikamente einzusetzen.

Aber oft bräuchte man sicherlich bei den genannten Erkrankungen nicht so viele und nicht so lange solche mit erheblichen Nebenwirkungen behafteten Medikamente, wenn man dazu überginge, gleichzeitig nach Blockierungen des Augenwirbels (H 1 und H 2) und seiner Meridianwirbel, dem Gallenwirbel (B 4) und dem Leberwirbel (B 5) , zu suchen.

Die Augenwirbel sind der erste (H 1) und der zweite Halswirbel (H 2). Wobei ich glaube, daß der erste Halswirbel mehr für den Sehnerv, der zweite Halswirbel für die restlichen Augenabschnitte verantwortlich ist. Dabei ist es wichtig darauf zu achten, daß diese, wie übrigens alle Halswirbel, beidseitig blockiert sein können. Diese beidseitige Blockierung ist meist die Folge einer Steilstellung der Halswirbelsäule, die um so stärker ausgeprägt sein kann, je mehr man sich dem Schädel nähert. Bei vielen Patienten rutscht dabei der Kopf über den 1. Halswirbel nach vorne ab.

Die Ursache einer Steilstellung der Halswirbelsäule ist sehr häufig der Gebrauch einer Nackenrolle oder einer der vielen speziellen Halswirbelsäulenkissen. Diese Nackenrollen und die Halswirbelsäulenspezialkissen – es reicht schon ein zusammengerolltes Kopfkissen im Nacken aus – drückt bei Rückenlage die Halswirbelsäule nach vorne. Die so viel gepriesenen üblichen, im Handel zu kaufenden Nackenkissen haben alle den Nachteil, daß sie, wenn der Patient von der Seitenlage in der Nacht unbewußt in die Rückenlage wechselt, die Entstehung der Steilstellung der Halswirbelsäule fördern.

Eher zu empfehlen sind Dinkel- oder Hirsekissen, die auch die Halswirbelsäule in Seitenlage stützen. Dadurch, daß man mit ihnen eine kleine schiefe Ebene herstellen kann, d. h. im Schulterbereich ist das Kissen dünn und wird zum Scheitelpunkt hin immer dicker, bleibt der Nacken frei, sobald der Betreffende sich im Schlaf unbewußt auf den Rücken legt. Schulter und Hinterkopf müssen bei der Rückenlage auf einer Ebene liegen, die durchaus etwas ansteigen darf. Liegt man auf der Seite, so liegt der Kopf mit gerade gestreckter Halswirbelsäule auf dem erhöhten Anteil des Kissens und hat auf der Schräge des Kissens eine kleine Stütze. Die Schulter hat unten am dünneren Anteil der Kopfkissens ebenfalls ausreichend Platz. Die Halswirbelsäule wird zu keinem Zeitpunkt durch eine falsche Krafteinwirkung verbogen.

9.7 AUGENINNENDRUCK

Die Erhöhung des Augeninnendrucks ist bei den älteren Menschen eine Volkskrankheit. Sie entsteht dadurch, daß das Kammerwasser des Auges durch Einengung der Abflußkanäle nicht mehr richtig abfließen kann. Medikamente und häufig auch Operationen versuchen, diesem Leiden Abhilfe zu schaffen. Die eigentliche Ursache, warum das Kammerwasser nicht mehr richtig abfließen kann, ist nicht bekannt.

Denkbar wären für mich Verklebungen und Vernarbungen durch Entzündungen. Diese Entzündungen könnten durch eine Einklemmung des Augennervs (H1 und H2) ausgelöst werden. Aber auch die Meridianwirbel, die zum Augenwirbel in Beziehung stehen, nämlich der Gallenwirbel (B4) und der Leberwirbel (B5), können Einfluß auf solch ein entzündliches Geschehen nehmen.

9.8 BAUCHSCHMERZEN

Bauchschmerzen sind ein sehr häufiges Krankheitszeichen, deren Ursache sehr vielschichtig sein kann. Natürlich können erkrankte innere Organe bekanntermaßen Bauchschmerzen auslösen, mit dem eher typisch dumpfen Tiefenschmerz. Aber nicht bei allen Patienten lassen sich durch Befragung der Tiefenschmerz von dem eher brennenden Oberflächenschmerz unterscheiden. Der Patient sagt Ihnen einfach, er habe Bauchschmerzen. Nach der schulmedizinischen Untersuchung, die meist sehr aufwendig ist, sollte man, wenn man keine bedrohlichen Ursachen gefunden hat, manuell nach Dorn die Wirbelsäule untersuchen. Blockierungen der mittleren und unteren Brustwirbelsäule sowie der oberen Lendenwirbelsäule können Bauchschmerzen hervorrufen. Aber auch hier kann es für den Behandlungserfolg wichtig sein, nach den korrespondierenden oder auch gekoppelten Meridianwirbeln zu schauen.

Mir ist es im Laufe meiner ärztlichen Tätigkeit unter anderem aufgefallen, daß Patienten mit Blasenentzündungen häufig über Übelkeit und Magenbeschwerden klagen. Lange Jahre konnte ich mir diesen Zusammenhang nicht erklären. Wenn Sie aber einmal ein Akupunkturmodell betrachten, fällt Ihnen auf, daß der Blasenmeridian genau über der Magenregion verläuft. Für mich ist hierin die Erklärung des Phänomens zu sehen.

9.9 BAUCHSPEICHELDRÜSENENTZÜNDUNG

Es gibt mehrere Ursachen einer Bauchspeicheldrüsenentzündung. Die häufigste ist die Schädigung der Bauchspeicheldrüse durch den Alkohol. Aber auch große, sehr fettreiche Mahlzeiten können das gleiche Krankheitsbild auslösen. Bestimmte Virusinfektionen können ihre Entzündung hervorrufen. Es gibt aber immer wieder Patienten, die an einer Bauchspeicheldrüsenentzündung erkranken, bei der nachweislich keine der oben genannten Ursachen zutrifft. Bei solchen Patienten könnte eine Blockierung des Bauchspeicheldrüsenwirbels (B7) für die Entzündung verantwortlich sein. Auch das Entstehen von Virusinfektionen an der Bauchspeicheldrüse könnte mit einer Blockierung zusammenhängen. Der korrespondierende Meridianwirbel ist der Magenwirbel (B6). Der Wirbel der entsprechenden Körperöffnung ist der Mundwirbel (H4).

9.10 BETTNÄSSEN

Das Bettnässen ist ein großes Problem, gerade in der Kinderheilkunde. Meist findet sich keine organische Ursache, die Kinder sind scheinbar organisch gesund. Schnell und oft allzu schnell wird dann die Ursache im Umfeld des Kindes, sprich Elternhaus, vermutet, da man annimmt, die Ursache sei seelischer Natur. Weit gefehlt.

Die häufigste Ursache des Bettnässens ist eine Blockierung des Blasenwirbels (L 3). Ein Erfolg der manuellen Therapie dürfte bei 80 bis 90% angesiedelt sein. Daß diese Therapie aber auch bei erwachsenen Bettnässern erfolgreich sein kann, belegt ein Beispiel aus meiner Praxis.

Ein relativ junger Mann war Zeit seines Lebens Bettnässer und keine Therapie hat bei ihm angeschlagen. Eigentlich hatte er sich mit seinem Schicksal abgefunden. Eines Tages hatte besagter Patient einen Unfall mit starken Wirbelsäulenprellungen, seit diesem Tag war das Bettnässen weg. Der Unfall hatte die schon lang bestehende Blockierung beseitigt. Bei keinem Krankheitsbild ist der Zusammenhang von Blockierung und Störung eines Organs augenscheinlicher als bei dem Bettnässen.

Die korrespondierenden Meridianwirbel sollte man aber auch mituntersuchen und behandeln, als da sind die Nierenwirbel (B 11 und B 12) und der dritte Halswirbel (H 3) als Ohren - und Gleichgewichtswirbel.

9.11 BLASENENTZÜNDUNGEN

Viele Menschen, Frauen häufiger als Männer, leiden an immer wieder auftretenden Blasenentzündungen, mit und ohne Infektion. Die Häufigkeitsverteilung mit der Bevorzugung des weiblichen Geschlechts hat sicher auch anatomische Ursachen, hier ist die bei der Frau kürzere Harnröhre zu nennen und die enge anatomische Nachbarschaft von Scheide mit Harnröhrenausgang und Analöffnung. Da diese Beziehung bei allen Frauen gleich ist und nicht alle Frauen die gleichen Schwierigkeiten haben, muß es daher noch andere Ursachen geben.

Eine ganz wichtige, wenn nicht die wichtigste Ursache sind Blockierungen des Blasenwirbels (L 3). Aber nicht nur dieser Wirbel hat einen Einfluß auf die Entstehung von Entzündungen oder das Auftreten von Infektionen, sondern auch die Nierenwirbel (B 10 und B 11) sowie der Ohrenwirbel (H 3) haben Auswirkungen auf die Blase. Diese Zusammenhänge leiten sich aus den Meridianverknüpfungen aus der Akupunkturlehre ab.

9.12 DARMENTZÜNDUNGEN
(M. CROHN UND COLITIS)

Die bekanntesten Formen der Darmentzündungen, mit Autoimmuncharakter, sind die Colitis ulcerosa und der Morbus Crohn. Bei beiden Erkrankungen spielt die Wirbelsäule meiner Erfahrung nach eine wichtige Rolle. Der Wirbel, der in erster Linie für eine Dickdarmerkrankung verantwortlich ist, ist der Dickdarmwirbel (L 1). Da der meridiane Bezugswirbel zum Dickdarmwirbel der Lungenwirbel ist (B 3), ist dessen Untersuchung und Mitbehandlung zwingend notwendig. Oft mitbeteiligt sind noch die Nierenwirbel (B 10 und B 11), welche die Neigung zu Immunstörungen mit Auftreten von Autoimmunprozessen begünstigen, und zwar durch ihre Störung der Ausscheidung für Stoffwechselschlacken. Auch der Leberwirbel (B 5) muß beachtet werden, da er einen großen Einfluß auf das gesamte Immunsystem hat.

Ich erinnere mich an zwei Fälle eines akut aufgetretenen und durch Darm- und Gewebsuntersuchungen gesicherten M. Crohn und desgleichen einer Colitis ulcerosa. Bei beiden Fällen fand sich bei der manuellen Untersuchung eine Blockierung im Bereich des Dickdarmwirbels, bei beiden Patienten, von denen ich heute noch einen behandle, waren Entzündung und Beschwerden wenige Tagen nach der Wirbelsäulenbehandlung verschwunden.

Dieser schnelle Erfolg, das mag eine Feststellung auch für alle anderen Erkrankungen sein, ist nur bei akut auftretenden Beschwerden und kurzen Krankheitsverläufen möglich. Sicherlich ist auch eine Behandlung von älteren bis ganz alten Erkrankungen möglich und sinnvoll. Der Therapieerfolg wird sich aber nur langsam, mit mancherlei Rückfällen, einstellen. Hier ist viel Geduld von Patient und Therapeut gefordert.

9.13 DEPRESSIONEN

Eine grobe Einteilung der Depressionen wird in endogen (ohne äußere Ursachen, von innen heraus und konstitutionell bedingt), und reaktiv (als Reaktion auf äußere Einflüsse), gemacht.

Ich will nicht behaupten, daß man schwere Depressionen alleine mit einer manuellen Therapie beseitigen oder behandeln könnte. Wenn die Patienten dabei unter Selbstmordgedanken leiden, halte ich den Verzicht auf eine ausreichend medikamentöse Behandlung durch einen Arzt für fahrlässig, denn der Suizid kann plötzlich, wie aus heiterem Himmel, in die Tat umgesetzt werden.

Aber es finden sich oft Patienten, die sich nicht gut fühlen, sie sind abgeschlagen, müde und lustlos, ohne eigentlich zu wissen, warum. Auch bei Patienten, die eigentlich wegen anderer, meist Wirbelsäulen bezogener Beschwerden, in die Behandlung kommen, kann man es immer wieder erleben, daß diese berichten, daß sich das Allgemeinbefinden nach der Wirbelsäulenbehandlung gebessert habe. Einige Patienten haben mir direkt gesagt, ihre Depressionen seien besser. Gerade bei Erschöpfungssyndromen sehe ich neben einer schonenden medikamentösen Therapie, eventuell mit einem pflanzlichen Antidepressivum wie Johanniskraut, eine Möglichkeit, dem Patienten mit der manuellen Therapie zu helfen.

Welche Wirbel sind für eine solche Antidepressionsbehandlung nun relevant? Grundsätzlich muß man sagen, alle Wirbel, einschließlich des Kreuzbeins. In den fernöstlichen Ländern ist eine beliebte Meditationshaltung der Lotussitz. Dabei sitzt die betreffende Person im Schneidersitz und gerade aufgerichtetem Körper, den Kopf aufrecht gehalten. Es wird gesagt , daß so in dieser Haltung die göttliche oder universelle Energie unseren Körper am besten von oben nach unten durchdringen könne. In dieser religiösen Erklärung ist viel Wahres. Das Rückenmark ist neben dem Gehirn das Zentralorgan unseres Körpers. Störungen an der Wirbelsäule behindern den freien Energie- oder Informationsfluß von und zu unseren Organsystemen. Somit leidet der ganze Mensch. Viele bezeichnen diese Störungen, die ein allgemeines Unwohlsein auslösen, als Depressionen. Es ist für mich denkbar, daß sich solche gerade beschriebenen Störungen, wenn sie unbehandelt bleiben, im Laufe der Zeit zu richtigen Depressionen entwickeln können.

Wenn im Rahmen einer Depression körperliche Beschwerden wie Magenschmerzen, Herzschmerzen oder z. B. Sexualstörungen auftreten, muß man die entsprechenden organbezogenen Wirbel besonders beachten. Aber aus der chinesischen Akupunkturlehre kommt die Beziehung zwischen Depression und Lungenwirbel (B 3) hinzu. Die mit dem Lungenwirbel verknüpften Beziehungswirbel sind der Dickdarmwirbel (L 1) und der Nasenwirbel (H 4).

9.14 DARMPROBLEME (COLON IRRITABLE)

Darmprobleme sind Durchfallneigung und dessen Gegenteil, die Verstopfung. Weiterhin wären zu erwähnen die Blähneigung, das Völlegefühl und nicht zuletzt Schmerzen. All diese Erscheinungen können natürlich organische Ursachen haben, deren Abhandlung den gesetzten Rahmen dieses Buches sprengen würde. Selbstverständlich ist, daß all diese Beschwerden genau untersucht gehören. Wenn sich schulmedizinisch keine Erklärung für die Beschwerden finden läßt, spricht man gerne beim Auftreten dieser Symptome von einem Colon irritable, einem nervösen Darm. Diese Bezeichnung zeigt schon auf, daß seelische Faktoren in dieses Krankheitsbild mit hineinspielen.

Ungeachtet dessen sind die eigentliche Ursache für diese Erkrankung Blockierungen des Dickdarmwirbels (L 1). Ohne Blockierung dieses Wirbels ist für mich das Auftreten eines nevösen Darms mit all seinen verschiedensten Erscheinungsformen nicht denkbar. Eine seelische Störung alleine reicht nach meinen Überlegungen nicht aus, um solch eine Krankheit hervorzurufen. Weil, um es etwas flapsig zu sagen, die Nervenstörung alleine nicht weiß, an welchem Organ sie angreifen soll. Es gibt doch viele Beschwerden des Menschen, bei denen eine große Affinität zur seelischen Verfassung offensichtlich ist. Die eine Person bekommt Herzprobleme und der andere Magenbeschwerden u.s.w. Es kann nur ein Organ unter einer nervlichen Störung leiden, dasjenige, dessen dazugehöriger Organwirbel eine Blockierung aufweist. Erst dann findet die nervliche Störung, die über Grenzstrang und N. Vagus vom Gehirn nach unten geleitet wird, eine Schiene, die zu einem bestimmten Organ führt. Beide Störungen, die des Grenzstrangs und die des Spinalnervs, verstärken sich gegenseitig und lösen organische Störungen aus.

Aber nicht nur der Dickdarmwirbel allein hat Einfluß auf das Colon irritable, sondern die meridianen Bezugswirbel wie Lungenwirbel (B 3) und Nasenwirbel (H 3). Eine alleinige Untersuchung des Dickdarmwirbels reicht zur Behandlung dieser Erkrankung nicht aus. Man muß grundsätzlich, wie bei allen anderen Organerkrankungen auch, immer die meridianen Bezugswirbel mit untersuchen und therapieren.

9.15 DURCHBLUTUNGSBEDINGTE KNOCHENERKRANKUNGEN WIE Z. B. APOPHYSITIS CALCANEI, M. SUDEK UND ANDERE NICHT EITERNDE KNOCHENAUFLÖSUNGEN

Ein Junge mit einer röntgenologisch nachgewiesenen Apophysitis calcanei, d. h. einem schalenförmigen Knochenschwund des linken Fersenbeins, kam vor einem Jahr in meine Behandlung. Der Junge konnte wegen starker Schmerzen kaum, und wenn, nur auf den Zehenspitzen laufen. Bei der manuellen Untersuchung der Beingelenke fand sich ein Längenunterschied von 4 cm. Nach der manuellen Therapie der Hüftgelenke, mit gleichzeitiger manueller Therapie des subluxierten Kreuzbeins und einer Wirbelsäulenskoliose, verschwanden die Beschwerden nach einigen Behandlungen völlig. Da das Kind vor der manuellen Behandlung schon sehr oft geröntgt wurde, weigerte sich die Mutter, den Jungen zur Kontrolle des Befundes, nach Beschwerdefreiheit, noch einmal röntgen zu lassen.

Ich bin überzeugt, daß die Knochenentkalkung verschwunden oder zumindest auf dem Weg der Abheilung ist, auch wenn der röntgenologische Nachweis nicht erbracht werden konnte. Die eigentliche auslösende Ursache für dieses Krankheitsbild ist der Beckenschiefstand durch Beinverlängerung bei Hüftsubluxation. Die daraus resultierende Kreuzbeinsubluxation, mit der reflektorischen Verkrampfung der tiefen Gesäßmuskulatur, führt zu einer Einklemmung des Ischiasnervs. Die Folge ist eine Inervations- und Durchblutungsstörung, die sich in diesem Fall hauptsächlich im Fersenbereich bemerkbar machte und die Krankheit auslöste.

Das eben beschriebene Krankheitsbild, die Apophysitis, ist aber bei weitem nicht die einzige Erkrankung dieser Art und tritt nicht nur bei Kindern auf. Solche Veränderungen, die für mich alle die gleiche auslösende Ursache haben, sind unter den verschiedensten Namen bekannt, und haben alle eine Subluxation eines Gelenkes oder eine Nerveneinklemmung als Ursache. Eine bekannte Krankheitsbezeichnung ist die Sudeksche Erkrankung, auch eine nicht eiternde und regional begrenzte Knochenauflösung, in Folge einer Durchblutungs- und Inervationsstörung.

Solche Veränderungen gibt es aber nicht nur an den Beinen, sondern grundsätzlich an allen Knochen und Gelenken des ganzen Körpers. Man muß aber auch gleichzeitig nach den durch das erkrankte Gebiet laufenden Meridianwirbel schauen.

9.16 DURCHBLUTUNGSSTÖRUNGEN
(siehe Kapitel 4.4.4.4.3, Seite 106).

9.17 EINSCHLAFEN DER HÄNDE UND BEINE

Viele Patienten klagen, daß besonders in den Morgenstunden vor und nach dem Aufstehen die Hände eingeschlafen sind, kribbeln und aufgeschwollen sein können. Solche Beschwerden treten aber auch manchmal bei bestimmten Tätigkeiten auf.

Sie sind grundsätzlich nicht nur auf die Hände und Arme beschränkt, auch die Beine können betroffen sein. Die Ursache von Hand- und Armbeschwerden ist in einer Blockierung der oberen Brustwirbelsäule zu suchen. Bei Beinbeschwerden kann eine Blockierung der unteren Lendenwirbelsäule oder eine Kreuzbeinsubluxation verantwortlich sein.

Durch die gleichzeitig auftretenden Muskelverspannungen wird der venöse Rückstrom aus den Extremitäten zum Herzen hin gedrosselt, die Folge ist ein Anschwellen von Händen und Füßen.

9.18 EISPRUNGSCHMERZEN

Wenn das Ei sich im Eierstock der Frau entwickelt hat, muß es aus dem Eierstock durch die Eileiter zur Gebärmutter gelangen. Das geschieht folgendermaßen: Das Ei entwickelt sich in einem sogenannten Follikel, der zum Eierstockrand wandert, platzt und das Ei freigibt, das nun selbständig seinen weiteren Weg findet. Diesen Vorgang nennt man Eisprung, er ist oft von erheblichen Bauchschmerzen begleitet. Eine Behandlung des Eierstockwirbels (B 12), der gleichzeitig auch der Dünndarm- und Kreislaufwirbel ist, bringt hier zuverlässige Abhilfe. Der korrespondierende Meridianwirbel ist der Herzwirbel (B 2), aber auch der Zungenwirbel (H 2) steht mit dem Dünndarm (B 12), auch als Kreislaufwirbel bezeichnet, in Verbindung.

9.19 ENTZÜNDUNGEN SPINALNERVENBEDINGT

Immer wieder erlebt man es, daß Patienten mit plötzlichen Entzündungen an irgendeinem Körpergelenk oder einer Körperregion in die Behandlung kommen. Wenn man nach der Ursache der Entzündung fragt, ist den Personen kein Unfallgeschehen oder eine Überanstrengung in Erinnerung, die Entstehungsursache bleibt letztlich ungeklärt. Solche Entzündungen können sich nur durch Schmerzen bemerkbar machen. Es finden sich aber oft auch andere Entzündungszeichen, wie Schwellung und Rötung. An den unteren Extremitäten werden solche Veränderungen, falls sie auf ein Gelenk beschränkt sind, leicht als Gichtanfälle bezeichnet. Das kann so nicht richtig sein, denn es gibt auch Patienten ohne erhöhte Harnsäure, die solche Veränderungen aufweisen. Die Ursache bei Beschwerden an Armen und Händen ist in einer Wirbelsäulenblockierung der oberen Brustwirbelsäule, bei Entzündungen an Beinen und Füßen an Blockierungen der unteren Lendenwirbelsäule, sowie in einer möglichen Kreuzbeinsubluxation, zu suchen. Wird die Kreuzbeinsubluxation oder die Wirbelsäulenblockierung manuell beseitigt, so heilen diese Veränderungen in der kürzesten Zeit ab. Man kann sie mit einer leichten entzündungshemmenden Therapie in Form von Salbenverbänden und Kälteanwendungen zusätzlich unterstützen.

In Fällen, bei denen zusätzlich eine Ursache in Form einer Überanstrengung oder einer Verletzung für die Entzündung bekannt ist, muß diese doch in Kombination mit einer entzündungshemmenden Therapie in einigen Tagen abheilen. Ist das nicht der Fall und bleiben die Schmerzen länger bestehen, gar noch von anderen Entzündungszeichen begleitet, oder treten Beschwerden erst nach Tagen nach einer der oben genannten Entstehungsursachen auf, muß man nach Blockierungen der Wirbelsäule suchen, oder, bei Beschwerden an den Beinen, nach einer Kreuzbeinsubluxation suchen. Erst wenn die Kreuzbeinsubluxation oder die Wirbelsäulenblockierung manuell behoben wurde, kann die Entzündung langsam abheilen.

Gerade bei solchen Beschwerden ist auch die Untersuchung und Behandlung des das betreffende Gebiet durchziehenden Meridians und dem ihm entsprechenden Wirbel von oft ausschlaggebender Wichtigkeit für den therapeutischen Erfolg.

9.20 FERSENSPORN

Gelegentlich kommen Patienten in die Behandlung, die über akut aufgetretene Schmerzen an einer oder an beiden Fersen leiden. Äußerlich ist der Fuß unauffällig. Wenn man jedoch in der Mitte der Ferse auf die Fußsohle drückt, klagt der Patient über stechende Schmerzen. Regelmäßig findet man bei einer Röntgenuntersuchung einen Fersensporn, der dadurch entsteht, daß die Sehne am Ansatz der Fußsohle im Bereich der Ferse verkalkt. Nun sind solche Verkalkungen sicherlich Prozesse, die nicht in wenigen Tagen, sondern in einem Zeitraum von Monaten und Jahren entstehen. Es ist also nicht so leicht verständlich, warum Patienten mit einem Fersensporn, den sie sicher schon über längere Zeit haben, plötzlich Schmerzen bekommen. Oft ist es auch so, daß der gegenseitige Fuß ebenfalls einen Fersensporn aufweist, die betreffende Person hat aber nur an einem Fuß Beschwerden. Die Patienten leiden oft über Jahre an Schmerzen und brauchen spezielle Einlagen. Der Fersensporn ist für mich eine Sonderform der Ischialgie. Er läßt sich auch zuverlässig mit der manuellen Therapie des Kreuzbeins und der unteren Lendenwirbelsäule bessern und heilen. Wenn es eine Schmerzreaktion der Verkalkung allein wäre, müßten die Beschwerden sich langsam über einen langen Zeitraum entwickeln, im Gleichklang mit der Entwicklung des Fersensporns. Zweitens dürfte es keine Besserung der Beschwerden geben, denn der Fersensporn ist eine Veränderung, die nicht rückgängig zu machen ist. Es gibt aber immer wieder Personen, die mit und ohne Therapie eine Beschwerdebesserung erfahren, was so nicht möglich sein dürfte. Die Besserung der Beschwerden liegt an einer spontanen Besserung der Ischialgie.

9.21 GALLENSTEINE

Das Gallensteinleiden ist eine weit verbreitete Erkrankung, die mit und ohne Oberbauchbeschwerden einhergehen kann. Viele Menschen haben Gallensteine, aber keine Beschwerden durch sie. Patienten mit Gallenkoliken müssen operiert werden. Scheut der Patient die Operation, kann man unter Umständen eine Zertrümmerung der Gallensteine mit Ultraschall und eine anschließende Gallensteinauflösetherapie versuchen. Diese Therapie ist schmerzhaft und langwierig und nicht selten stellen sich nach einer gewissen Zeit neue Gallensteine ein.

Die Ursache der Gallensteinentstehung liegt für die Schulmediziner völlig im dunkeln. Es gibt viele Theorien, von der letztlich keine bewiesen ist. Ich möchte eine weitere Theorie hinzufügen. Die eigentliche Ursache für die Entstehung der Gallensteine ist eine Funktionsstörung der Gallenblase, die durch eine Blockierung des Gallenwirbels (B 4) hervorgerufen wird. Diese Funktionsstörung könnte ein längeres Verweilen der Gallenflüssigkeit in der Gallenblase bewirken, mit Eindickung des Sekretes, dadurch bedingtem Ausfallen von Gallensalzen und Cholesterin, die als Kristallisationspunkt wirken. An diese Kristalle lagern sich immer mehr andere Kristalle an, bis letztendlich ein Gallenstein entstanden ist.

Also ist die manuelle Blockierungsbehandlung des vierten Brustwirbels als eine vorbeugende Maßnahme zu betrachten. Wenn Gallensteine vorhanden sind, die dem Patienten starke Beschwerden machen, ist eine Operation durchaus vertretbar. Ist der Patient augenblicklich nicht operationsfähig, oder hat er extreme Angst vor der Operation und lehnt diese ab, so kann man seine Schmerzen durch eine manuelle Behandlung des vierten Brustwirbels erleichtern oder gar beseitigen. Bitte achten Sie auch auf die korrespondierenden Meridianwirbel, nämlich den Leberwirbel (B 5) und den Augenwirbel (H 1 und H 2).

9.22 GICHT

(siehe Kapitel 4.4.4.4.1, Seite 104).

9.23 GÜRTELROSE

Die Gürtelrose oder Herpes Zoster ist eine Zweitinfektion mit dem Windpockenvirus bei bestehender Teilimmunität. Die Erkrankung breitet sich in der Regel einseitig am Körper im Bereich eines Dermatoms aus. (Ein Dermatom ist ein Hautbezirk, der von einem Spinalnerv versorgt wird.) Diese Erkrankung ist mehr oder weniger schmerzhaft und von einem Ausschlag in dem betroffenen Hautareal begleitet. Der Ausschlag heilt innerhalb von einigen Tagen ab. Dann sollten auch die Schmerzen nachlassen. Oft bleiben aber starke, nicht zu lindernde Schmerzen über Monate und Jahre bestehen.

Daß die Gürtelrose etwas mit den Spinalnerven zu tun hat, ist nach deren Ausbreitungsmuster offenkundig. Daher läßt sich auch leicht ein Bezug zu der Wirbelsäule herstellen. Es ist richtig, daß der Herpes Zoster eine Viruserkrankung darstellt, deren eigentliche Ursache eine Abwehrschwäche des erkrankten Organismus darstellt. Es muß aber nicht eine Immunschwäche sein, die den ganzen Organismus betrifft, sondern es reicht eine lokale Immunschwäche durch eine Wirbelsäulenblockierung durchaus aus. Die oft unerträglichen Zosterschmerzen sind ebenso eine Folge einer Wirbelsäulenblockierung. Es ist in der Tat so, daß sich das Windpockenvirus dort festsetzt, wo sich die stärkste Wirbelsäulenverbiegung befindet. Die weiter andauernden Zosterschmerzen lassen sich, nach Abklingen des akuten Krankheitsbildes, mit der manuellen Therapie nach Dorn zuverlässig lindern und heilen. Bitte untersuchen Sie auch hier die durch das erkrankte Gebiet ziehenden Meridianwirbel.

9.24 HERPES SIMPLEX (BLÄSCHENKRANKHEIT)

Die Bläschenkrankheit ist eine Viruserkrankung, wobei dieser Herpesvirus, trotz fast gleichlautenden Namen, nichts mit dem Windpockenvirus und dessen Erkrankung der Gürtelrose (Herpes Zoster) zu tun hat. Die Ausbreitung dieses Virus am Körper ist willkürlich und nicht auf ein Dermatom und eine Körperhälfte beschränkt. Der Herpes simplex tritt bei einer allgemeinen Abwehrschwäche, ausgelöst durch Streß, Krankheit oder Sonnenbestrahlung, meist im Gesichtsbereich, um oder im Mund auf. Aber auch der Genitalbereich, die Augen und grundsätzlich alle anderen Regionen des Körpers können betroffen sein. Das Virus verschwindet nach dem Abheilen nicht aus unserem Körper, sondern zieht sich nur zurück, um bei Gelegenheit wieder zum Vorschein zu kommen. Das Immunsystem ist nicht in der Lage, es vollständig abzutöten. Das Virus kommt bevorzugt immer an der gleichen Stelle zum Ausbruch, hier wird die Beziehung zur Wirbelsäule und den Spinalnerven wieder deutlich. Das Virus kommt dort zum Vorschein, wo sich eine starke Blockierung der Wirbelsäule mit Einengung des Spinalnervs befindet. Will man erreichen, daß die Krankheit vollständig zur Abheilung kommt, muß man eine manuelle Deblockierungsbehandlung des Wirbels einleiten, der zu dem erkrankten Dermatom gehört. So kann man den oft sehr geplagten Menschen zuverlässig helfen. Wobei hier die Meridianwirbel der durch das erkrankte Gebiet ziehenden Meridiane für die Therapie und Heilung von noch größerer Bedeutung sind.

9.25 HERZINFARKT

Die eigentliche Ursache eines Herzinfarkts ist die Herzkranzgefäßverengung. Dabei kommt es im Laufe der Zeit zu einer arteriosklerotischen Verkalkung der Herzkranzgefäße mit einer unterschiedlich starken Einengung des Gefäßdurchmessers. Ist das Gefäß über 70% verschlossen, hat der Patient in der Regel die typischen Herzschmerzen und sollte, weil die Gefahr eines Herzinfarktes besteht, sich einer Aufdehnung der Herzkranzgefäße oder einer Bypassoperation unterziehen. Es ist auch heute noch trotz aller medizinischen Fortschritte so, daß ⅓ aller Patienten ihren Herzinfarkt nicht überleben. Wenn doch, dann stellt sich die Frage nach dem Wie. Oft ist das Herz nach einem überlebten Herzinfarkt stark geschädigt und die Lebensqualität extrem eingeschränkt. Nun gibt es nicht selten Infarktpatienten, bei denen bei der Untersuchung der Herzkranzgefäße keine Verkalkung gefunden werden kann. Solche Personen hatten eine krampfartige Einengung der Herzkranzgefäße, die letztendlich auch ohne Gefäßverkalkung zum Infarkt führen kann.

Bei Einsetzen eines Infarkts wird der restlich offene Gefäßdurchmesser verschlossen. Solches kann durch eine spontane Gefäßverengung geschehen, die wiederum vor der auftretenden Verengung zu einer deutlichen Blutflußverlangsamung führt. Auf dem Boden dieser Blutflußverlangsamung können Blutgerinnsel entstehen, die dann zu der schon erwähnten Verlegung des restlichen Gefäßdurchmessers führen. Diese spontane Gefäßverengung - man spricht auch von Koronarspasmen - und die damit einsetzende Durchblutungsänderung können eine Folge einer Wirbelsäulenblockierung, nämlich des Herzwirbels (B 2) sein. Besonders schlimm wird es, wenn im Bereich des Koronarspasmus eine organische Verkalkung im Sinne einer Koronarsklerose (Herzkranzgefäßverengung) besteht. Die Verkalkung des Herzkranzgefäßes kann nicht die alleinige Ursache eines Herzinfarktes sein. Die Begründung dafür ist die, daß solche Verkalkungen sehr langsam über Jahre und Jahrzehnte entstehen. Kein Mensch kann bisher vernünftig erklären, wieso es justament bei einem Patienten mit z. B. einer 90%igen Herzkranzgefäßverengung, plötzlich zu einem Infarkt kommt. Die Verkalkung hat er sicher in diesem Ausmaß schon länger, warum hat er also nicht schon viel früher seinen Infarkt erlitten? Dieses ließe sich ganz leicht mit dem wirbelsäulenbedingten Koronarspasmus erklären, der nötig war, um das bisher noch offene Restvolumen des Herkranzgefäßes völlig zu verschließen.

So ist schließlich der Koronarspasmus die entscheidende Ursache für das Auslösen eines Herzinfarktes. Ein weiterer Hinweis mag sein, daß die Herzinfarkte bevorzugt in der Nacht, in den frühen Morgenstunden, auftreten. Dieses Phänomen, das auch beim Asthma bronchiale bekannt ist, nur liegt hierbei der Zeitpunkt der Anfälle einige Stunden früher, stellt für mich den Bezug zu Wirbelsäule und Spinalnerven her. Leidet ein Koronarpatient an einer Wirbelsäulenblockierung und liegt er in der Nacht auf der Seite seiner Blockierung, so daß diese weiter durchhängt und zunimmt, wird der dazugehörige Spinalnerv in diesem Zeitraum zunehmend eingeengt. Diese Einengung des Spinalnervs führt am Herz zu einer Inervations- und Durchblutungsstörung. Das erste der beiden Phänomene löst den Koronarspasmus aus. Die dadurch einsetzende Durchblutungsstörung ist für die später zu findende Entstehung eines Verschlusses der Kranzgefäße verantwortlich.

Ich möchte Ihnen nur in Stichworten den Krankheitsverlauf eines Patienten schildern: Dieser etwa 40jährige Mann wurde mit Herzschmerzen in die Klinik eingeliefert, wo die Diagnose eines Infarktes gestellt wurde. Eine Herzkatheteruntersuchung mit anschließender Aufdehnung einer Verengung fand statt. Nach der Dehnung hatte der Patient die gleichen Beschwerden wie vor dem Infarkt. Nach einigen Wochen fand eine Kontrolle des Herzkatheters statt, der Bereich der Aufdehnung ist offen geblieben, zu sehen war aber ein Koronarspasmus. Es wurden keine weiteren Maßnahmen unternommen. Der Patient hatte aber nach Entlassung weiterhin die gleichen Herzbeschwerden, die zwischenzeitlich unerträglich werden konnten. Bei der dritten Herzkatheteruntersuchung fand sich kein krankhafter Befund, die Stelle der Aufdehnung war immer noch offen und es lag kein Koronarspasmus vor.

Nach der Behandlung des zweiten Brustwirbels (B 2), des Herzwirbels, mittels der manuellen Therapie nach Dorn, trat eine deutliche Besserung der Beschwerdesymptomatik ein. In diesem Fall war sicher die Ursache der Herzbeschwerden im Sinne eines immer wieder auftretenden Koronarspasmus, bei anfänglicher Herzkranzgefäßverengung, zu suchen, der für mich seine Ursache in einer starken Blockierung des Herzwirbels hatte.

Das Fazit ist, daß man Patienten, die nicht mehr operiert werden können, oder die auf ihre operative Behandlung der Herzkranzgefäße warten müssen, durchaus mit der manuellen Therapie des Herzwirbels helfen kann: erstens um die Beschwerden zu erleichtern, und zweitens, um einen Koronarspasmus mit drohender Auslösung eines Herzinfarktes zwischenzeitlich zu verhindern. Der korrespondierende Meridianwirbel zum Herzwirbel ist der Dünndarmwirbel (B 12). Auch der Augenwirbel (H 2) hat einen Einfluß auf das Herz.

9.26 HERZRHYTHMUSSTÖRUNGEN

Viele Herzrhythmusstörungen, also Unregelmäßigkeiten der Herzschlagfolge, sind, trotz vieler richtiger Theorien, heute noch ein Buch mit sieben Siegeln. Kein Mensch kann bis heute erklären, wieso Rhythmusstörungen plötzlich wie aus heiterem Himmel einsetzen, aber genauso plötzlich wieder aufhören können, oder aber andere so lange anhalten, daß der Mensch daran sterben kann. Es ist leicht verständlich, daß bei bestimmten Herzveränderungen Rhythmusstörungen leichter auftreten können als bei herzgesunden Personen. Aber auch bei herzgesunden Menschen gibt es nicht wenige, die unter Rhythmusstörungen extrem leiden, auch wenn sie wissen, daß ihre Beschwerden eher harmloser

Natur sind. Bei den Betroffenen ist das plötzliche Auftreten und Aufhören dieser Beschwerden nicht zu erklären.

Nun gibt es heute Medikamente der verschiedensten Art, die solche Herzunregelmäßigkeiten unterdrücken sollen. Man hat aber festgestellt, daß man sehr oft den Teufel mit dem Belzebub austreibt, weil viele der sogenannten Antiarrhythmika wieder selbst Herzrhythmusstörungen hervorrufen können. Man ist übereingekommen, wegen der großen Risiken dieser Therapie, nur noch schwer herzkranke Patienten mit diesen Medikamenten zu behandeln. Was macht man aber mit dem viel größeren Rest der Menschen, die Rhythmusstörungen haben und nur leicht oder gar nicht herzkrank sind? Wer noch nie solche Arrhythmien gehabt hat, kann nicht beurteilen, wie störend, beeinträchtigend und beängstigend die an sich harmlosen Störungen für viele Menschen sein können. Man muß versuchen, ihnen zu helfen und kann diese Beschwerden nicht nur mit der lapidaren Bemerkung abtun, daß sie ja harmlos sind und keiner Behandlung bedürften.

Das erste, was man dem Patienten anbieten kann, ist der natürlichste Kalziumantagonist, das Spurenelement Magnesium. Der Patient sollte es täglich zu sich nehmen und Kalziumpräparate und calciumhaltige Nahrungsmittel meiden. Darüber hinaus sollte man eine manuelle Therapie des zweiten Brustwirbels (B 2), des Herzwirbels, einleiten. So kann man den geplagten Menschen meist zuverlässig helfen. Aber es gibt auch für den Herzwirbel sogenannte Bezugswirbel, als da sind der Dünndarm- und Kreislaufwirbel (B 12) und der Zungenwirbel (H 2). Auch laufen verschiedene Meridiane über die Herzregion des Oberkörpers.

9.27 HOHER BLUTDRUCK

Der hohe Blutdruck oder die Hypertonie ist eine der größten Volkskrankheiten. Ihre medikamentöse Therapie und die Behandlung ihrer Folgeerkrankungen verschlingen jedes Jahr Milliarden, ganz abgesehen von der Einschränkung der persönlichen Lebensqualität. Bei den meisten Patienten mit hohem Blutdruck läßt sich die Ursache nicht ermitteln, man spricht von einer essentiellen Hypertonie. In solchen Fällen nimmt man bestimmte, vererbbare Stoffwechselstörungen und Störungen des Kochsalzhaushaltes für das Auftreten dieser Erkrankung an. Das ist ja auch alles richtig und denkbar. Aber sicherlich bekommt nicht jeder Mensch mit solch einer vererbten Anlage auch einen Hochdruck. Andersherum gesehen, gibt es auch Personen, die ohne familiäre Belastung eine Hypertonie entwickeln.

Wenn man Hypertoniker manuell an der Wirbelsäule untersucht, findet man auch hier sehr häufig, daß die Auscheidungswirbel wie Blase (L 3), ab und zu Dickdarm (L 1), Dünndarm (B 12), Niere, (B 10 und B 11) und Nebenniere (B 9) betroffen sind. Eine Blockierung dieser Wirbel, wobei an erster Stelle die Nierenwirbel stehen, führt zu Störungen der Ausscheidung von Salz und Stoffwechselschlacken. Diese reichern sich in Blut und Gewebe an und treiben den Blutdruck nach oben. Der Dünndarmwirbel, der auch als Kreislaufwirbel zu verstehen ist, hat nach der Akupunkturlehre eine Beziehung zum Herzwirbel (B 2). Aber auch Leber- (B 5) und Gallenwirbel (B 4) haben über die Beziehung zum Zorn oder der Erregung einen Einfluß auf den hohen Blutdruck.

Es können bei der Hypertonie alle eben erwähnten Wirbel gleichzeitig betroffen sein und zusätzlich noch die zu ihnen in Beziehung stehenden Meridianwirbel der Halswirbelsäule, als da sind für die Blase und die Niere die Augenwirbel (H 1 und H 2), für den Dickdarm der Nasenwirbel (H 4) und für den Dünndarm der Zungenwirbel (H 2).

So wie es den roten, den weißen und den emotionalen Hochdruck gibt, so kann sich auch die Kombination von den verschiedenen Wirbelblockierungen ändern. Durch konsequente Behandlung dieser Wirbel läßt sich ein Hypertonus, wenn nicht heilen, so doch wenigstens leichter behandelbar machen, was eine Einsparung von Medikamenten bedeuten würde.

9.28 HÜFTGELENKSARTHROSE

(siehe Kapitel 4.4.3, Seite 85)

9.29 HÜFTGELENKSENTZÜNDUNG

(siehe Kapitel 4.4.3, Seite 85)

9.30 ISCHIALGIE

(siehe Kapitel 4.4.4, Seite 90)

9.31 KIEFERGELENKSENTZÜNDUNG

Eine Blockierung des vierten Halswirbels (H 4) kann eine Kiefergelenksentzündung auslösen. Weiterhin kann eine Blockierung des Magenwirbels mitverantwortlich sein, denn der Verlauf dieses Meridians durchzieht das Gebiet des Kiefergelenkes. Aber viel häufiger liegt bei Entzündungen eine Subluxation des Kiefergelenks vor. Oft verschwinden Beschwerden im Kiefergelenk schlagartig nach der Beseitigung dessen Subluxation. Das Gelenk stabilisiert sich nach der Behandlung des 4. Halswirbels.

9.32 KLOSSGEFÜHL IM HALS

Viele Menschen leiden, besonders wenn sie unter Streß in irgendeiner Form stehen, an einem Kloßgefühl im Hals. Sie haben den Eindruck, daß die Luft abgeschnürt wird oder daß sie nicht richtig schlucken können. Diese Beschwerden, die oft zu Untersuchungen durch verschiedenste Fachärzte führt, hat eine ganz einfache Ursache. Hier liegt eine Blockierung der unteren Halswirbelsäule vor, besonders des vierten und fünften Halswirbels (H 4 und H 5).

9.33 KIEFERGELENKSKNACKEN

Das Kiefergelenksknacken, das beim Öffnen und Schließen des Mundes auf-tritt, kann zweierlei Gründe haben. Erstens kann eine Subluxation des Kiefer-gelenks vorliegen, zweitens kann eine Blockierung des vierten Halswirbels (H 4) für die Beschwerden verantwortlich sein. Über das Kiefergelenk ziehen der Dünndarm- und der Gallenmeridian. Eine Behandlung des Dünndarmwir-bels (B 12) und des Gallenwirbels (B 4) kann eine weitere Verbesserung dieser Beschwerden bringen:

9.34 KIEFERHÖHLEN- UND STIRNHÖHLENENTZÜNDUNG, CHRONISCH

Viel Menschen leiden an einer chronischen Entzündung der Kiefer- und Stirn-höhlen mit dauerndem Sekretabgang oder einer chronisch verstopften Nase, begleitet von Schmerzen im Kopf- und Gesichtsbereich. Mit Medikamenten kann man den Patienten nur kurzzeitig Erleichterung verschaffen. Nicht selten wird mit nur mäßigem Langzeiterfolg operiert. Als Ursache werden häufig Allergien als eigentliche Ursache vermutet.

Die Allergie ist aber eigentlich Folge einer Wirbelsäulenblockierung, ein Krankheitssymptom (Krankheitserscheinung), nicht die Krankheitsursache selbst. Die Blockierung der verantwortlichen Wirbel führt zu einer Störung der Inervation am Organ. Dies hat eine Änderung der Immunverhältnisse und der Durchblutung zur Folge. Daraus resultiert, neben einer Abwehrsschwäche mit Infekanfälligkeit, eine Entzündung. Kommt zu der lokalen Entzündung eine weitere Reizung durch einen zusätzlich reizenden, das Organ belastenden Stoff und besteht dieser Zustand womöglich über längere Zeit, so resultiert eine Überempfindlichkeit, sprich eine Allergie. Der wahrhaft auslösende Umstand für solche Beschwerden sind an der Wirbelsäule zu suchen in Form von Blockierungen und Wirbelsäulenverbiegungen.

Bei der Suche nach den auslösenden Wirbeln muß man zuerst die Halswirbel-säule untersuchen. Verantwortlich ist der zweite Halswirbel (H 2), der auf die Gesichtshöhlen Einfluß nimmt. Der dritte Halswirbel beeinflußt den Bereich der Wangen, Ohren und Gesichtsknochen, der vierte Halswirbel bezieht sich auf Nase und Ohrtrompete.

Gerade bei diesen Erkrankungsbildern ist die Untersuchung der Meridianwir-bel sehr wichtig. Auf der Stirn über den Stirnhöhlen endet der Blasenmeridian, dessen Wirbel der dritte Lendenwirbel ist (L 3). Es gibt noch zwei Meridiane, die im Gesichtsbereich enden. Der Dickdarmmeridian zieht über den Oberkiefer, der Magenmeridian hat seinen Verlauf genau über den Kieferhöhlen. Die entsprechenden Wirbel sind der Dickdarm (L 1) und der Magenwirbel (B 6).

9.35 KNIEBESCHWERDEN

Meiner Erfahrung nach bin ich heute der Überzeugung, daß es sich, wie bei allen anderen Bein- und Fußbeschwerden auch, zu 90% um Ischialgien handelt, deren Ursache im unteren Lendenwirbelsäulen- und Kreuzbeinbereich zu suchen ist. Wohingegen die viel beschworenen Bandscheibenvorfälle nur sehr selten für eine Ischialgie verantwortlich sind. Der eigentliche und sehr viel häufigere Entstehungsmechanismus ist in Blockierungen und Skoliosen der unteren Lendenwirbelsäule und Subluxationen des Kreuzbeins zu sehen. Die Entstehung einer Ischialgie durch eine Kreuzbeinsubluxation sind in dem Kapitel über den Ischias ausführlich besprochen worden.

Bei einer Blockierung der Lendenwirbelsäule muß man besonders auf den dritten Lendenwirbel (L 3) achten, der auch den Beinamen Kniewirbel hat. Dessen blockierter Spinalnerv kann ebenfalls für Kniebeschwerden, bis hin zu einer entzündlichen Wasseransammlung im Gelenk, verantwortlich sein.

Sie können den meisten Patienten viele Untersuchungen, wie Kniespiegelungen u. ä. ersparen, von der Schmerzlinderung ganz abgesehen, wenn Sie den Kniewirbel behandeln.

Wenn der gewünschte Therapieerfolg ausbleibt, sehen Sie bitte nach, welche Akupunkturmeridiane über den schmerzhaften Kniegelenksbereich ziehen und behandeln Sie die dazugehörigen Wirbel. Danach ist eine Besserung so gut wie sicher.

9.36 KOPFSCHMERZEN

Die schulmedizinische Einteilung der Kopfschmerzen ist recht kompliziert. Die häufigsten und bekanntesten Formen sind die Migräne, der Clusterkopfschmerz, der Spannungskopfschmerz und der durch ein bestimmtes Organ ausgelöste Kopfschmerz wie z. B. der Schmerz bei einer Stirnhöhlenentzündung. Für die manuelle Therapie nach Dorn ist diese Einteilung nicht sehr hilfreich. Hier ist davon auszugehen, daß bei allen nicht durch ein Kopforgan hervorgerufene Kopfschmerzen die Wirbelsäule für diese Beschwerden verantwortlich ist.

Als erstes sind natürlich die Wirbel der Halswirbelsäule als Auslöser für Kopfschmerzen zu nennen. Wenn man einen Patienten mit einem Kopfschmerzleiden manuell an der Halswirbelsäule untersucht und behandelt, geschieht es sehr oft, daß Ihnen die Patienten beim Drücken an den Halswirbeln sagen können, von welchem Wirbel die Beschwerden ausgehen. Sie können beim Druck auf diesen Wirbel häufig den Schmerz bis zu der Stelle ihrer Kopfschmerzen verfolgen. Diese Form der Kopfschmerzen würde ich mit der Diagnose einer Migräne am ehesten gleichsetzen. Aber nicht nur die Halswirbel können für eine Migräne verantwortlich sein, sondern auch der Gallenwirbel (B 4) und der Blasenwirbel (L 3). Das führt uns wieder auf den Zusammenhang zwischen der manuellen Therapie nach Dorn und der chinesischen Akupunktur zurück. Der Gallenmeridian läuft seitlich über den Kopf im Schläfenbereich um das Ohr herum. Migräneschmerzen in diesem Bereich können durch eine Blockierung des Gallenwirbels hervorgerufen werden. Viel häufiger als Schmerzen im seitlichen Kopfbereich sind aber Migräneschmerzen, die bis über die Augen ausstrahlen. Hier endet der Blasenmeridian und deshalb bessern sich die Schmerzen nach der Behandlung des Blasenwirbels.

Der Spannungskopfschmerz hat eine ganz andere Entstehungsregion. Hier ist auch ein Halswirbel betroffen, nämlich der Siebente (H 7). Aber auch eine Blockierung des ersten Halswirbels kann einen starken Spannungskopfschmerz hervorrufen. Meist sind aber beide Wirbel gemeinsam blockiert.

Eine junge Frau mit Migräne war schon einige Male in meiner Behandlung. Sie hatte eine sehr starke Verkrümmung der Halswirbelsäule nach links, mit einer Verhärtung, daß man annehmen konnte, daß diese Veränderung schon über Jahre bestanden hat. Auf die manuelle Therapie nach Dorn wurden die Beschwerden deutlich besser und Behandlungen waren immer seltener notwendig. Eines Tages kam besagte Patientin wieder mit Kopfschmerzen in die Praxis und es wurde die übliche Behandlung bei ihr durchgeführt. Dabei fiel auf, daß der Schaden an der Halswirbelsäule dieses Mal nur sehr gering ausgeprägt war. Nach einigen Tagen kam die junge Frau abermals in die Sprechstunde, weil sich die Kopfschmerzen nicht gebessert hatten. Jetzt wurde nicht nur die Halswirbelsäule behandelt, sondern auch Blockierungen des Gallenwirbels und besonders des Blasenwirbels. Nach einer Stunde waren die Kopfschmerzen so gut wie weg.

Eine nicht seltene Ursache für Kopfschmerzen sollte man nicht unerwähnt lassen. Eine Kreuzbeinsubluxation kann erhebliche Spannungskopfschmerzen auslösen. Nicht selten bemerken Patienten nach der Reposition der Kreuzbeinsubluxation, daß ihre Kopfschmerzen spontan nachlassen.

9.37 KRAMPFADERN

Das Krampfaderleiden ist sicher eine sehr häufige Erkrankung, wobei das weibliche Geschlecht deutlich bevorzugt zu sein scheint. Die Folgeerkrankungen sind oberflächliche und tiefe Venenthrombosen. Anschließend an die tiefe Venenthrombose entsteht das postthrombotische Syndrom. Die Hauptfolgen sind Wassereinlagerungen in den Beinen mit eventuell offenen Beinen.

Die Operation der oberflächlichen Krampfadern hat nur dann einen Sinn, wenn das tiefe Venensystem nicht mitbetroffen ist, da sonst nach der Operation die Krampfadern, ausgehend von den tiefen erweiterten Venen, gerne wiederauftreten. Folglich sollten solche Patienten nach der Operation einen Gummistrumpf tragen.

Die Entstehungsursache der Krampfadern ist sicher eine erworbene oder vererbte Schwäche des Bindegewebes. Die Bindegewebsschwäche tritt regelmäßig bei Frauen in der Schwangerschaft auf, da von der Frau am Ende der Austragzeit Hormone gebildet werden, die das Bindegewebe auflockern.

Diese Auflockerung des Bindegewebes ist dazu notwendig, daß die Knochen des Beckens sich gegeneinander verschieben können, da sonst der Säugling den von Natur aus sehr engen Geburtskanal nicht passieren könnte.

Hinzu kommt, daß durch das Gewicht der Gebärmutter mit dem wachsenden Embryo ein immer größerer Druck auf die untere Beckenregion ausgeübt wird. Die Gefäße, besonders die muskelschwachen Venen, die das Blut zum Herzen zurückführen, werden abgedrückt. Das hat einen verminderten venösen Rückstrom aus den Beinen zur Folge, mit Venenerweiterung und Blutstauungen.

Eine weiter sehr häufige und wichtige Ursache für eine Krampfaderentstehung ist eine Subluxation des Kreuzbeins. Die sich anschließende Verspannung der tiefen Gesäßmuskulatur kann bis in den Oberschenkel hineinreichen und auch die Muskeln des kleinen Beckens mitbeeinflussen. Möglicherweise kommen noch Blockierungen im Bereich der unteren Lendenwirbelsäule hinzu, mit einer Fehlinervierung des Beines, welches ebenfalls eine Venenerweiterung zur Folge haben kann.

Wenn man schon die durch Hormone bedingte Erschlaffung des Bindegewebes und die Venenkomprimierung durch den wachsenden Embryo nicht beeinflussen kann und auch nicht will, sollte man doch streng darauf achten, daß durch die zwei letztgenannten Komponenten, Kreuzbeinsubluxation und Blockierung der Lendenwirbelsäule, die Situation des venösen Rückflusses nicht noch zusätzlich verschlechtert wird.

Bei allen anderen Patienten mit einer Neigung zur Krampfaderentstehung sollte man ebenfalls dafür Sorge tragen, daß Hüft- und Kreuzbeinsubluxationen und Blockierungen der unteren Lendenwirbelsäule manuell beseitigt werden. So ist oft eine Verschlimmerung eines Venenleidens aufzuhalten.

Bitte achten Sie auch hier auf die Meridianwirbel, die durch das erkrankte Gebiet ziehen.

9.38 KREISLAUFSTÖRUNGEN

Es besteht durchaus ein Unterschied zwischen Durchblutungsstörungen, Blutdruckstörungen und Kreislaufstörungen. Alle drei Ursachen für sogenannte Kreislaufbeschwerden können in Kombination einzelner Parameter oder aller Parameter gleichzeitig vorkommen. Aber eine Störung des Blutdrucks muß nicht zwangsläufig Kreislaufstörungen verursachen. Umgekehrt gibt es sehr oft Kreislaufstörungen, bei denen Blutdruck und Durchblutung in Ordnung sind. Doch es klagen immer wieder Patienten über Müdigkeit, Abgeschlagenheit und das Gefühl, gleich umfallen zu müssen. Diese Beschwerden können durch einen niedrigen Blutdruck hervorgerufen werden. Oft klagen aber auch Personen über derartige Beschwerden, die dabei einen ganz normalen Blutdruck und keine Durchblutungsstörungen haben. Bei solchen Personen muß man besonders den Kreislaufwirbel, also den zwölften Brustwirbel (B 12) prüfen.

Ich hatte eine junge, ca. 30 Jahre alte Patientin, die nach einer gynäkologischen

Operation sich einfach nicht erholen konnte und genau über die oben beschriebenen Beschwerden klagte. Nach Behandlung des zwölften Brustwirbels
stand die junge Frau auf und sagte. „So, jetzt ist es weg." Diese Erfahrung ist
kein Einzelfall, wenn auch oft der Erfolg nicht so schnell sichtbar wird, sondern
die Patienten einige Stunden oder Tage brauchen, bis sie Besserung verspüren.
Sollte sich keine Besserung einstellen, gibt es noch den Herzwirbel (H 2) und
den Zungenwirbel (H 2) als meridiane Bezugswirbel, die auch als Kreislaufwirbel fungieren. Es ist natürlich sinnvoll, bei einer Behandlung von Kreislaufstörungen nach beiden Wirbeln gleichzeitig zu schauen und, wenn nötig, auch
zu behandeln.

9.39 LÖSUNG DES MUTTERKUCHENS (PLACENTALÖSUNG)

Bei einer Lösung des Mutterkuchens von der Gebärmutterwand während der
Schwangerschaft ist das Leben des Embryos vital gefährdet. Das führt dazu,
daß Frauen mit einer drohenden Placentalösung oft über Tage, Wochen und
manchmal Monate strenge Bettruhe einhalten müssen. Ist der Mutterkuchen
schon teilweise von der Gebärmutterwand losgelöst und kommt es zu Blutungen, ist den betroffenen Frauen diese Maßnahme der absoluten Bettruhe nicht
zu ersparen.
Hier kann die manuelle Therapie nach Dorn im Vorfeld ansetzen. Ich bin heute überzeugt, daß man durch eine Untersuchung der Wirbelsäule und eine
rechtzeitig einsetzende Blockierungsbehandlung den Frauen eine eventuelle
Placentalösung ersparen kann. Wichtig für eine gute Inervation der Gebärmutter ist der Blasen- und Gebärmutterwirbel (L 3). Ebenso bin ich davon überzeugt, daß sich ein blockierter Blasenwirbel durch eine schlechte Inervation der
Gebärmutter und der Placenta sehr nachteilig auf den entstehenden und wachsenden Embryo auswirkt.
Ich behandle aus den verschiedensten Gründen sehr häufig schwangere
Patientinnen. Nun gilt in der klassischen Chirotherapie die Schwangerschaft
als Therapiehindernis, weil es durch die Gewalteinwirkung bei der Mobilisation und Reposition zu Einrissen des Mutterkuchens mit Einblutungen und
anschließendem Fruchttod kommen kann. Nicht so bei der sanften manuellen
Therapie nach Dorn. Die Mobilisation der Wirbelsäule geschieht durch Bein-
pendeln so schonend, daß sie absolut kein Risiko darstellt. Aber auch die
Reposition der Wirbel durch Druckmassage kann keinen Schaden hervorrufen.

9.40 MAGENBESCHWERDEN, SODBRENNEN
UND MAGENGESCHWÜRE

Es ist bekannt, daß viele Magenbeschwerden etwas mit der Seele zu tun haben.
Bei Problemen und Sorgen reagieren nicht wenige Menschen mit Magen- und
Darmproblemen. Man sagt auch im Volksmund. „Mir ist etwas auf den Magen
geschlagen."

Die seelische Belastung ist aber nicht der einzige Faktor, der Magenbeschwerden hervorrufen kann. Die Wirbelsäule ist an der Entstehung von Magenproblemen, seien es nun Geschwüre oder nur Sodbrennen, mit beteiligt.

Der Magen ist von der Speiseröhre her und zum Zwölffingerdarm hin durch kräftige Muskeln abgedichtet. Kommt es zu einer Inervationsstörung, können diese Muskeln ihre Funktion nicht mehr richtig wahrnehmen. Die Folge ist eine Muskelerschlaffung. Dabei kann Magensaft in die Speiseröhre zurückfließen und das Sodbrennen auslösen. Aber auch Gallensaft kann durch den schwachen unteren Verschlußmuskel in den Magen zurückfließen und hier Beschwerden hervorrufen. Bei einer Fehlinervation des Magens kann es zu einer Störung der Saftproduktion kommen, die meist zu einer vermehrten Produktion von Salzsäure führt. Dadurch wird die Schleimhaut des Magens angegriffen. Die Folge sind Entzündungen und Geschwüre.

Der Magenwirbel ist der sechste Brustwirbel (B 6), auf den bei Magenproblemen unser Hauptaugenmerk gerichtet sein sollte. Blockierungen dieses Wirbels wirken sich direkt auf den Magen selbst aus. Durch die Verknüpfung des vom Gehirn herabziehenden Grenzstrangs mit den Spinalnerven kommt es zu einer Verflechtung seelisch ausgelöster Impulse mit den vom Rückenmark ausgehenden Impulsen. In der Verknüpfungsstelle kommt es zu einer Abschwächung oder Verstärkung von Informationen, die dann direkten Einfluß auf das entsprechende Organ haben.

Auch für die Magenerkrankungen gibt es aus der chinesischen Akupunktur abgeleitete Bezugswirbel. Es bestehen gegenseitige Beziehungen des Milzwirbels (B 8) und des Mundwirbels (H 4) mit dem Magenwirbel.

9.41 MS (MULTIPLE SKLEROSE)

Das ist ein Kapitel, bei dem ich sehr lange gezögert habe, ob ich es schreiben sollte. Meine Überlegungen dazu sind sehr spekulativ, aber letztlich aus Beobachtungen von Behandlungsfällen entstanden.

Die MS ist sicher kein einheitliches Krankheitsbild, sondern die Folge von womöglich verschiedenen Ursachen. Es wird in der letzten Zeit unendlich viel geforscht und veröffentlicht. Unter anderem wurde das Masernvirus verantwortlich gemacht und vieles andere mehr. Viren sind sicherlich eine Entstehungsursache, aber eine weitere Möglichkeit sind Autoimmunprozesse. Das Rückenmark hat, wie alle anderen inneren Organe, nur begrenzte Möglichkeiten, auf eine Entzündung zu reagieren und die Folge dieser Entzündungen sind Narben. Diese Entzündungen und Narben kann man mittels Kernspinuntersuchungen nachweisen. Wenn Laborwerte verändert sind, wird die Diagnose erhärtet.

Ich glaube, daß es für diese Erkrankung nicht nur eine einzige Ursache gibt, sondern die verschiedensten Viren, Bakterien und Entzündungen das Krankheitsbild hervorrufen. Wieso ein Patient jetzt an einer MS erkranken kann, ist für mich wiederum in der Wirbelsäule und seinen Blockierungen begründet. Vom eigentlichen Spinalnerv geht ein ganz kleiner Ast ab, der Ramus meningeus, der zum Rückenmark zurückzieht und es selbst inerviert. Gleichzeitig ziehen auch kleine blutversorgende Gefäße in diesen Bereich. Auch die Qualität der Durchblutung ist sicher spinal gesteuert. Wenn man bedenkt, daß ein wesentlicher Faktor einer intakten Immunabwehr eine gute Durchblutung ist, kann man sich leicht vorstellen, daß eine Blockierung eines Wirbels direkte Auswirkung auf die Immunitätslage im Rückenmark hat. Dadurch können sich Krankheitserreger festsetzen oder Autoimmunprozesse in Gang kommen.

Die Veränderungen durch die MS sind sehr häufig im obersten Teil des Rückenmarks bis hin zum unteren Stammhirn zu finden. Das mag seinen Grund darin haben, daß das untere Stammhirn und der obere Teil des Rückenmarks deshalb so anfällig sind, weil auf Grund der zahlreichen Strukturen der obere Anteil des Rückenmarks mehr Zellen besitzt, einen höheren Stoffwechsel hat und folglich auch mehr Sauerstoff benötigt.

Bei der Behandlung der MS ist ein großes Problem, daß zugrundegegangene Hirn- oder Rückenmarksanteile nicht mehr zu ersetzen sind. D. h. die Schäden, die durch den Untergang von Zellen entstanden sind, sind nicht mehr therapierbar. Die Schlußfolgerung ist die, daß die manuelle Behandlung frühstmöglich einsetzen sollte, während gleichzeitig die schulmedizinische Behandlung läuft. Nur mit der manuellen Therapie hat man die Chance, Medikamente einzusparen und den Prozeß zur Abheilung zu bringen.

Ich selbst habe bisher drei Patienten mit MS in den drei klassischen Stadien behandelt, einen Patienten, der im Rollstuhl sitzt und schon Sprachstörungen hat, eine Patientin, die noch mobil ist, aber schon Gangunsicherheiten hat, und eine Patientin ganz im Anfangsstadium nach dem ersten Schub.

Nun ist es nicht so, daß alle Beschwerden eines MS-Patienten auch von seiner Erkrankung kommen müssen. So war es auch im Falle des Patienten im schon sehr fortgeschrittenen Stadium, dessen größtes Problem Schwierigkeiten mit der Urinausscheidung und dem Stuhlabgang waren. Bei diesen Problemen konnte ich ihm mit der manuellen Therapie der unteren Wirbelsäule mit einigen Behandlungen helfen. Sprachstörungen und Gehunfähigkeit waren natürlich nicht zu beeinflussen. Der Patient machte gleichzeitig eine nicht schulmedizinisch anerkannte MS-Therapie durch und kam deshalb nicht mehr in meine Behandlung. Gerne hätte ich erfahren, ob man seine Erkrankung mit der manuellen Therapie zum Stehen bringen könnte.

So ist es auch bei der Patientin im mittleren Stadium, die hauptsächlich über Beschwerden in der Wirbelsäule und den Beinen klagte. Auch diese Beschwerden waren nach jeder Behandlung besser. Leider war es auch hier der Fall, daß die Patientin die Behandlung abbrach, nicht zuletzt deshalb, weil viele Personen aus der Selbsthilfegruppe, auch Ärzte, ihr abgeraten haben, sich manuell therapieren zu lassen, ohne überhaupt zu wissen, was dabei geschieht. Das ist übrigens ein sehr häufiges Problem, mit dem man bei der sanften manuellen Therapie nach Dorn zu kämpfen hat. Dadurch, daß der Volksmund auch hier vom „Einrenken" spricht, raten viele Mediziner und Nichtmediziner den Patienten, durch Unkenntnis der Tatsachen, von der Behandlung ab. Die Menschen sind dann oft so verunsichert, daß sie die Behandlung abbrechen.

Die dritte Patientin im Anfangsstadium der MS hatte hauptsächlich Sehstörungen. Nach Stellung der Diagnose, wie auch bei den anderen MS-Patienten durch schulmedizinische Methoden gesichert, wurde eine Kortisontherapie eingeleitet. Nach wenigen Tagen kam sie in meine Behandlung. Ich habe die ganze Wirbelsäule untersucht und behandelt. Vor allem fand sich bei dieser Patientin eine starke Blockierung des ersten und zweiten Halswirbels links. Nach der Behandlung waren die Sehstörungen innerhalb weniger Stunden verschwunden. Die Patientin hat die Medikamente eigenmächtig sofort abgesetzt. Seither war sie noch zwei- oder dreimal in meiner Behandlung. Die Abstände der Behandlung werden immer größer.

Es handelt sich hier um nur drei Fälle, sie geben mir aber doch zu denken. Erstens, nicht alle von den Patienten beklagten Beschwerden kommen auch ausschließlich von der Grunderkrankung, sondern haben sehr häufig ihre Ursache in Wirbelblockierungen. Zweitens, frühzeitig und konsequent behandelt, kann man die Erkrankung möglicherweise zur Ausheilung bringen. Man sollte diese noch spekulativen Überlegungen nicht einfach abtun, sondern in dieser Richtung forschen, denn die Behandlungserfolge bei der MS in der Schulmedizin sind trotz aller Anstrengungen mehr als bescheiden.

Bei der MS muß immer die ganze Wirbelsäule untersucht und behandelt werden. Herr Dorn hat außerdem die Erfahrung gemacht, daß bei diesen Patienten regelmäßig der Leberwirbel (B 5) blockiert war.

9.42 NASENBLUTEN, AKUT UND CHRONISCH

Nasenbluten, welches keine organischen Ursachen wie Gerinnungsstörungen oder Verletzungen hat und besonders bei bestimmten Personen zeitweilig gehäuft auftritt, hat nicht selten seine Ursache in einer Blockierung des vierten Halswirbels (H 4). Das mit dem Nasenwirbel zusammenhängende Meridianpaar ist Lunge- und Dickdarmmeridian. Für die entsprechenden Wirbel bedeutet dies Lungenwirbel (B 3) und Dickdarmwirbel (L 5).

9.43 NERVENSCHMERZEN

Nervenschmerzen findet man an allen Körperregionen. Am Kopf und besonders an den Extremitäten sind sie relativ leicht zu erkennen. Schwieriger wird es mit dem Erkennen von Nervenschmerzen an Brust und Bauch.

Viele Nervenschmerzen im Kopfbereich haben ihre Ursache in Blockierungen der Halswirbelsäule. Der Zusammenhang zwischen der Lokalisation von Schmerz und Wirbelhöhe der blockierten Wirbel ist deutlich gegeben. Je höher der Wirbel, um so höher ist am Kopf die Schmerzlokalisation gelegen. Aber gerade bei dem Schmerzgeschehen am Kopf muß man unbedingt die Brust- und Lendenwirbelsäule mit untersuchen und behandeln. Über den Augen endet der Verlauf des Blasenmeridians. Schmerzen, die über den Kopf bis in die Augen ziehen, hängen oft mit Blockierungen des Blasenwirbels (L 3) zusammen. Nervenschmerzen, die seitlich am Schädel lokalisiert sind, haben einen Zusammenhang mit dem Gallenwirbel (B 4). Der Gallenmeridian hat seinen Verlauf seitlich am Kopf. Schmerzen, die im Gesicht auftreten, sind sehr häufig mit zwei anderen Verdauungswirbeln verknüpft, die ihren Verlauf und ihr Ende im Gesicht haben. Gemeint sind der Magenwirbel (B 6) und der Dickdarmwirbel (L 1). Besonders der Magenmeridian, sprich der Magenwirbel, kann für Schmerzen im Kiefer- und Kiefergelenksbereich und im vorderen Schläfenabschnitt verantwortlich sein.

Bei Schmerzzuständen an Armen und Beinen ist eine Untersuchung der Wirbel nötig, aus denen die Spinalnerven für Arme und Beine entspringen, der siebente Halswirbel (H 7) und der erste Brustwirbel (B 1). Als Meridianwirbel sind zu nennen der Herzwirbel (B 2), der Lungenwirbel (B 3), der Dickdarmwirbel (L 1) und der Dünndarmwirbel (B 12). Für Nervenschmerzen in den Beinen sind die drei unteren Lendenwirbel (L 3 bis L 5) und die Spinalnerven des Kreuzbeins verantwortlich. Die Meridianwirbel sind der Gallenwirbel (B 4) der Leberwirbel (B 5), der Magenwirbel (B 6), der Milz-Pankreaswirbel (B 8) und die Nierenwirbel (B 10 und B 11).

Bei Beschwerden im Brust- und Bauchbereich ist es auch für den Fachmann oft sehr schwer, die durch die Wirbelsäule bedingten Nervenschmerzen von organbezogenen Schmerzen zu unterscheiden. Der manuellen Therapie sollte eine schulmedizinische Organdiagnostik vorangehen. Ergeben aber alle Untersuchungen keinen schulmedizinisch krankhaften Befund, sollte man unbedingt die Wirbelsäule untersuchen und behandeln. Hier sind besonders die Wirbel abzutasten, deren Spinalnerv das Gebiet inerviert, in dem die Beschwerden des Patienten lokalisiert sind. Natürlich können auch die Meridianwirbel mitverantwortlich sein. Da aber am Rumpf des Menschen fast alle Meridiane einen Verlaufsabschnitt haben, ist es sinnvoll, gleich die ganze Wirbelsäule zu untersuchen und zu behandeln.

Die Nervenschmerzen im Bein wurden in dem Kapitel Ischialgien ausführlich besprochen.

9.44 PERIODENSCHMERZEN UND PERIODENSTÖRUNGEN

Periodenschmerzen und Periodenstörungen haben oft ihre letztendliche Entstehungsursache in einer Blockierung des dritten Lendenwirbels (L 3), der auch Blasen- und Gebärmutterwirbel heißt. Bitte beachten Sie auch hier die organbezogenen Meridianwirbel, wie Nierenwirbel (B 10 und B 11), Ohren- und Gleichgewichtswirbel (H 3).

9.45 OFFENE BEINE (ULCUS CRURIS)

Die offenen Beine sind ein häufiges und meist sehr langwieriges Problem vieler Menschen. Dafür verantwortlich gemacht werden verschiedene Grunderkrankungen, wie z. B. die Zuckerkrankheit, die Durchblutungsstörung und das fortgeschrittene Venenleiden. Diese Feststellungen haben auch sicher ihre Richtigkeit, trotzdem haben die offenen Beine, ungeachtet der Grunderkrankung, viel mit der Wirbelsäule zu tun. Kommt es nämlich zu einer Einklemmung des Ischiasnervs im Gesäß oder an der Wirbelsäule, so kommt es am Bein zu einer Inervationsstörung mit einem Einfluß auf die örtliche Durchblutung. Wenn die Ursache für die Ischiaseinklemmung nicht an der Wirbelsäule, sondern im Gesäß zu suchen ist, bedingt durch eine Kreuzbeinsubluxation mit ihren bekannten Folgen, kommt noch ein generell verminderter Bluteinstrom in das Bein und ein gleichzeitig verminderter Blutabfluß aus dem Bein hinzu. Die Durchblutungsstörung wird dadurch wesentlich verschlimmert und schreitet schneller fort. Durch Behandlung der Wirbelsäule und durch Korrektur der Kreuzbeinsubluxation und seiner Folgezustände lassen sich offene Beine oft sehr gut zur Abheilung bringen.

Als zweites sind gerade bei den offenen Beinen und deren manueller Behandlung die durch das erkrankte Gebiet ziehenden Meridiane von großer Wichtigkeit. Beginnen wir mit den Ulcera an und hinter den Außenknöcheln der Sprunggelenke. Diese Region wird vom Blasenmeridian durchzogen, folglich muß man bei der Behandlung dort gelegener Geschwüre den Blasenwirbel (L 3), so er denn blockiert ist, mitbehandeln. Bei Ulcera auf dem Innenknöchel des Sprunggelenks ist der Nierenwirbel (B 11 und B 10) mit zu behandeln, da der Nierenmeridian über den Innenknöchel des Sprunggelenks zieht.

9.46 OHRGERÄUSCHE (TINNITUS)

Die Ohrgeräusche, die man auch Tinnitus nennt, sind eine weitverbreitete und meist kaum behandelbare Erkrankung. Jeder 10. Deutsche soll an solchen Ohrgeräuschen leiden, die in den verschiedensten Tonlagen, vom Pfeifen bis zum Brummen und Knacken, auftreten können. Bei dem Einzelnen können auch mehrere Geräusche kombiniert sein. Diese Beschwerden sind in ihrer Intensität und Auswirkung auf die Psyche der Betroffenen einem starken Schmerzleiden gleichzusetzen. Sie können den Patienten so sehr belasten, daß er des Lebens überdrüssig wird und den Freitod wählt. Die Schulmedizin, bis auf wenige Ausnahmen, ist nicht in der Lage, solchen Menschen zu helfen.

Die Behandlung der Ohrgeräusche ist ein sehr komplexes Geschehen. Bei Einsetzen der Geräusche muß möglichst innerhalb weniger Stunden eine Infusionstherapie mit die Durchblutung verbessernden Medikamenten durchgeführt werden. Je eher man mit den Infusionen beginnt, um so besser kann man anfangs das Geräusch beeinflussen. Begleitend muß natürlich zur Infusionstherapie die manuelle Behandlung nach Dorn einsetzen. Wenn die Blockierung ganz frisch ist und der Patient Glück hat, verschwinden die Geräusche bald wieder. Anders ist es, wenn der Patient den Arzt zu spät, nach Tagen oder gar erst nach Wochen und Monaten aufsucht, oder wenn die Beschwerden schon seit Jahren bestehen und immer schlimmer werden. Hier ist eine Infusionstherapie in der Regel erfolglos. Allerlei Therapieversuche mit Lidocain und anderen Medikamenten sind ebenfalls meist umsonst.

Glauben Sie mir, wenn ich sage, und ich spreche aus eigener Erfahrung, daß dann die einzige Behandlungsmöglichkeit die manuelle Therapie nach Dorn darstellt. Die Behandlung dauert um so länger, je länger der Patient seine Ohrgeräusche schon hat und je älter der Betreffende ist. Der zu den Ohrgeräuschen führende Schaden ist nicht immer die Folge einer akuten Blockierung. Meist ist es so, daß der zum Ohrgeräusch führende Schaden schon lange Monate und Jahre vor dem Auftreten von Beschwerden vorhanden sein kann. Der Patient bekommt erst dann Beschwerden, wenn der Schaden ein bestimmtes Maß überschritten hat. Dann werden die Nerven so stark eingeklemmt und gereizt, daß z. B. Ohrgeräusche entstehen. Diese Tatsache muß man auch bei der Therapie berücksichtigen und den Patienten auf eine eventuell lange Therapiedauer vorbereiten, wobei der Betroffene den größten Teil der Behandlung selbst übernehmen muß.

Bei den Ohrgeräuschen steht natürlich die Untersuchung und Therapie der Halswirbelsäule im Vordergrund. Der Wirbel, der den größten Einfluß auf das Ohr hat, ist der dritte Halswirbel (H 3). Neben dem dritten Halswirbel sind aber verschiedene Brust- und Lendenwirbel von ebenso großer Bedeutung. Nach der chinesischen Akupunkturlehre und der Beziehungslehre der Meridiane hat sowohl der Blasenmeridian als auch der Nierenmeridian einen Einfluß auf die Ohren. Das heißt für die manuelle Therapie, daß der Blasenwirbel (L 3) und die Nierenwirbel (B 10 und B 11) untersucht und behandelt werden müssen. Weiterhin ist zu bedenken, daß der Gallenblasenmeridian über den Kopf läuft, wobei er gerade einen Verlauf um die Ohren herum nimmt. Folglich muß bei Ohrgeräuschen immer auch der Gallenblasenwirbel mit untersucht und behandelt werden.

9.47 REIZBLASE

Die Unfähigkeit, den Urin lange genug in der Blase zurückzuhalten, bis man Zeit oder Gelegenheit hat, auf die Toilette zu gehen, nennt man Reizblase. Frauen scheinen öfters betroffen zu sein als Männer. Die Ursache, neben organischen Erkrankungen wie z. B. Blasenentzündungen, liegt sehr häufig an einer Blockierung des dritten Lendenwirbels (L 3), des Blasenwirbels. Ein Behandlungsversuch ist oft sehr lohnend. Weitere Wirbel, die mit der Reizblase in Verbindung stehen, sind die Nierenwirbel (B 10 und B 11) als korrespondierende Wirbel zum Blasenwirbel. Auch der Ohrwirbel (H 3) sollte nicht übersehen werden. Denn Nieren- und Blasenmeridian sind mit dem Ohr gekoppelt.

9.48 SCHMERZEN IN DEN BEINEN

Unklare Schmerzen in den Beinen, brennend, stechend und ziehend, oft ganz begrenzt an den verschiedensten Stellen, machen häufig große diagnostische Probleme, weil sich hinter diesen Beschwerden als eigentliche Ursache ein Wadenkrampfleiden oder Durchblutungsstörungen oder andere Erkrankungen verstecken können. Solche Schmerzzustände können von Schwellung und Rötung, als Zeichen einer Entzündung, begleitet sein. Hier liegen Sonderformen einer Ischialgie vor, ausgelöst durch Blockierungen im Lendenwirbelbereich und einer Subluxation des Kreuzbeins, mit all ihren bekannten Folgen. Wenn eine manuelle Therapie dieser zwei möglichen Ursachen keinen Erfolg bringt, oder wenn Kreuzbein und untere Lendenwirbelsäule in Ordnung sind, dann schauen Sie, welcher Akupunkturmeridian durch das erkrankte Gebiet zieht, und therapieren den entsprechenden Meridianwirbel.

9.49 SCHLEIMBEUTELENTZÜNDUNG, CHRONISCH

Schleimbeutel sind kleine, unter der Haut gelegene Hohlräume, die mit einer ganz geringen Menge Flüssigkeit gefüllt sind. Sie liegen über Gelenken und Sehnenansätzen und dienen als Polster. Es kommt häufig vor, daß sich diese Schleimbeutel bei bestimmten Tätigkeiten entzünden, röten und anschwellen können. Es gibt Patienten, welche durch immer wieder auftretende Entzündungen der Schleimbeutel sehr gepeinigt sind. Manchmal werden diese Zustände chronisch. Das heißt, die akute Entzündung steht jetzt nicht mehr im Vordergrund, sondern das Entzündungswasser im Schleimbeutel wird nicht mehr abgebaut, es versulzt. Die Folge ist ein mehr oder weniger elastischer Knoten über dem Gelenk.
Eine akute Schleimbeutelentzündung, so sie denn durch Reizung, Prellung oder Überanstrengung entstanden ist, muß mit einer entzündungshemmenden Therapie, mit kalten Umschlägen und Salbenverbänden in wenigen Tagen abheilen. Ist das nicht der Fall, droht die Schleimbeutelentzündung sogar chronisch zu werden, ist immer eine Blockierung eines Brustwirbels für den Armbereich und eine Blockierung eines Lendenwirbels für den Beinbereich dafür verantwortlich. Als zusätzliche Ursache kann die Blockierung des über den erkrankten Schleimbeutel laufenden Meridians und dessen gleichnamigen Wirbels sein.

9.50 SCHLUCKSTÖRUNGEN UND VERSCHLUCKEN

Schluckstörungen und das leidliche Verschlucken beim Essen können, wenn keine gravierenden schulmedizinischen Befunde bei den Untersuchungen zu finden sind, an der Halswirbelsäule liegen. Durch eine Einklemmung der Spinalnerven des fünften und sechsten Halswirbels (H 5 und H 6) werden diese Störungen ausgelöst. Die Fehlinervation läßt den Schluckvorgang nicht mehr koordiniert genug geschehen.

9.51 SCHNARCHEN

Ein großes Problem ist das Schnarchen, denn es stört den Schlaf des Partners und kann diesen an den Rand des Nervenzusammenbruchs treiben. Aber nicht nur für den Partner kann das Schnarchen ein krankmachender Faktor sein, sondern auch für den Schnarcher selbst. Studien haben gezeigt, daß Schnarcher häufiger von Herz-, und Kreislauferkrankungen betroffen sind als Nichtschnarcher. Angeschuldigt dafür wird die Schlafapnoe, das Aufhören der Atmung im Schlaf für einige Sekunden, ein großes Gesundheitsrisiko für den Betreffenden.

Viele Theorien gibt es für die Entstehung des Schnarchens. Die allgemein häufigste Erklärungsursache ist die Erschlaffung des Gaumensegels. Es werden sogar Operationen durchgeführt, bei denen die Gaumenschleimhaut gerafft und nicht selten das im Rachen gelegene Zäpfchen abgeschnitten wird. Aber auch diese verstümmelnde Operation ist nur teilweise von Erfolg begleitet.

Die Erschlaffung des Gaumensegels ist wahrscheinlich schon die richtige Entstehungsursache. Wodurch es zu einer Erschlaffung eben dieses Gaumensegels kommt, dafür gibt es keine Erklärung. Ich behaupte nun, daß die Ursache eine Blockierung an der Halswirbelsäule ist. Die verantwortlichen Wirbel sind der vierte Halswirbel (H 4) und der fünfte Halswirbel (H 5). Durch die Spinalnerveneinklemmung bei einer Blockierung kommt es im betroffenen Gebiet zu einer Inervationsstörung. Das Gaumensegel verliert seine natürliche Spannung und ein Schnarcher ist geboren.

9.52 SCHULTER-ARM-SYNDROM

Beim Schulterarmsyndrom kommt es zu Entzündungen des Schultergelenks mit Schmerzen, die häufig auch in den Oberarm ausstrahlen. Das Problem wird meist in der Schulter selbst gesucht. Verkalkungen, die sich nicht selten auf den Röntgenbildern darstellen, werden als Erklärungsursache herangezogen. Oft folgen Operationen, mit mäßigen Langzeitergebnissen.

An eine Ursache an der Wirbelsäule wird meist nicht gedacht. Dabei gibt es drei Wirbel, die hier als Schmerz- und Entzündungsauslöser verantwortlich sind. Der blockierte sechste Halswirbel (H 6) macht Beschwerden im Schulterbereich zwischen Halsbeuge und Schlüsselbein-Schulterblattgelenk. Der blockierte siebente Halswirbel löst Entzündungen und Schmerzen im Schultergelenk selbst aus, die in den Oberarm ausstrahlen können. Blockierungen des ersten Brustwirbels kann für Beschwerden bis in die Hand verantwortlich sein. Wichtig für die Therapie sind hier ebenfalls die das erkrankte Gebiet durchziehenden Meridianwirbel.

9.53 SCHWANGERSCHAFTSERBRECHEN

Das Schwangerschaftserbrechen ist eine Störung, welche die Lebensqualität von schwangeren Frauen sehr stark einschränken kann. Manchmal sind stationäre Behandlungen im Krankenhaus nötig. Das Schwangerschaftserbrechen ist meist ein Problem der ersten Schwangerschaftsmonate. Hier ist die Möglichkeit der Therapie deutlich eingeschränkt, weil beim Embryo gerade in den ersten Monaten die verschiedenen Organe angelegt werden und Medikamente in dieser Phase möglicherweise erhebliche Organmißbildungen hervorrufen können.

Wenn man Patientinnen mit Schwangerschaftserbrechen an der Wirbelsäule untersucht, fällt in der Regel eine Blockierung aller Auscheidungswirbel auf, als da sind: Nierenwirbel (B 11 und B 10), Dünndarm- und Kreislaufwirbel (B 12), Dickdarmwirbel (L 1) und Blasenwirbel (L 3). Manchmal ist auch noch der Lungenwirbel betroffen (B 3). Der Körper kann seiner Entgiftungsfunktion nicht mehr genügend nachkommen, Schlackenstoffe reichern sich in Blut und Gewebe an und das Schwangerschaftserbrechen ist die Folge. Nach ein bis zwei Behandlungen ist das Erbrechen meist beseitigt.

9.54 SCHWINDEL

Der Schwindel ist eine der großen Volkskrankheiten. Man sollte nicht denken, daß nur ältere Menschen von Schwindelerscheinungen geplagt werden. Die schulmedizinischen Gründe für eine Schwindelentstehung können sehr vielseitig sein. Herzprobleme, Gefäß-, Kreislauf-, Blutdruck- und Durchblutungsprobleme, Veränderungen des Gehirns und nicht zuletzt Veränderungen an der Wirbelsäule können Schwindel hervorrufen. Natürlich gehören all diese möglichen Erkrankungen vor oder während einer manuellen Therapie abgeklärt.

Findet sich keine schulmedizinisch befriedigende Erklärung für den Schwindel, sollte man eine manuelle Untersuchung und Therapie der Wirbelsäule einleiten. Dabei ist nicht nur auf Blockierungen der Halswirbelsäule (H 2 bis H 6) einschließlich des besonders wichtigen ersten Halswirbels (H 1) zu achten, sondern auch Blockierungen an der Brust- und Lendenwirbelsäule können eine Rolle spielen.

Zwei Wirbel sind hier von besonderer Bedeutung, nämlich der zweite Brustwirbel oder Herzwirbel (B 2) und der zwölfte Brustwirbel, der Dünndarm- und Kreisslaufwirbel (B 12). Ich bin heute überzeugt, daß schwere Blockierungen gerade der Halswirbelsäule, besonders wenn der erste Halswirbel, der Atlas, mitbetroffen ist, und diese Blockierungen nicht beseitigt werden, bis zum Schlaganfall führen können. Nach einem stattgefundenen Schlaganfall ist eine manuelle Untersuchung und Behandlung von Halswirbelsäulen unbedingt als Nachbehandlung notwendig, da es immer wieder Patienten gibt, die mehrere Schlaganfälle hintereinander erleiden.

9.55 SEHNENSCHEIDENENTZÜNDUNG

Das Auftreten von Sehnenscheidenentzündungen wird meist auf eine Überanstrengung einer Hand oder eines Beines zurückgeführt. Das ist so nicht richtig.

Es ist vielmehr so, daß eine Sehnenscheidenentzündung zwar die Folge einer belastenden Tätigkeit ist, die eigentliche Ursache aber in der oberen Brustwirbelsäule zu suchen ist. Durch einseitige Tätigkeiten entstehen Skoliosen oder Blockierungen, oder es werden schon bestehende verschlimmert, so daß es zu einer Einklemmung des Spinalnervs kommt, welche die Entzündung an den Extremitäten hervorruft. Neben einer lokalen Therapie ist unbedingt eine manuelle Deblockierungsbehandlung notwendig, sonst können die Beschwerden nicht zuverlässig und dauerhaft abheilen. Bei Sehnenscheidenentzündungen der Arme und Hände muß man die obere Brustwirbelsäule behandeln. Bei Sehnenscheidenentzündungen, wie die der Achillessehne, muß das Kreuzbein und die untere Lendenwirbelsäule behandelt werden. Sollte mit der Behandlung der entsprechenden Brust- oder Lendenwirbelkörper kein Erfolg zu erzielen sein, schaue man nach dem durch dieses Gebiet laufenden Meridian und therapiere den entsprechenden Meridianwirbel. Oft ist dann doch der Therapieerfolg noch möglich.

9.56 SEHSTÖRUNGEN

Sehstörungen können verschiedene Ursachen haben. Die natürliche altersbedingte Seheinschränkung mit einer Zunahme der Kurz- und Weitsichtigkeit, die etwa um das vierte Lebensjahrzehnt beginnt und langsam fortschreitet, ist ein natürlicher Vorgang, weil sich in zunehmendem Alter die Augenform zu verändern beginnt.

Häufig klagen aber schon junge Leute über verschwommenes und unscharfes Sehen, das durchaus nicht jeden Tag gleich schlecht sein muß. Bei solchen Patienten findet sich sehr häufig eine Blockierung des Augenwirbels (H 2) und auch des ersten Halswirbels, des Atlas (H 1). Aber auch Blockierungen der Bezugswirbel Leber (B 5) und Galle (B 4) können bei einer Sehstörung betroffen sein.

Gerade bei den Sehstörungen ist die Trinkmenge von sehr großer Bedeutung. Wenn der Betreffende zu wenig getrunken hat, wird sein Blut zu dick. Damit sinkt die Sauerstoffversorgung des Gewebes ab.

Ein Beispiel für eine durch die Wirbelsäule bedingte Sehstörung ist mein eigener Sohn, der mit etwa sechzehn Jahren zu mir kam und klagte, daß er das Geschriebene an der Schultafel nicht mehr richtig lesen könne. Ein Besuch beim Augenarzt führte zur Verschreibung einer Brille. Nach einiger Zeit behandelte ich meinen Sohn wegen Kopfschmerzen an der Halswirbelsäule und fand unter anderem eine sehr starke Blockierung des zweiten Halswirbels links, die beseitigt wurde. Seit diesem Tag braucht der Junge keine Brille mehr.

9.57 TENNISELLENBOGEN

Der Tennisellenbogen, oder genauer gesagt, die Epicondylitis des Ellenbogens, denn nicht immer kommen diese Beschwerden durch das Tennisspielen, ist eine Reaktion der Sehnenansatzpunkte am Ellenbogen auf eine Überbelastung. Allgemein wird gesagt, diese Erkrankung, die sehr schmerzhaft sein kann, sei eine Überanstrengungsreaktion durch Arbeit oder sportliche Tätigkeiten.

Die Tatsache, daß die Epicondylitis etwas mit einer beruflichen oder sportlichen Belastung zu tun hat, ist richtig. Es ist bekannt, daß die Epicondylitis als Manifestationspunkt seiner Entzündung zwar das Ellenbogengelenk hat, daß der eigentliche Entstehungspunkt dieses Leidens aber nicht das Gelenk selbst ist. Die Entzündung entsteht viel weiter entfernt, nämlich in der oberen Brustwirbelsäule und deren Blockierungen. Eine Epicondylitis kann nur dann schnell und zuverlässig abheilen, wenn diese Blockierungen der Brustwirbelsäule beseitigt werden. Der lokale Schmerz und die Entzündung des Ellenbogens selbst verlangen natürlich nach einer örtlichen entzündungshemmenden Behandlung. Aber auch hier sollten die das erkrankte Gebiet durchziehenden Meridianwirbel untersucht und mitbehandelt werden.

9.58 TUMORENTSTEHUNG UND TUMORNACHSORGE
(siehe Kapitel 7.0, Seite 189).

9.59 UNKONTROLLIERTER URINABGANG

Der unkontrollierte Urinabgang ist hauptsächlich ein Problem der nicht mehr ganz so jungen Frauen. Es gibt für diese Beschwerden viele Erklärungsursachen. Die bekannteste ist die Beckenbodensenkung, wobei der Muskel des Blasenausgangs verzogen wird und seine schließende Funktion nicht mehr richtig ausführen kann.

Es kommt dann bei Situationen, bei denen der Druck im Bauch erhöht wird, wie z. B. beim Husten, Niesen und bei Erschütterungen des Bauches zu einem spontanen Urinabgang. Manche Personen können den Urin nicht lange genug halten, oft erreichen sie bei spontanem Urindrang noch nicht einmal die Toilette. Sicherlich sind anatomische Veränderungen, z. B. eine Beckenbodensenkung ein Teil der Ursachen für die geschilderten Beschwerden. Aber nicht selten höre ich von Frauen mit derartigen Beschwerden, die eigentlich wegen anderer Leiden in Behandlung kamen, daß nach der Therapie der Wirbelsäule auch ihre Inkontinenz besser wurde.

Verantwortlich für eine Fehlinervation der Blase und des Beckenbodens sind vor allem Blockierungen der Blasen- und Gebärmutterwirbel (L 3), sowie die letzten beiden Lendenwirbel (L 4 und 5), einschließlich einer möglichen Subluxation des Kreuzbeins.

9.60 VERDAUUNGSPROBLEME

Verdauungsbeschwerden können ihre Ursache im Magen, in der Galle, in der Bauchspeicheldrüse, im Dünndarm und nicht zuletzt im Dickdarm haben. Es ist auch für den Fachmann schwer, den genauen Zusammenhang von Verdauungsbeschwerden bei den einzelnen Patienten herauszufinden. Wenn alle schulmedizinischen Untersuchungen keinen erklärenden Befund erbracht haben, sollte man die Wirbelsäule behandeln. Aus der oben genannten Einteilung der möglichen beteiligten Organe leiten sich zwanglos die Wirbel ab, die untersucht und gegebenenfalls behandelt werden müssen. Magenwirbel (B 5), Gallenwirbel (B 4), Bauchspeicheldrüsenwirbel (B 7), Dünndarmwirbel (B 12) und Dickdarmwirbel (L 1).

9.61 WADENKRÄMPFE

Wadenkrämpfe sind Beschwerden, unter denen viele Menschen leiden und die besonders nachts auftreten. Warum diese Beschwerden vorzugsweise in der Nacht auftreten, hat, wie der Wadenkrampf selbst, seine Ursache in der Blockierung der unteren Wirbelsäule, viel öfter aber noch in der Blockierung des Kreuzbeins.

Eine Blockierung des Kreuzbeins, hervorgerufen durch die bekannten Ursachen, meist in Form eines Beckenschiefstands durch Hüftsubluxation, hat das Phänomen zur Folge, das für die Wadenkrämpfe verantwortlich ist. Es kommt zu einer Ischiaseinklemmung durch die tiefe Gesäßmuskulatur. Diese Muskulatur müßte sich im Liegen etwas dehnen, kann es aber nicht, da sie auf Grund der Kreuzbeinsubluxation sehr verspannt ist. Im Gegenteil, über Nacht nimmt diese Verspannung noch zu, so daß es während des Liegens zu einer immer stärkeren Einklemmung des Ischiasnervs kommt, was wiederum die Wadenkrämpfe auslöst.

Also kann man sagen, daß die Wadenkrämpfe eine Sonderform der Ischialgie sind. Deshalb ist auch Magnesium, als natürlicher Calziumantagonist, das Mittel der Wahl, weil dieses Spurenelement die Muskulatur entspannt. Eine entspannte Muskulatur verkrampft sich nicht über Nacht, und es kommt folglich zu keiner so starken Einklemmung des Ischias.

9.62 WASSEREINLAGERUNG OHNE SCHULMEDIZINISCHEN BEFUND

Wassereinlagerung ist ein bekanntes Symptom, welches die verschiedensten Ursachen haben kann. Wassereinlagerungen in den Beinen, gelegentlich auch im Bauch, können durch eine Herzerkrankung, durch Venenerkrankungen und durch Lebererkrankungen ausgelöst werden. Durch das Herz oder durch Krampfadern entstandene Wassereinlagerungen bessern sich über Nacht. Wassereinlagerungen in den Händen und Beinen, die über Nacht auftreten, haben oft etwas mit der Wirbelsäule zu tun. Hier sind durch Wirbelblockierungen entstandene Muskelverspannungen im Schultergürtel- und Beckengürtelbereich verantwortlich.

Anders verhält es sich bei Patienten, die über Wassereinlagerungen klagen, welche, an den Augen beginnend, sich über den ganzen Körper ausbreiten können.

Schulmedizinisch sind oft keine Befunde zu erheben, die dieses Phänomen erklären würden.

Das Bindegewebe solcher Patienten, einschließlich des Fettgewebes, ist oft schwammig und wabbelig. Der Hautgeruch ist oft stark säuerlich. Kürzlich hatte ich einen Patienten, dessen Hautausdünstung nach Urin gerochen hat, die Nieren waren aber schulmedizinisch nachweisbar gesund. Bei solchen Personen findet sich regelmäßig eine starke Blockierung der Nierenwirbel (B 10 und B 11), verbunden mit einer häufigen Begleitblockierung des Blasenwirbels (L 3). Es ist oft frappierend, wie sich nach einer Deblockierungsbehandlung der entsprechenden Wirbel die Wasserausscheidung des Patienten in wenigen Stunden reguliert.

9.63 ZUNGENBRENNEN

Das Brennen der Zungenspitze oder der ganzen Zunge kann manche Patienten zur Verzweiflung treiben, besonders wenn keine Heilungsmöglichkeit gefunden wird. Natürlich können Pilzbefall und manche Vitaminmängel Zungenbrennen hervorrufen. Wenn eine derartige Störung vorliegt, ist die Therapie schnell erfolgreich. In den meisten Fällen sind die Beschwerden aber nicht zu lindern oder zu heilen. Wenn Sie solche Patienten haben, schauen Sie bitte in erster Linie nach dem zweiten und eventuell dem dritten Halswirbel (H 2 und H 3). Blockierungen besonders des zweiten Halswirbels können dieses Symptom des Zungenbrennens hervorrufen. Aber nicht nur die Halswirbel können Zungenbrennen auslösen, sondern ebenso die meridianen Bezugswirbel, der Herzwirbel (B 2) und der Dünndarmwirbel (B 12).

Diese Aufstellung beansprucht bei weitem nicht, vollständig zu sein. Es soll vielmehr die Art und Weise der Erstellung einer Diagnose nach der sanften manuellen Wirbelsäulentherapie nach Dorn und der Weg zur Behandlung aufzeigt werden. Wenn ein Patient zu Ihnen kommt, sollten Sie alle möglichen Krankheitsursachen bedenken und untersuchen. Sie können natürlich gleichzeitig mit einer manuellen Untersuchung und Behandlung nach Dorn beginnen. Wichtig zur Erstellen einer Diagnose ist für uns Art und Ort der Beschwerden des betroffenen Organs, die Meridianwirbel und der Wirbel des durch das erkrankte Gebiet ziehenden Meridians. Nach der Untersuchung dieser Punkte richtet sich dann die manuelle Therapie.

10.0 MEINE ERSTEN KONTAKTE MIT DER SANFTEN MANUELLEN THERAPIE NACH DORN

Während meiner Studienzeit, also vor 25 Jahren, erwachte ich eines Nachts und bemerkte einen leichten Pfeifton auf meinem linken Ohr. Der Ton war so leise, daß ich ihn am Tage nicht wahrnahm. Damals hatte ich in der Regel noch einen guten und gesunden Schlaf, so daß ich mich durch dieses Geräusch nicht belästigt fühlte. Über viele Jahre blieb das Ohrgeräusch unverändert. Etwa vor zwölf Jahren, ich war mittlerweile Mitte dreißig, wachte ich plötzlich mitten in der Nacht auf und wurde von einem sehr lauten Pfeifen auf dem linken Ohr überfallen. Damals begab ich mich in die Hände der Schulmedizin und mußte nach vielen Arztbesuchen, die mich bis in die Universitätsklinik nach München führten und anderen Therapieversuchen feststellen, daß keine Besserung zu erreichen war. Es kamen ein bis zwei schwere Jahre, bis ich mich mit meinem Ohrgeräusch so arrangiert hatte, daß ich in der Lage war, es zu ertragen. In den folgenden Jahren hatte ich den Eindruck, daß das Ohrgeräusch unmerklich und langsam immer etwas schlimmer wurde und daß nun auch das rechte Ohr betroffen war. Vor fünf Jahren wachte ich abermals in der Nacht durch mein Ohrgeräusch auf, welches wiederum an Lautstärke zugenommen hatte. Besonders deprimierend war die Tatsache, daß nun auch das rechte Ohr extrem laut war. Die Wahrnehmungsschwelle war jetzt permanent überschritten und meine Kompensationskräfte waren schnell aufgebraucht. Es war mir nicht mehr möglich, konzentriert zu arbeiten. Ich kam in eine depressive Stimmungslage, die mich an Selbstmord denken ließ. Die Ängste vor der Umsetzung der Suizidgedanken waren so groß, daß ich meine sämtlichen Jagdwaffen von meiner Frau wegschließen ließ. Schon seit Jahren hatte ich den Eindruck, daß meine mittlerweile verschiedenen Ohrgeräusche etwas mit der Wirbelsäule zu tun haben könnten. Aber ich hatte vor der Chirotherapie der Halswirbelsäule wegen der Gefahr eines Schlaganfalls große Angst. Ich stimmte aber meiner Frau zu, als sie mir vorschlug, einen Therapieversuch bei dem mir schon seit langem aus Erzählungen bekannten Herrn Dorn zu wagen. Mit einer aus der Verzweiflung gewachsenen Gottergebenheit ließ ich mich behandeln.
Ich war von der Art der Behandlung und der menschlichen Art des Herrn Dorn so angetan, daß ich Hoffnung schöpfte und meine Beschwerden, auf Besserung hoffend, noch weiter ertragen konnte. Die Art der Behandlung, die anfangs durchaus sehr schmerzhaft war, ließ die Überzeugung entstehen, daß auf diese Weise kein zusätzlicher Schaden entstehen konnte. Als ich fragte, wo man solch eine Therapie lernen könne, bot sich Herr Dorn an, mich zu unterweisen. Von dem Tag an kam ich nun wöchentlich zur Behandlung und erlernte die manuelle Therapie nach Dorn an seinen zahlreichen Patienten unter seiner Anleitung. Seither setze ich mich mit dieser Therapie permanent auseinander und meine Erfahrung ist in den Jahren gewachsen. Ganz davon zu schweigen, daß

meine Ohrgeräusche zwar nicht ganz weg, aber um mehr als die Hälfte gebessert sind. Meine Lebensfreude ist trotz nicht ganz beseitigter Beschwerden wiedergekehrt, und ich habe jetzt nach Jahren den Eindruck, daß ich durch eine Selbsttherapie noch laufend eine Verbesserung erreiche.

11.0 EINIGE BEMERKUNGEN ZU DER PERSON DES HERRN DORN

Wer ist nun dieser Herr Dorn? Zu allererst gesagt, er ist kein Mediziner, er kommt noch nicht einmal aus einem anderen Heilberuf.

Er ist von Beruf Sägewerksbesitzer und Landwirt in Lautrach, im schwäbisch-bayrischen Allgäu.

Sie werden nun einwerfen, wie ein Mann, der sicher keine medizinische Vorbildung hat, zu solch einer Therapie kommen konnte? Sein erster Kontakt mit der Grundform der manuellen Therapie, wie er sie heute in erweiterter Form praktiziert, geschah in ganz ähnlicher Weise wie bei mir. Er hatte eines Tages, vor etwa 20 bis 30 Jahren, ein Hexenschuß. Nun gab es damals in Lautrach einen alten Bauern, der diese Art der Wirbelsäulenbehandlung praktizierte. Mit dem Gedanken, daß seine Beschwerden eigentlich nicht schlimmer werden könnten, begab er sich in dessen Behandlung. Nach einigen Handgriffen war Herr Dorn beschwerdefrei. Verblüfft fragte er damals auch, wo man so etwas lernen könnte und der alte Bauer, der schon sehr krank war und bald darauf verstarb, zeigte ihm einmal die Grundgriffe. Nach wenigen Monaten verstarb der alte Herr.

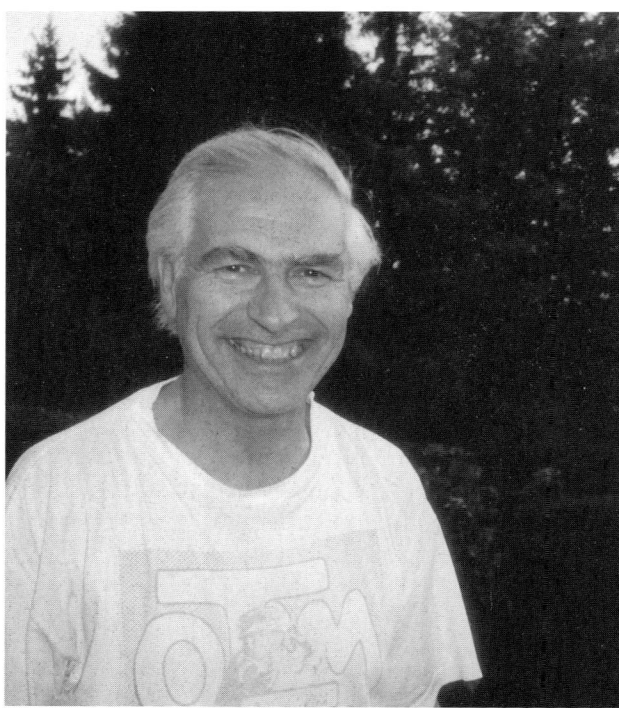

Abb. 68: Herr Dorn

Der erste Patient von Herrn Dorn war seine Frau, die unter schwersten Kopfschmerzen litt, welche jedem schulmedizinischen Therapieversuch trotzten. Eines Tages faßte er den Mut, untersuchte seine Frau, fand Halswirbelsäulenblockierungen, therapierte diese und seine Frau war beschwerdefrei. Dieser Erfolg blieb natürlich nicht im Verborgenen. Zuerst kamen Personen aus der Verwandtschaft, später aus der näheren Umgebung und ließen sich mit Erfolg behandeln. Die Erfolgsmeldungen zogen ihre Kreise, und so vergrößerte sich konstant der Radius, aus dem die Patienten zu ihm kamen und kommen.

Im Laufe der Wirbelsäulenbehandlung, die anfangs sicher rein orthopädisch ausgerichtet war, trat es immer wieder auf, daß Patienten sagten, daß nach der Behandlung der Wirbelsäule nicht nur deren Beschwerden gebessert waren, sondern daß auch diese und jene Organbeschwerden oder Krankheiten gelindert oder verschwunden waren. Aus gezielten Beobachtungen und durch das Studium vieler Bücher entwickelte er im Laufe der Jahre sein Therapiekonzept. Herr Dorn ist ein sehr offener, warmherziger und hilfsbereiter Mensch, der den Patienten auch das Gefühl vermittelt, daß ihnen geholfen werden kann. Er ist ein Heiler im wahrsten und positivsten Sinne des Wortes. Er ist ein hochintelligenter Mensch und ein Autodidakt auf seinem Gebiet. In den schönen Künsten und auch in manchen technischen Sparten ist die Existenz von Menschen, die sich ein teilweise unendlich großes Fachwissen und Fertigkeiten, ohne spezielle Schul- und Universitätsausbildung, aneignen, eine akzeptierte Tatsache. So ist auch Herr Dorn ein Mensch, der aus Erfahrung, einer guten Beobachtungsgabe, gepaart mit einer großen Sensibilität und durch ein ausgiebiges Bücherstudium, es zu mehr als nur einem Fachwissen gebracht hat. Er hat ein ganzheitsmedizinisches Therapiekonzept entwickelt, das unsere heutige Schulmedizin revolutionieren könnte.

12.0 SCHLUSSWORT

Wenn Sie mit dem Lesen dieses Buches bis zu diesem Schlußwort durchgehalten haben, habe ich Hoffnung, in Ihnen einen Leser gefunden zu haben, der, trotz vielleicht vieler verständlicher Bedenken, mehr als ein nur oberflächliches Interesse zeigt. Ich verstehe, daß alles, was ich in diesem Buche erläutert habe, für einen Mediziner, der diese Therapie noch nicht selbst ausprobiert hat, „schwerer Tobak" ist. Wenn man gar meine, für mich nicht unrealistischen Spekulationen über manche innere Erkrankungen wie z. B. der MS hinzunimmt, verstehe ich Ihre ungläubigen Bedenken. Mir wäre es vor einigen Jahren nicht anders ergangen. Meine große Hoffnung ist die, daß man dieses Therapiekonzept nicht ablehnt, sondern sich kritisch damit auseinandersetzt. Ob sich meine Überlegungen zur MS-Entstehung bewahrheiten, mag ich nicht mit Sicherheit zu sagen.
Ich bin gerne bereit, jeden Beweis für die Richtigkeit meiner Behauptungen auch unter kritischer Aufsicht anzutreten. Obendrein hoffe ich, daß sich einige Kollegen und sonstige interessierte Personen finden, die diese Therapie unter Anleitung erlernen möchten. Ich bin ebenfalls gerne bereit, meine Erfahrungen und mein Wissen in Form von Seminaren an solche Menschen weiterzugeben.

Zur 2. Auflage
Mittlerweile ist einige Zeit ins Land gegangen und ich darf sagen, daß alles, was ich in diesem Buch als Überlegungen zu Papier gebracht habe, sich bestätigt hat. Es sind mir noch viel mehr Zusammenhänge klar geworden, die sich, zum großen Teil aus Akupunktur und Meridianlehre ableiten. Mehr und Genaueres werde ich in meinem 2. Buch „Fast nichts ist unmöglich" an Hand von Fallberichten, aufzeigen.

13.0 LITERATURVERZEICHNIS

Cerney J. V.: Akupunktur ohne Nadel. Verlag Bauer Hermann. Breisgau 1981

Cotta Horst, Puhl Wolfgang: Orthopädie. Verlag Thieme 1993

Exner Gerhard: Kleine Orthopädie. Verlag Georg Thieme. Stuttgart 1973

Faller Adolf, neubearbeitet von Schünke Michael: Der Körper des Menschen. Verlag Thieme 1995

Hoffmann Helgard: Manuelle Therapie nach Meridian-Diagnostik. Dokumentation der besonderen Therapierichtungen und natürlichen Heilweisen in Europa. Band IV., VGM-Verlag

Kaiser Gerhard: Leitfaden für die Orthopädie. Verlag Gustav Fischer, Jena 1960

König G., Wancura I.: Praxis und Theorie der neuen chinesischen Akupunktur. Band 1 und 2. Verlag Maudricj Wilhelm, Wien 1979

Kügelein B.: Neuro-Orthopädie. Verlag Springer 1994

Lorenz Albert Dr.: Richtlinien praktischer Orthopädie. Verlag Deutricke Franz, Wien 1939

Puttkammer v. Joachim: Organbeeinflussung durch Massage. Verlag Karl F. Haug, Saulgau 1953

Platzer Werner: Taschenatlas der Anatomie. Band 1 bis 3. Verlag Thieme 1991

Roques von K. R. Dr.: Alte Heilweisen – neu entdeckt. Verlag Mundus, Stuttgart 1954

Schade J. P.: Einführung in die Neurologie. Verl. Gustav Fischer, Stuttgart 1970

Silbernagel S., Despopoulos A.: Taschenatlas der Physiologie. Verlag Thieme 1979

Sobotta-Becher: Atlas der Anatomie des Menschen. Teil 1 bis 3. Verlag Urban & Schwarzenberg. München, Berlin 1962

Waibel Martin J.: Rückenbeschwerden Ganzheitliche Hilfe. Verlag Econ 1994

Waldeyer A.: Anatomie des Menschen. 1. und 2. Teil. Verlag Walter de Gruyter & Co., Berlin 1970

Wiedemann J. Dr.: Über den Zusammenhang schmerzhafter Stellen der äußeren Körperwand (Nervenpunkten) mit Erkrankungen innerer Organe. Jahreskurse für ärztliche Fortbildung. Verlag J. F. Lehmann, XVI. Jahrgang, Heft 5, Mai 1925

BEZUGSADRESSE FÜR DIE DORNSCHEN HILFSMITTEL
Firma Mattlener Bernhard
Hauptstraße 38
D-65558 Hirschberg
Tel./Fax: 06439-1859

[handwritten notes:] 1085,— / Scheck Metallfolie 1100,— DM Siegfried PANEK Charlotte Hubert

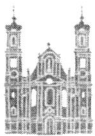

OTTOBEURER DORN SEMINARE

Wollen Sie die sanfte manuelle Therapie nach Dorn von Grund auf in Theorie und Praxis lernen?

Der Margarethen Verlag in Ottobeuren bietet regelmäßig Seminare zur Dorn-Therapie an. Diese Wochenend-Seminare finden in dem schönen Kurort Ottobeuren statt.

Seminarleiter ist der Buchautor und Facharzt für Allgemeinmedizin

Dr. med. Michael Graulich.

Es werden Anfänger- und Fortgeschrittenenseminare angeboten. Fortgeschrittenenseminare können aber nur belegt werden, wenn vorher ein Ottobeurer Dornsches Anfängerseminar absolviert wurde.

Auskunft über Termine geben der Margarethen Verlag in Ottobeuren, Karl Rieppstraße 8, Tel/ Fax 08332/5449 oder Dr. med. Michael Graulich in Ottobeuren Uhlandstraße 4, Tel 08332/ 7071.